INTRODUCTION
A L'ÉTUDE DE LA MÉDECINE EXPÉRIMENTALE

CLAUDE BERNARD

INTRODUCTION A L'ÉTUDE DE LA MÉDECINE EXPÉRIMENTALE

PRÉSENTATION DU PROFESSEUR LÉON BINET

Les Chefs-d'Œuvre
Classiques et Modernes

*Les Chefs-d'Œuvre
classiques & modernes
sont publiés par le
Nouvel Office d'Édition
4, rue Guisarde
Paris*

Parmi les nombreux mémoires et ouvrages publiés par Claude Bernard, (Leçons de Physiologie expérimentale, Mémoire sur le pancréas et sur le rôle du suc pancréatique, Leçons sur la Physiologie et la Pathologie du système nerveux, etc.), l'Introduction à l'Etude de la Médecine expérimentale (publiée en 1856, et qui ne devait être que « l'ouverture » d'un vaste ensemble resté inachevé : Principes de la médecine expérimentale, dont des fragments rédigés furent publiés en 1947) demeure la partie la plus vivante et à coup sûr la plus célèbre de l'œuvre de Claude Bernard.

Né à Saint-Julien, près de Villefranche-sur-Saône, le 12 juillet 1813, Claude Bernard fit ses études à Paris. Interne des Hôpitaux en 1837, il était reçu docteur en médecine en 1843 et docteur ès sciences dix ans plus tard. En 1854 — à quarante et un ans — il fut appelé à la chaire de physiologie générale de la Faculté des Sciences. Il commence alors à publier les Leçons qui devaient établir sa réputation.

*Nommé, en 1855, professeur de médecine expéri-
mentale au Collège de France, il succède à Magendie
dont il avait été l'assistant pendant de longues années.
C'est d'ailleurs à Magendie, créateur de l'enseignement de la médecine expérimentale, que Claude Bernard doit les fondements de la méthode qu'il a si puissamment contribué à répandre.*

*Les « leçons » de Claude Bernard n'ont rien de
théorique et le moindre détail est prétexte à d'ingénieuses expériences, qu'il s'agisse d'étayer par un
faisceau de preuves concluantes un résultat expérimental déjà observé ou de préciser le processus de dérou-
lement du phénomène. Tout en témoignant de la plus
sévère rigueur dans l'expérimentation, l'intuition de
Claude Bernard lui permet de devancer le fait par
l'hypothèse. Homme de laboratoire avant tout, il établit sur des recherches poursuivies chez l'animal la base
de l'étude de la physiologie et, en posant pour principe
que l'anatomie est impuissante à résoudre un problème
de physiologie et que, dans l'explication des phénomènes de la vie, l'anatomie ne peut jamais être séparée de l'observation clinique, il fraye une voie nouvelle et féconde aux investigations scientifiques.*

*L'Introduction à l'étude de la médecine expéri-
mentale sera donc à la fois pour Claude Bernard une
profession de foi et son Discours de la méthode. L'expérimentateur diffère du métaphysicien en ce qu'il
explicite son idée comme une interrogation, comme
une interprétation anticipée de la nature, dont il déduit
logiquement des conséquences qu'il compare à chaque
instant avec la réalité, au moyen de l'expérience.*

L'idée expérimentale est donc « a priori », mais elle n'est qu'une hypothèse plus ou moins probable qui exige d'être confrontée à la réalité des faits. La méthode expérimentale n'est concernée que par la recherche des vérités objectives, non par celle des vérités subjectives. Le savant, véritable détective qui traque le phénomène dans son « identité » essentielle sous ses multiples avatars, doit donc joindre au doute philosophique un esprit critique jamais émoussé, — esprit critique qui ne doit pourtant point conduire au scepticisme, car la science exclut le scepticisme : pour Claude Bernard, la science est en effet résolument déterministe.

Aussi bien le savant authentique doute de lui-même et de son savoir, mais non de la science : lors même que l'expérience confirme totalement l'idée de départ, il convient encore de douter et de se soumettre à une contre-épreuve; si l'expérience contredit l'hypothèse, il doit l'abandonner ou la parfaire. Cette affirmation de la prédominance des faits se substituant à la connaissance aprioritique, qui nous semble aujourd'hui éminemment cartésienne et « allant de soi », était véritablement révolutionnaire et même scandaleuse, il y a un siècle : Claude Bernard entrait ainsi en lutte avec les systèmes dogmatiques et les traditions d'une médecine séculaire.

L'audace de la position de Claude Bernard, et qui paraît telle encore à beaucoup — les attaques de Pierre Mauriac sont présentes à la mémoire — est de ne pas vouloir dépasser le stade de l'expérience pour connaître le pourquoi et le demain des faits. Claude

Bernard entend rester sur le terrain de la raison et de la matière. Son agnosticisme le conduit à écrire : « *Nous ne pouvons connaître ni le commencement ni la fin des choses, mais nous pouvons saisir le milieu, c'est-à-dire ce qui nous entoure immédiatement.* » *C'est donc à l'étude de ces* « *médias res* » *que le savant doit limiter ses recherches. Aussi, est-ce véritablement à une leçon de modestie que nous invite Claude Bernard. Et restreignant son champ de recherche à l'être animal et non point à l'homme, être spirituel, Claude Bernard nous donne en même temps une leçon d'honnêteté. Il ne se fait pas faute lui-même, d'ailleurs, de mettre en évidence, dans toute la partie terminale de son introduction, les réelles difficultés que comporte l'application de sa méthode expérimentale :* « *Dans les sciences expérimentales, les grands hommes ne sont jamais les promoteurs de vérités absolues et immuables. Chaque grand homme tient à son temps et ne peut venir qu'à son moment, en ce sens qu'il y a une succession nécessaire et subordonnée dans l'apparition des découvertes scientifiques* », *écrit Claude Bernard.*

Finalement, cette modestie devant les problèmes métaphysiques est la seule attitude scientifique qui témoigne d'un suffisant respect de ce qu'on appelle avec une emphase qui se veut ironique « *la personne humaine* ». *Les controverses liées à la publication de l'Introduction à l'étude de la médecine expérimentale n'empêchèrent pas Claude Bernard de parcourir, avec une grande sérénité, le* « *gradus ad parnassum* » *de la gloire.*

Sénateur par la grâce de Napoléon III, puis membre

de l'*Académie française*, et de toutes les *Académies européennes*, « *de Stockholm à Constantinople* », il n'en continue pas moins ses recherches dans son laboratoire du *Collège de France*. Il meurt le 10 février 1878 des suites d'une inflammation rénale.

Pourquoi, pour conclure, ne pas céder la parole à Pasteur, qui déclarait à propos de la *Médecine expérimentale* : « *On n'a rien écrit de plus lumineux, de plus complet, de plus profond sur les vrais principes de l'art si difficile de l'expérimentation. L'influence qu'il exercera sur les sciences médicales, sur leurs progrès, sur leur langage même, sera immense.* »

Professeur LÉON BINET,
de l'*Institut*.

INTRODUCTION

Conserver la santé et guérir les maladies : tel est
le problème que la médecine a posé dès son origine
et dont elle poursuit encore la solution scientifique.[1]

L'état actuel de la pratique médicale donne à présu-
mer que cette solution se fera encore longtemps
chercher. Cependant, dans sa marche à travers les
siècles, la médecine, constamment forcée d'agir, a
tenté d'innombrables essais dans le domaine de l'empirisme et en a tiré d'utiles enseignements. Si elle a
été sillonnée et bouleversée par des systèmes de toute
espèce que leur fragilité a fait successivement disparaître, elle n'en a pas moins exécuté des recherches,
acquis des notions et entassé des matériaux précieux,
qui auront plus tard leur place et leur signification
dans la médecine scientifique. De notre temps, grâce

---

(1) Voy. *Cours de pathologie expérimentale* (*Medical
Times, 1859-1860*). — *Leçon d'ouverture du cours de
médecine du Collège de France : Sur la médecine expérimentale* (*Gazette médicale*, Paris, 15 avril 1864; *Revue
des cours scientifiques*, Paris, 31 décembre 1864).

aux développements considérables et aux secours puissants des sciences physico-chimiques, l'étude des phénomènes de la vie, soit à l'état normal, soit à l'état pathologique, a accompli des progrès surprenants, qui chaque jour se multiplient davantage.

Il est ainsi évident pour tout esprit non prévenu que la médecine se dirige vers sa voie scientifique définitive. Par la seule marche naturelle de son évolution, elle abandonne peu à peu la région des systèmes pour revêtir de plus en plus la forme analytique, et rentrer ainsi graduellement dans la méthode d'investigation commune aux sciences expérimentales.

Pour embrasser le problème médical dans son entier, la médecine expérimentale doit comprendre trois parties fondamentales : la physiologie, la pathologie et la thérapeutique. La connaissance des causes des phénomènes de la vie à l'état normal, c'est-à-dire la *physiologie,* nous apprendra à maintenir les conditions normales de la vie et à *conserver la santé.* La connaissance des maladies et des causes qui les déterminent, c'est-à-dire la *pathologie,* nous conduira, d'un côté, à prévenir le développement de ces conditions morbides, et de l'autre à en combattre les effets par des agents médicamenteux, c'est-à-dire à *guérir les maladies.*

Pendant la période empirique de la médecine, qui sans doute devra se prolonger encore longtemps, la physiologie, la pathologie et la thérapeutique ont pu marcher séparément parce que, n'étant constituées ni les unes ni les autres, elles n'avaient pas à se donner un mutuel appui dans la pratique médicale. Mais dans la conception de la médecine scientifique il ne saurait en être ainsi : sa base doit être la physiologie. La science ne s'établissant que par voie de comparaison, la connaissance de l'état pathologique ou anormal ne saurait être obtenue sans la connaissance de l'état normal, de même que l'action thérapeutique sur l'organisme des agents anormaux ou médicaments, ne saurait être comprise scientifiquement sans l'étude préalable de l'action physiologique des agents normaux qui entretiennent les phénomènes de la vie.

Mais la médecine scientifique ne peut se constituer, ainsi que les autres sciences, que par la voie expérimentale, c'est-à-dire par l'application immédiate et rigoureuse du raisonnement aux faits que l'observation et l'expérimentation nous fournissent. La méthode expérimentale, considérée en elle-même, n'est rien autre chose qu'un *raisonnement* à l'aide duquel nous soumettons méthodiquement nos idées à l'expérience des *faits*.

Le raisonnement est toujours le même, aussi bien dans les sciences qui étudient les êtres vivants que dans celles qui s'occupent des corps bruts. Mais, dans chaque genre de science, les phénomènes varient et présentent une complexité et des difficultés d'investigation qui leur sont propres. C'est ce qui fait que les principes de l'expérimentation, ainsi que nous le verrons plus tard, sont incomparablement plus difficiles à appliquer à la médecine et aux phénomènes des corps vivants qu'à la physique et aux phénomènes des corps bruts.

Le raisonnement sera toujours juste quand il s'exercera sur des notions exactes et sur des faits précis; mais il ne pourra conduire qu'à l'erreur toutes les fois que les notions ou les faits sur lesquels il s'appuie seront primitivement entachés d'erreur ou d'inexactitude. C'est pourquoi l'*expérimentation*, ou l'art d'obtenir des expériences rigoureuses et bien déterminées, est la base pratique et en quelque sorte la partie exécutive de la méthode expérimentale appliquée à la médecine. Si l'on veut constituer les sciences biologiques et étudier avec fruit les phénomènes si complexes qui se passent chez les êtres vivants, soit à l'état physiologique, soit à l'état pathologique, il faut avant tout poser les principes de l'expérimentation et ensuite les appliquer à la physiologie, à la pathologie et à la thérapeutique. L'expérimentation est incontestablement plus difficile en médecine que dans aucune autre science; mais, par cela même, elle ne fut jamais dans aucune plus nécessaire et plus indispensable. Plus une science est complexe, plus il importe, en effet, d'en établir une bonne critique expérimentale, afin d'obtenir des faits comparables et exempts de causes d'erreur. C'est aujourd'hui, suivant nous, ce qui importe le plus pour les progrès de la médecine.

Pour être digne de ce nom, l'expérimentateur doit être à la fois théoricien et praticien. S'il doit posséder d'une manière complète l'art d'instituer les faits d'expérience, qui sont les matériaux de la science, il doit aussi se rendre compte clairement des principes scientifiques qui dirigent notre raisonnement au milieu de l'étude expérimentale si variée des phénomènes de la nature. Il serait impossible de séparer ces deux choses : la tête et la main. Une main habile sans la tête qui la dirige est un instrument aveugle; la tête sans la main qui réalise reste impuissante.

Les principes de la *médecine expérimentale* seront développés dans notre ouvrage au triple point de vue de la physiologie, de la pathologie et de la thérapeutique. Mais, avant d'entrer dans les considérations générales et dans les descriptions spéciales des procédés opératoires propres à chacune de ces divisions, je crois utile de donner, dans cette introduction, quelques développement relatifs à la partie théorique ou philosophique de la méthode dont le livre, au fond, ne sera que la partie pratique.

Les idées que nous allons exposer ici n'ont certainement rien de nouveau; la méthode expérimentale et l'expérimentation sont depuis longtemps introduites dans les sciences physico-chimiques, qui leur doivent tout leur éclat. A diverses époques, des hommes éminents ont traité les questions de méthode dans les sciences et, de nos jours, M. Chevreul développe dans tous ses ouvrages des considérations très importantes sur la philosophie des sciences expérimentales. Après cela, nous ne saurions donc avoir aucune prétention philosophique. Notre unique but est et a toujours été de contribuer à faire pénétrer les principes bien connus de la méthode expérimentale dans les sciences médicales. C'est pourquoi nous allons ici résumer ces principes, en indiquant particulièrement les précautions qu'il convient de garder dans leur application, à raison de la complexité toute spéciale des phénomènes de la vie. Nous envisagerons ces difficultés d'abord dans l'emploi du raisonnement expérimental et ensuite dans la pratique de l'expérimentation.

Première partie

DU RAISONNEMENT EXPÉRIMENTAL

CHAPITRE PREMIER

DE L'OBSERVATION ET DE L'EXPERIENCE

L'homme ne peut observer les phénomènes qui l'entourent que dans des limites très restreintes ; le plus grand nombre échappe naturellement à ses sens, et l'observation simple ne lui suffit pas. Pour étendre ses connaissances, il a dû amplifier, à l'aide d'appareils spéciaux, la puissance de ces organes, en même temps qu'il s'est armé d'instruments divers qui lui ont servi à pénétrer dans l'intérieur des corps pour les décomposer et en étudier les parties cachées. Il y a ainsi une gradation nécessaire à établir entre les divers procédés d'*investigation* ou de recherches, qui peuvent être simples ou complexes : les premiers s'adressent aux objets les plus faciles à examiner et pour lesquels nos sens suffisent ; les seconds, à l'aide de moyens variés, rendent accessibles à notre observation des objets ou des phénomènes qui sans cela nous seraient toujours demeurés inconnus, parce que dans l'état naturel ils sont hors de notre portée. L'*investigation*, tantôt simple, tantôt armée et perfectionnée, est donc destinée à nous faire découvrir et

constater les phénomènes plus ou moins cachés qui
nous entourent.

Mais l'homme ne se borne pas à voir; il pense et
veut connaître la signification des phénomènes dont
l'*observation* lui a révélé l'existence. Pour cela il raisonne, compare les faits, les interroge, et, par les
réponses qu'il en tire, les contrôle les uns par les
autres. C'est ce genre de contrôle, au moyen du raisonnement et des faits, qui constitue, à proprement
parler, l'*expérience*, et c'est le seul procédé que nous
ayons pour nous instruire sur la nature des choses
qui sont en dehors de nous.

Dans le sens philosophique, l'observation *montre*, et
l'expérience *instruit*. Cette première distinction va
nous servir de point de départ pour examiner les
définitions diverses qui ont été données de l'*observation* et de l'*expérience* par les philosophes et les
médecins.

DÉFINITIONS DIVERSES DE L'OBSERVATION ET DE L'EXPÉRIENCE

On a quelquefois semblé confondre l'expérience
avec l'observation. Bacon paraît réunir ces deux
choses quand il dit : « L'observation et l'expérience
pour amasser les matériaux, l'induction et la déduction pour les élaborer : voilà les seules bonnes machines intellectuelles. »

Les médecins et les physiologistes, ainsi que le plus
grand nombre des savants, ont distingué l'observation
de l'expérience, mais ils n'ont pas été complètement
d'accord sur la définition de ces deux termes.

Zimmermann s'exprime ainsi : « Une expérience
diffère d'une observation en ce que la connaissance
qu'une observation nous procure semble se présenter
d'elle-même ; au lieu que celle qu'une expérience nous

fournit est le fruit de quelque tentative que l'on fait dans le dessein de savoir si une chose est ou n'est point. » [1]

Cette définition représente une opinion assez généralement adoptée. D'après elle, l'observation serait la constatation des choses ou des phénomènes tels que la nature nous les offre ordinairement, tandis que l'expérience serait la constatation de phénomènes créés ou déterminés par l'expérimentateur. Il y aurait à établir de cette manière une sorte d'opposition entre l'observateur et l'expérimentateur : le premier étant *passif* dans la production des phénomènes, le second y prenant, au contraire, une part directe et *active*. Cuvier a exprimé cette même pensée en disant : « L'observateur écoute la nature ; l'expérimentateur l'interroge et la force à se dévoiler. »

Au premier abord, et quand on considère les choses d'une manière générale, cette distinction entre l'activité de l'expérimentateur et la passivité de l'observateur paraît claire et semble devoir être facile à établir. Mais, dès qu'on descend dans la pratique expérimentale, on trouve que, dans beaucoup de cas, cette séparation est très difficile à faire et que parfois même elle entraîne de l'obscurité. Cela résulte, ce me semble, de ce que l'on a confondu l'art de l'investigation, qui recherche et constate les faits, avec l'art du raisonnement, qui les met en œuvre logiquement pour la recherche de la vérité. Or, dans l'investigation, il peut y avoir à la fois activité de l'esprit et des sens, soit pour faire des observations, soit pour faire des expériences.

En effet, si l'on voulait admettre que l'*observation* est caractérisée par cela seul que le savant constate des phénomènes que la nature a produits spontané-

---

(I) Zimmermann, *Traité sur l'expérience en médecine.* Paris, 1774, t. Ier, p. 45.

ment et sans son intervention, on ne pourrait cependant pas trouver que l'esprit comme la main reste
toujours inactif dans l'observation, et l'on serait
amené à distinguer sous ce rapport deux sortes d'observations : les unes *passives*, les autres *actives*. Je
suppose, par exemple, ce qui est souvent arrivé,
qu'une maladie endémique quelconque survienne
dans un pays et s'offre à l'observation d'un médecin.
C'est là une observation spontanée ou *passive* que le
médecin fait par hasard et sans y être conduit par
une idée préconçue. Mais si, après avoir observé les
premiers cas, il vient à l'idée de ce médecin que la
production de cette maladie pourrait bien être en
rapport avec certaines circonstances météorologiques
ou hygiéniques spéciales, alors le médecin va en
voyage et se transporte dans d'autres pays où règne
la même maladie, pour voir si elle s'y développe dans
les mêmes conditions. Cette seconde observation, faite
en vue d'une idée préconçue sur la nature et la cause
de la maladie, est ce qu'il faudrait évidemment appeler une observation provoquée ou *active*. J'en dirai
autant d'un astronome qui, regardant le ciel, découvre
une planète qui passe par hasard devant sa lunette ;
il a fait là une observation fortuite et *passive*, c'est-à-
dire sans idée préconçue. Mais si, après avoir constaté les perturbations d'une planète, l'astronome en
est venu à faire des observations pour en rechercher
la raison, je dirai qu'alors l'astronome fait des observations *actives*, c'est-à-dire des observations provoquées par une idée préconçue sur la cause de la perturbation. On pourrait multiplier à l'infini les citations
de ce genre pour prouver que, dans la constatation
des phénomènes naturels qui s'offrent à nous, l'esprit
est tantôt passif et tantôt actif, ce qui signifie, en
d'autres termes, que l'observation se fait tantôt sans
idée préconçue et par hasard, et tantôt avec idée
préconçue, c'est-à-dire avec intention de vérifier
l'exactitude d'une vue de l'esprit.

D'un autre côté, si l'on admettait, comme il a été dit plus haut, que l'*expérience* est caractérisée par cela seul que le savant constate des phénomènes qu'il a provoqués artificiellement et qui naturellement ne se présentaient pas à lui, on ne saurait trouver non plus que la main de l'expérimentateur doive toujours intervenir activement pour opérer l'apparition de ces phénomènes. On a vu, en effet, dans certains cas, des accidents où la nature agissait pour lui, et là encore nous serions obligés de distinguer, au point de vue de l'intervention manuelle, des expériences *actives* et des expériences *passives*. Je suppose qu'un physiologiste veuille étudier la digestion et savoir ce qui se passe dans l'estomac d'un animal vivant ; il divisera les parois du ventre et de l'estomac d'après les règles opératoires connues, et il établira ce qu'on appelle une fistule gastrique. Le physiologiste croira certainement avoir fait une expérience, parce qu'il est intervenu activement pour faire apparaître des phénomènes qui ne s'offraient pas naturellement à ses yeux. Mais maintenant je demanderai : le docteur W. Beaumont fit-il une expérience quand il rencontra ce jeune chasseur canadien qui, après avoir reçu à bout portant un coup de fusil dans l'hypocondre gauche, conserva, à la chute de l'escarre, une large fistule de l'estomac par laquelle on pouvait voir dans l'intérieur de cet organe ? Pendant plusieurs années le docteur Beaumont, qui avait pris cet homme à son service, put étudier *de visu* les phénomènes de la digestion gastrique, ainsi qu'il nous l'a fait connaître dans l'intéressant journal qu'il nous a donné à ce sujet.[1] Dans le premier cas, le physiologiste a agi en vertu de l'idée préconçue d'étudier les phénomènes digestifs, et il a fait une expérience *active*. Dans le

---

(1) W. Beaumont, *Exper. and Obs. on the gastric Juice and the physiological Digestion.* Boston, 1834.

second cas, un accident a opéré la fistule à l'estomac, et elle s'est présentée fortuitement au docteur Beaumont, qui dans notre définition aurait fait une expérience *passive*, s'il est permis d'ainsi parler. Ces exemples prouvent donc que, dans la constatation des phénomènes qualifiés d'expérience, l'activité manuelle de l'expérimentateur n'intervient pas toujours, puisqu'il arrive que ces phénomènes peuvent, ainsi que nous le voyons, se présenter comme des *observations passives* ou fortuites.

Mais il est des physiologistes et des médecins qui ont caractérisé un peu différemment l'observation et l'expérience. Pour eux l'*observation* consiste dans la constatation de tout ce qui est normal et régulier. Peu importe que l'investigateur ait provoqué lui-même, ou par les mains d'un autre, ou par un accident, l'apparition des phénomènes : dès qu'il les considère sans les troubler et dans leur état normal, c'est une observation qu'il fait. Ainsi dans les deux exemples de fistule gastrique que nous avons cités précédemment, il y aurait eu, d'après ces auteurs, *observation*, parce que dans les deux cas on a eu sous les yeux les phénomènes digestifs conformes à l'état naturel. La fistule n'a servi qu'à mieux voir et à faire l'observation dans de meilleures conditions.

L'*expérience*, au contraire, implique, d'après les mêmes physiologistes, l'idée d'une variation ou d'un trouble *intentionnellement* apportés par l'investigateur dans les conditions des phénomènes naturels. Cette définition répond en effet à un groupe nombreux d'expériences que l'on pratique en physiologie et qui pourraient s'appeler *expériences par destruction*. Cette manière d'expérimenter, qui remonte à Galien, est la plus simple, et elle devait se présenter à l'esprit des anatomistes désireux de connaître sur le vivant l'usage des parties qu'ils avaient isolées par la dissection sur le cadavre. Pour cela, on supprime un organe sur le vivant par la section ou par l'ablation, et l'on juge, d'après le trouble produit dans l'organisme entier ou dans une fonction spéciale, de l'usage de l'organe enlevé. Ce procédé expérimental essentiellement analytique est mis tous les jours en pratique en physiologie. Par exemple, l'anatomie avait appris que deux nerfs principaux se distribuent à la face : le facial et la cinquième paire; pour connaître leurs usages, on les a coupés successivement. Le résultat a montré que la section du facial amène la perte du mouvement, et la section de la cinquième paire, la perte de la sensibilité. D'où l'on a conclu que le facial est le nerf moteur de la face, et la cinquième paire le nerf sensitif.

Nous avons dit qu'en étudiant la digestion par l'intermédiaire d'une fistule, on ne fait qu'une observation, suivant la définition que nous examinons. Mais si, après avoir établi la fistule, on vient à couper les nerfs de l'estomac avec l'intention de voir les modifications qui en résultent dans la fonction digestive, alors, suivant la même manière de voir, on fait une expérience, parce qu'on cherche à connaître la fonction d'une partie d'après le trouble que sa suppression entraîne. Ce qui peut se résumer en disant que dans l'expérience il faut porter un jugement par comparaison de deux faits, l'un normal, l'autre anormal.

Cette définition de l'expérience suppose nécessairement que l'expérimentateur doit pouvoir toucher le corps sur lequel il veut agir, soit en le détruisant, soit en le modifiant, afin de connaître ainsi le rôle qu'il remplit dans les phénomènes de la nature. C'est même, comme nous le verrons plus loin, sur cette possibilité d'agir ou non sur les corps que reposera exclusivement la distinction des sciences dites d'observation et des sciences dites expérimentales.

Mais si la définition de l'expérience que nous venons de donner diffère de celle que nous avons examinée en premier lieu, en ce qu'elle admet qu'il n'y a expérience que lorsqu'on peut faire varier ou qu'on décompose par une sorte d'analyse le phénomène qu'on veut connaître, elle lui ressemble cependant en ce qu'elle suppose toujours comme elle une activité intentionnelle de l'expérimentateur dans la production de ce trouble des phénomènes. Or il sera facile de montrer que souvent l'activité intentionnelle de l'opérateur peut être remplacée par un accident. On pourrait donc encore distinguer ici, comme dans la première définition, des troubles survenus *intentionnellement* et des troubles survenus spontanément et *non intentionnellement*. En effet, reprenant notre exemple dans lequel le physiologiste coupe le nerf facial pour en connaître les fonctions, je suppose, ce qui arrive souvent, qu'une balle, un coup de sabre, une carie du rocher, viennent à couper ou à détruire le facial : il en résultera fortuitement une paralysie du mouvement, c'est-à-dire un trouble qui est exactement le même que celui que le physiologiste aurait déterminé intentionnellement.

Il en sera de même d'une infinité de lésions pathologiques qui sont de véritables expériences dont le médecin et le physiologiste tirent profit, sans que cependant il y ait de leur part aucune préméditation pour provoquer ces lésions, qui sont le fait de la maladie. Je signale dès à présent cette idée parce qu'elle sera utile plus tard pour prouver que la médecine possède de véritables expériences, bien que ces dernières soient spontanées et non provoquées par le médecin. [1]

Je ferai encore une remarque qui servira de conclusion. Si en effet on caractérise l'expérience par une variation ou par un trouble apportés dans un phénomène, ce n'est qu'autant qu'on sous-entend qu'il faut

---

(1) Lallemand, *Propositions de pathologie tendant à éclairer plusieurs points de physiologie*. Thèse. Paris, 1818 ; 2ᵉ édition, 1824.

faire la comparaison de ce trouble avec l'état normal. L'expérience n'étant en effet qu'un jugement, elle exige nécessairement comparaison entre deux choses, et ce qui est intentionnel ou actif dans l'expérience, c'est réellement la comparaison que l'esprit veut faire. Or, que la perturbation soit produite par accident ou autrement, l'esprit de l'expérimentateur n'en compare pas moins bien. Il n'est donc pas nécessaire que l'un des faits à comparer soit considéré comme un trouble; d'autant plus qu'il n'y a dans la nature rien de troublé ni d'anormal; tout se passe suivant des lois qui sont absolues, c'est-à-dire toujours normales et déterminées. Les effets varient en raison des conditions qui les manifestent, mais les lois ne varient pas. L'état physiologique et l'état pathologique sont régis par les mêmes forces, et ils ne diffèrent que par les conditions particulières dans lesquelles la loi vitale se manifeste.

ACQUÉRIR DE L'EXPÉRIENCE ET S'APPUYER SUR L'OBSERVATION EST AUTRE CHOSE QUE FAIRE DES EXPÉRIENCES ET FAIRE DES OBSERVATIONS.

Le reproche général que j'adresserai aux définitions qui précèdent, c'est d'avoir donné aux mots un sens trop circonscrit en ne tenant compte que de l'art de l'investigation, au lieu d'envisager en même temps l'observation et l'expérience comme les deux termes extrêmes du raisonnement expérimental. Aussi voyons-nous ces définitions manquer de clarté et de généralité. Je pense donc que, pour donner à la définition toute son utilité et toute sa valeur, il faut distinguer ce qui appartient au procédé d'investigation employé pour obtenir les faits, de ce qui appartient au procédé intellectuel qui les met en œuvre et en fait à la fois

le point d'appui et le *critérium* de la méthode expérimentale.

Dans la langue française, le mot *expérience* au singulier signifie, d'une manière générale et abstraite,
l'instruction acquise par l'usage de la vie. Quand on
applique à un médecin le mot expérience pris au singulier, il exprime l'instruction qu'il a acquise par
l'exercice de la médecine. Il en est de même pour les
autres professions, et c'est dans ce sens que l'on dit
qu'un homme a acquis de l'*expérience*, qu'il a de
l'*expérience*. Ensuite on a donné par extension et
dans un sens concret le nom d'*expériences* aux faits
qui nous fournissent cette instruction expérimentale
des choses.

Le mot *observation* au singulier, dans son accep-
tion générale et abstraite, signifie la constatation
exacte d'un fait à l'aide de moyens d'investigation et
d'étude appropriés à cette constatation. Par extension et dans un sens concret, on a donné aussi le
nom d'*observations* aux faits constatés, et c'est dans
ce sens que l'on dit observations *médicales*, observations *astronomiques*, etc.

Quand on parle d'une manière concrète, et quand
on dit *faire des expériences* ou *faire des observations*,
cela signifie qu'on se livre à l'investigation et à la
recherche, que l'on tente des essais, des épreuves,
dans le but d'acquérir des faits dont l'esprit, à l'aide
du raisonnement, pourra tirer une connaissance ou
une instruction.

Quand on parle d'une manière abstraite et quand
on dit *s'appuyer sur l'observation* et *acquérir de
l'expérience*, cela signifie que l'*observation* est le point
d'appui de l'esprit qui raisonne, et l'*expérience* le
point d'appui de l'esprit qui conclut, ou mieux encore
le fruit d'un raisonnement juste appliqué à l'interprétation des faits. D'où il suit que l'on peut acquérir de
l'expérience sans faire des expériences, par cela seul
qu'on raisonne convenablement sur les faits bien éta-

blis, de même que l'on peut faire des expériences et des observations sans acquérir de l'expérience, si l'on se borne à la constatation des faits.

L'observation est donc ce qui *montre* les faits; l'expérience est ce qui *instruit* sur les faits et ce qui donne de l'expérience relativement à une chose. Mais comme cette instruction ne peut arriver que par une comparaison et un jugement, c'est-à-dire par suite d'un raisonnement, il en résulte que l'homme seul est capable d'acquérir de l'expérience et de se perfectionner par elle.

« L'expérience, dit Gœthe, corrige l'homme chaque jour. » Mais c'est parce qu'il raisonne juste et expérimentalement sur ce qu'il observe; sans cela il ne se corrigerait pas. L'homme qui a perdu la raison, l'aliéné, ne s'instruit plus par l'expérience, il ne raisonne plus expérimentalement. L'expérience est donc le privilège de la raison. « A l'homme seul appartient de vérifier ses pensées, de les ordonner; à l'homme seul appartient de corriger, de rectifier, d'améliorer, de perfectionner et de pouvoir ainsi tous les jours se rendre plus habile, plus sage et plus heureux. Pour l'homme seul, enfin, existe un art, un art suprême, dont tous les arts les plus vantés ne sont que les instruments et l'ouvrage : l'art de la raison, le *raisonnement.* »[1]

Nous donnerons au mot *expérience*, en médecine expérimentale, le même sens général qu'il conserve partout. Le savant s'instruit chaque jour par l'expérience; par elle il corrige incessamment ses idées scientifiques, ses théories, les rectifie pour les mettre en harmonie avec un nombre de faits de plus en plus grand, et pour approcher ainsi de plus en plus de la vérité.

_____

(1) Laromiguière, *Discours sur l'identité : Œuvres*, t. Ier, p. 329.

On peut s'instruire, c'est-à-dire acquérir de l'expérience sur ce qui nous entoure, de deux manières : empiriquement et expérimentalement. Il y a d'abord une sorte d'instruction ou d'expérience inconsciente et empirique, que l'on obtient par la pratique de chaque chose. Mais cette connaissance que l'on acquiert ainsi n'en est pas moins nécessairement accompagnée d'un raisonnement expérimental vague que l'on fait sans s'en rendre compte, et par suite duquel on rapproche les faits afin de porter sur eux un jugement. L'expérience peut donc s'acquérir par un raisonnement empirique et inconscient; mais cette marche obscure et spontanée de l'esprit a été érigée par le savant en une méthode claire et raisonnée, qui procède alors plus rapidement et d'une manière consciente vers un but déterminé. Telle est la méthode expérimentale dans les sciences, d'après laquelle l'expérience est toujours acquise en vertu d'un raisonnement précis établi sur une idée qu'a fait naître l'observation et que contrôle l'expérience. En effet, il y a dans toute connaissance expérimentale trois phases : observation faite, comparaison établie et jugement motivé. La méthode expérimentale ne fait pas autre chose que porter un *jugement* sur les faits qui nous entourent, à l'aide d'un *critérium* qui n'est lui-même qu'un autre fait disposé de façon à contrôler le jugement et à donner l'*expérience*. Prise dans ce sens général, l'expérience est l'unique source des connaissances humaines. L'esprit n'a en lui-même que le sentiment d'une relation nécessaire dans les choses, mais il ne peut connaître la forme de cette relation que par l'expérience.

Il y aura donc deux choses à considérer dans la méthode expérimentale : 1° l'art d'obtenir des faits exacts au moyen d'une investigation rigoureuse; 2° l'art de les mettre en œuvre au moyen d'un raisonnement expérimental afin d'en faire ressortir la connaissance de la loi des phénomènes. Nous avons dit

que le raisonnement expérimental s'exerce toujours
et nécessairement sur deux faits à la fois, l'un qui lui
sert de point de départ : l'*observation;* l'autre qui lui
sert de conclusion ou de contrôle : l'*expérience.* Toutefois ce n'est, en quelque sorte, que comme abstrac-
tion logique et en raison de la place qu'ils occupent
qu'on peut distinguer, dans le raisonnement, le fait
observation du fait expérience.

Mais, en dehors du raisonnement expérimental,
l'observation et l'expérience n'existent plus dans le
sens abstrait qui précède; il n'y a dans l'une comme
dans l'autre que des faits concrets qu'il s'agit d'obtenir par des procédés d'investigation exacts et rigoureux. Nous verrons plus loin que l'investigateur doit
être lui-même distingué en *observateur* et en *expérimentateur :* non suivant qu'il est actif ou passif dans
la production des phénomènes, mais suivant qu'il agit
ou non sur eux pour s'en rendre maître.

DE L'INVESTIGATEUR,
DE LA RECHERCHE SCIENTIFIQUE

L'art de l'investigation scientifique est la pierre
angulaire de toutes les sciences expérimentales. Si les
faits qui servent de base au raisonnement sont mal
établis ou erronés, tout s'écroulera ou tout deviendra
faux; et c'est ainsi que, le plus souvent, les erreurs
dans les théories scientifiques ont pour origine des
erreurs de faits.

Dans l'investigation considérée comme art de
recherches expérimentales, il n'y a que des faits mis
en lumière par l'investigateur et constatés le plus
rigoureusement possible, à l'aide des moyens les

mieux appropriés. Il n'y a plus lieu de distinguer ici l'observateur de l'expérimentateur par la nature des procédés de recherches mis en usage. J'ai montré dans le paragraphe précédent que les définitions et les distinctions qu'on a essayé d'établir, d'après l'activité ou la passivité de l'investigation, ne sont pas soutenables. En effet, l'observateur et l'expérimentateur sont des investigateurs qui cherchent à constater les faits de leur mieux, et qui emploient à cet effet des moyens d'étude plus ou moins compliqués, selon la complexité des phénomènes qu'ils étudient. Ils peuvent, l'un et l'autre, avoir besoin de la même activité manuelle et intellectuelle, de la même habileté, du même esprit d'invention, pour créer et perfectionner les divers appareils ou instruments d'investigation qui leur sont communs pour la plupart. Chaque science a en quelque sorte un genre d'investigation qui lui est propre et un attirail d'instruments et de procédés spéciaux. Cela se conçoit d'ailleurs, puisque chaque science se distingue par la nature de ses problèmes et par la diversité des phénomènes qu'elle étudie. L'investigation médicale est la plus compliquée de toutes; elle comprend tous les procédés qui sont propres aux recherches anatomiques, physiologiques, pathologiques et thérapeutiques, et de plus, en se développant, elle emprunte à la chimie et à la physique une foule de moyens de recherches qui deviennent pour elle de puissants auxiliaires. Tous les progrès des sciences expérimentales se mesurent par le perfectionnement de leurs moyens d'investigation. Tout l'avenir de la médecine expérimentale est subordonné à la création d'une méthode de recherche applicable avec fruit à l'étude des phénomènes de la vie, soit à l'état normal, soit à l'état pathologique. Je n'insisterai pas ici sur la nécessité d'une telle méthode d'investigation expérimentale en médecine, et je n'essayerai pas même d'en énumérer les difficultés. Je me bornerai à dire que toute ma vie scientifique est

vouée à concourir pour ma part à cette œuvre
immense, que la science moderne aura la gloire
d'avoir comprise et le mérite d'avoir inaugurée, en
laissant aux siècles futurs le soin de la continuer et
de la fonder définitivement. Les deux volumes qui
constitueront mon ouvrage sur les *Principes de la
médecine expérimentale* seront uniquement consacrés
au développement de procédés d'investigation expérimentale appliqués à la physiologie, à la pathologie
et à la thérapeutique. Mais comme il est impossible
à un seul d'envisager toutes les faces de l'investigation
médicale, et pour me limiter encore dans un sujet
aussi vaste, je m'occuperai plus particulièrement
de la régularisation des procédés de vivisections zoo-
logiques. Cette branche de l'investigation biologique
est sans contredit la plus délicate et la plus difficile ;
mais je la considère comme la plus féconde et comme
étant celle qui peut être d'une plus grande utilité
immédiate à l'avancement de la médecine expérimentale.

Dans l'investigation scientifique, les moindres procédés sont de la plus haute importance. Le choix
heureux d'un animal, un instrument construit d'une
certaine façon, l'emploi d'un réactif au lieu d'un
autre, suffisent souvent pour résoudre les questions
générales les plus élevées. Chaque fois qu'un moyen
nouveau et sûr d'analyse expérimentale surgit, on
voit toujours la science faire des progrès dans les
questions auxquelles ce moyen peut être appliqué.
Par contre, une mauvaise méthode et des procédés de
recherche défectueux peuvent entraîner dans les
erreurs les plus graves et retarder la science en la
fourvoyant. En un mot, les plus grandes vérités
scientifiques ont leurs racines dans les détails de
l'investigation expérimentale qui constituent en
quelque sorte le sol dans lequel ces vérités se développent.

Il faut avoir été élevé et avoir vécu dans les labo-

ratoires pour bien sentir toute l'importance de ces
détails de procédés d'investigation, qui sont si souvent
ignorés et méprisés par les faux savants qui s'inti-
tulent généralisateurs. Pourtant on n'arrivera jamais
à des généralisations vraiment fécondes et lumineuses
sur les phénomènes vitaux qu'autant qu'on aura expérimenté soi-même et remué dans l'hôpital, l'amphi-
théâtre ou le laboratoire, le terrain fétide ou palpi-
tant de la vie. On a dit quelque part que la vraie
science devait être comparée à un plateau fleuri et
délicieux sur lequel on ne pouvait arriver qu'après
avoir gravi les pentes escarpées et s'être écorché les
jambes à travers les ronces et les broussailles. S'il
fallait donner une comparaison qui exprimât mon
sentiment sur la science de la vie, je dirais que c'est
un salon superbe tout resplendissant de lumière, dans
lequel on ne peut parvenir qu'en passant par une
longue et affreuse cuisine.

DE L'OBSERVATEUR ET DE L'EXPÉRIMENTATEUR, DES SCIENCES D'OBSERVATION ET D'EXPÉRIMENTATION

Nous venons de voir qu'au point de vue de l'art de
l'investigation, l'observation et l'expérience ne doivent
être considérées que comme des *faits* mis en lumière
par l'investigateur, et nous avons ajouté que la
méthode d'investigation ne distingue pas celui qui
observe de celui qui expérimente. Où donc se trouve
dès lors, demandera-t-on, la distinction entre l'observateur et l'expérimentateur ? La voici : on donne le
nom d'*observateur* à celui qui applique les procédés
d'investigation simples ou complexes à l'étude de
phénomènes qu'il ne fait pas varier et qu'il recueille,
par conséquent, tels que la nature les lui offre. On
donne le nom d'*expérimentateur* à celui qui emploie
les procédés d'investigation simples ou complexes

pour faire varier ou modifier, dans un but quelconque, les phénomènes naturels et les faire apparaître dans des circonstances où dans des conditions
dans lesquelles la nature ne les lui présentait pas.
Dans ce sens, l'*observation* est l'investigation d'un
phénomène naturel, et l'*expérience* est l'investigation
d'un phénomène modifié par l'investigateur. Cette distinction, qui semble être tout extrinsèque et résider
simplement dans une définition de mots, donne cependant, comme nous allons le voir, le seul sens suivant
lequel il faut comprendre la différence importante
qui sépare les sciences d'observation des sciences
d'expérimentation ou expérimentales.

Nous avons dit, dans un paragraphe précédent,
qu'au point de vue du raisonnement expérimental les
mots *observation* et *expérience* pris dans un sens
abstrait signifient : le premier, la constatation pure et
simple d'un fait ; le second, le contrôle d'une idée par
un fait. Mais si nous n'envisagions l'observation que
dans ce sens abstrait, il ne nous serait pas possible
d'en tirer une science d'observation. La simple constatation des faits ne pourra jamais parvenir à constituer une science. On aurait beau multiplier les faits
ou les observations, que cela n'en apprendrait pas
davantage. Pour s'instruire, il faut nécessairement
raisonner sur ce que l'on a observé, comparer les faits
et les juger par d'autres faits qui servent de contrôle.
Mais une observation peut servir de contrôle à une
autre observation. De sorte qu'une *science d'observation* sera simplement une science faite avec des observations, c'est-à-dire une science dans laquelle on raisonnera sur des faits d'observation naturelle, tels que
nous les avons définis plus haut. Une science expérimentale ou *d'expérimentation* sera une science faite
avec des expériences, c'est-à-dire dans laquelle on
raisonnera sur des faits d'expérimentation obtenus
dans des conditions que l'expérimentateur a créées et
déterminées lui-même.

Il y a des sciences qui, comme l'astronomie, resteront toujours pour nous des sciences d'observation, parce que les phénomènes qu'elles étudient sont hors de notre sphère d'action; mais les sciences terrestres peuvent être à la fois des sciences d'observation et des sciences expérimentales. Il faut ajouter que toutes ces sciences commencent par être des sciences d'observation pure; ce n'est qu'en avançant dans l'analyse des phénomènes qu'elles deviennent expérimentales, parce que l'observateur, se transformant en expérimentateur, imagine des procédés d'investigation pour pénétrer dans les corps et faire varier les conditions des phénomènes. L'*expérimentation* n'est que la mise en œuvre des procédés d'investigation qui sont spéciaux à l'expérimentateur.

Maintenant, quant au raisonnement expérimental, il sera absolument le même dans les sciences d'observation et dans les sciences expérimentales. Il y aura toujours jugement par une comparaison s'appuyant sur deux faits, l'un qui sert de point de départ, l'autre qui sert de conclusion au raisonnement. Seulement, dans les sciences d'observation les deux faits seront toujours des observations; tandis que dans les sciences expérimentales, les deux faits pourront être empruntés à l'expérimentation exclusivement, ou à l'expérimentation et à l'observation à la fois, selon les cas et suivant que l'on pénètre plus ou moins profondément dans l'analyse expérimentale. Un médecin qui observe une maladie dans diverses circonstances, qui raisonne sur l'influence de ces circonstances, et qui en tire des conséquences qui se trouvent contrôlées par d'autres observations, ce médecin fera un raisonnement expérimental, quoiqu'il ne fasse pas d'expériences. Mais s'il veut aller plus loin et connaître le mécanisme intérieur de la maladie, il aura affaire à des phénomènes cachés, alors il devra expérimenter; mais il raisonnera toujours de même.

Un naturaliste qui observe des animaux dans toutes

les conditions de leur existence et qui tire de ces observations des conséquences qui se trouvent vérifiées et contrôlées par d'autres observations, ce naturaliste emploiera la méthode expérimentale, quoiqu'il ne fasse pas de l'expérimentation proprement dite. Mais s'il lui faut aller observer des phénomènes dans l'estomac, il doit imaginer des procédés d'expérimentation plus ou moins complexes pour voir dans une cavité cachée à ses regards. Néanmoins le raisonnement expérimental est toujours le même; Réaumur et Spallanzani appliquent également la méthode expérimentale quand ils font leurs observations d'histoire naturelle ou leurs expériences sur la digestion. Quand Pascal fit une observation barométrique au bas de la tour Saint-Jacques et qu'il en institua ensuite une autre sur le haut de la tour, on admet qu'il fit une expérience, et cependant ce ne sont que deux observations comparées sur la pression de l'air, exécutées en vue de l'idée préconçue que cette pression devait varier suivant les hauteurs. Au contraire, quand Jenner [1] observait le coucou sur un arbre avec une longue-vue afin de ne point l'effaroucher, il faisait une simple observation, parce qu'il ne la comparait pas à une première pour en tirer une conclusion et porter sur elle un jugement. De même un astronome fait d'abord des observations, et ensuite raisonne sur elles pour en tirer un ensemble de notions qu'il contrôle par des observations faites dans des conditions propres à ce but. Or cet astronome raisonne comme les expérimentateurs, parce que l'expérience acquise implique partout jugement et comparaison entre deux faits liés dans l'esprit par une idée.

Toutefois, ainsi que nous l'avons déjà dit, il faut bien distinguer l'astronome du savant qui s'occupe

---

(1) Jenner, *On the natural history of the Cuckoo* (*Philosophical Transactions*, 1788, ch. XVI, p. 432).

des sciences terrestres, en ce que l'astronome est
forcé de se borner à l'observation, ne pouvant pas
aller dans le ciel expérimenter sur les planètes. C'est
là précisément, dans cette puissance de l'investigateur
d'agir sur les phénomènes, que se trouve la différence
qui sépare les sciences dites *d'expérimentation*, des
sciences dites *d'observation*.

Laplace considère que l'astronomie est une science
d'observation, parce qu'on ne peut qu'observer le mouvement des planètes; on ne saurait en effet les
atteindre pour modifier leur marche et leur appliquer
l'expérimentation. « Sur la terre, dit Laplace, nous
faisons varier les phénomènes par des expériences;
dans le ciel, nous déterminons avec soin tous ceux
que nous offrent les mouvements célestes. »[1] Certains
médecins qualifient la médecine de science d'observation, parce qu'ils ont pensé à tort que l'expérimentation ne lui était pas applicable.

Au fond, toutes les sciences raisonnent de même et
visent au même but. Toutes veulent arriver à la connaissance de la loi des phénomènes, de manière à pouvoir prévoir, faire varier ou maîtriser ces phénomènes.
Or l'astronome prédit les mouvements des astres, il
en tire une foule de notions pratiques, mais il ne
peut modifier par l'expérimentation les phénomènes
célestes, comme le font le chimiste et le physicien
pour ce qui concerne leur science.

Donc, s'il n'y a pas, au point de vue de la méthode
philosophique, de différence essentielle entre les
sciences d'observation et les sciences d'expérimentation, il en existe cependant une réelle au point de vue
des conséquences pratiques que l'homme peut en
tirer, et relativement à la puissance qu'il acquiert par
leur moyen. Dans les sciences d'observation, l'homme
observe et raisonne expérimentalement, mais il *n'ex-*

---

(1) Laplace, *Système du monde*, ch. II.

périmente pas; et dans ce sens on pourrait **dire** qu'une science d'observation est une *science passive.* Dans les sciences d'expérimentation, l'homme observe, mais de plus il agit sur la matière, en analyse les propriétés et provoque à son profit l'apparition de phénomènes, qui sans doute se passent toujours suivant les lois naturelles, mais dans des conditions que la nature n'avait souvent pas encore réalisées. A l'aide de ces *sciences expérimentales actives,* l'homme devient un inventeur de phénomènes, un véritable contremaître de la création; et l'on ne saurait, sous ce rapport, assigner de limites à la puissance qu'il peut acquérir sur la nature, par les progrès futurs des sciences expérimentales.

Maintenant reste la question de savoir si la médecine doit demeurer une science *d'observation* ou devenir une science *expérimentale.* Sans doute la médecine doit commencer par être une simple observation clinique. Ensuite, comme l'organisme forme par lui-même une unité harmonique, un petit monde (*microcosme*) contenu dans le grand monde (*macrocosme*), on a pu soutenir que la vie était indivisible et qu'on devait se borner à *observer* les phénomènes que nous offrent dans leur ensemble les organismes vivants, sains et malades, et se contenter de raisonner sur les faits observés. Mais si l'on admet qu'il faille ainsi se limiter, et si l'on pose en principe que la médecine n'est qu'une science passive d'observation, le médecin ne devra pas plus toucher au corps humain que l'astronome ne touche aux planètes. Dès lors l'anatomie normale ou pathologique, les vivisections, appliquées à la physiologie, à la pathologie et à la thérapeutique, tout cela est complètement inutile. La médecine ainsi conçue ne peut conduire qu'à l'expectation et à des prescriptions hygiéniques plus ou moins utiles; mais c'est la négation d'une médecine active, c'est-à-dire d'une thérapeutique scientifique et réelle.

Ce n'est point ici le lieu d'entrer dans l'examen

d'une définition aussi importante que celle de la
médecine *expérimentale*. Je me réserve de traiter
ailleurs cette question avec tout le développement
nécessaire. Je me borne à donner simplement ici mon
opinion, en disant que je pense que la médecine est
destinée à être une science expérimentale et progressive; et c'est précisément par suite de mes convictions à cet égard que je compose cet ouvrage, dans le
but de contribuer pour ma part à favoriser le développement de cette médecine scientifique ou expérimentale.

L'EXPÉRIENCE N'EST AU FOND QU'UNE OBSERVATION PROVOQUÉE

Malgré la différence importante que nous venons de
signaler entre les sciences dites d'observation et les
sciences dites d'expérimentation, l'observateur et l'expérimentateur n'en ont pas moins, dans leurs investigations, pour but commun et immédiat d'établir et de
constater des faits ou des phénomènes aussi rigoureusement que possible, et à l'aide des moyens les mieux
appropriés; ils se comportent absolument comme s'il
s'agissait de deux observations ordinaires. Ce n'est en
effet qu'une constatation de fait dans les deux cas; la
seule différence consiste en ce que le fait que doit
constater l'expérimentateur ne s'étant pas présenté
naturellement à lui, il a dû le faire apparaître, c'est-à-
dire le provoquer par une raison particulière et dans
un but déterminé. D'où il suit que l'on peut dire :
l'expérience n'est au fond qu'une observation provoquée dans un but quelconque. Dans la méthode expérimentale, la recherche des faits, c'est-à-dire l'investigation, s'accompagne toujours d'un raisonnement, de
sorte que le plus ordinairement l'expérimentateur fait

une expérience pour contrôler ou vérifier la valeur d'une idée expérimentale. Alors on peut dire que, dans ce cas, l'expérience est une observation provoquée dans un but de contrôle.

Toutefois il importe de rappeler ici, afin de compléter notre définition et de l'étendre aux sciences d'observation, que, pour contrôler une idée, il n'est pas toujours absolument nécessaire de faire soi-même une expérience ou une observation. On sera seulement forcé de recourir à l'expérimentation quand l'observation que l'on doit provoquer n'existe pas toute préparée dans la nature. Mais si une observation est déjà réalisée, soit naturellement, soit accidentellement, soit même par les mains d'un autre investigateur, alors on la prendra toute faite et on l'invoquera simplement pour servir de vérification à l'idée expérimentale. Ce qui se résumerait encore en disant que, dans ce cas, l'expérience n'est qu'une observation *invoquée* dans un but de contrôle. D'où il résulte que, pour raisonner expérimentalement, il faut généralement avoir une idée et invoquer ou provoquer ensuite des faits, c'est-à-dire des observations pour contrôler cette idée préconçue.

Nous examinerons plus loin l'importance de l'idée expérimentale préconçue; qu'il nous suffise de dire dès à présent que l'idée en vertu de laquelle l'expérience est instituée peut être plus ou moins bien définie, suivant la nature du sujet et suivant l'état de perfection de la science dans laquelle on expérimente. En effet, l'idée directrice de l'expérience doit renfermer tout ce qui est déjà connu sur le sujet, afin de guider plus sûrement la recherche vers les problèmes dont la solution peut être féconde pour l'avancement de la science. Dans les sciences constituées, comme la physique et la chimie, l'idée expérimentale se déduit comme une conséquence logique des théories régnantes, et elle est soumise dans un sens bien défini au contrôle de l'expérience; mais quand il s'agit d'une science dans l'enfance, comme la médecine, où existent des questions complexes ou obscures non encore étudiées, l'idée expérimentale ne se dégage pas toujours d'un sujet aussi vague. Que faut-il faire alors ? Faut-il s'abstenir et attendre que les observations, en se présentant d'elles-mêmes, nous apportent des idées plus claires ? On pourrait souvent attendre longtemps et même en vain; on gagne toujours à expérimenter. Mais dans ces cas on ne pourra se diriger que d'après une sorte d'intuition, suivant les probabilités que l'on apercevra, et même si le sujet est complètement obscur et inexploré, le physiologiste ne devra pas craindre d'agir même un peu au hasard afin d'essayer, qu'on me permette cette expression vulgaire, de pêcher en eau trouble. Ce qui veut dire qu'il peut espérer, au milieu des perturbations fonctionnelles qu'il produira, voir surgir quelque phénomène imprévu qui lui donnera une idée sur la direction à imprimer à ses recherches. Ces sortes d'expériences de tâtonnement, qui sont extrêmement fréquentes en physiologie, en pathologie et en thérapeutique, à cause de l'état complexe et arriéré de ces sciences, pourraient être appelées des *expériences pour voir*, parce qu'elles sont destinées à faire surgir une première observation imprévue et indéterminée d'avance, mais dont l'apparition pourra suggérer une idée expérimentale et ouvrir une voie de recherche.

Comme on le voit, il y a des cas où l'on expérimente sans avoir une idée probable à vérifier. Cependant l'expérimentation, dans ce cas, n'en est pas moins destinée à provoquer une observation, seulement elle la provoque en vue d'y trouver une idée qui lui indiquera la route ultérieure à suivre dans l'investigation. On peut donc dire alors que l'expérience est une *observation provoquée dans le but de faire naître une idée*.

En résumé l'*investigateur* cherche et conclut; il comprend l'observateur et l'expérimentateur, il poursuit la découverte d'idées nouvelles, en même temps qu'il cherche des faits pour en tirer une conclusion ou une expérience propre à contrôler d'autres idées.

Dans un sens général et abstrait, l'*expérimentateur* est donc celui qui invoque ou provoque, dans des conditions déterminées, des faits d'observation pour en tirer l'enseignement qu'il désire, c'est-à-dire l'expérience. L'*observateur* est celui qui obtient les faits d'observation et qui juge s'ils sont bien établis et constatés à l'aide de moyens convenables. Sans cela, les conclusions basées sur ces faits seraient sans fondement solide. C'est ainsi que l'expérimentateur doit être en même temps bon observateur, et que, dans la méthode expérimentale, l'expérience et l'observation marchent toujours de front.

DANS LE RAISONNEMENT EXPÉRIMENTAL, L'EXPÉRIMENTATEUR NE SE SÉPARE PAS DE L'OBSERVATEUR

Le savant qui veut embrasser l'ensemble des principes de la méthode expérimentale doit remplir deux ordres de conditions et posséder deux qualités de l'esprit qui sont indispensables pour atteindre son but et arriver à la découverte de la vérité. D'abord le savant doit avoir une idée qu'il soumet au contrôle des faits; mais en même temps il doit s'assurer que les faits, qui servent de point de départ ou de contrôle à son idée, sont justes et bien établis; c'est pourquoi il doit être lui-même à la fois observateur et expérimentateur.

L'*observateur*, avons-nous dit, constate purement et simplement le phénomène qu'il a sous les yeux. Il ne doit avoir d'autre souci que de se prémunir contre les erreurs d'observation qui pourraient lui faire voir incomplètement ou mal définir un phénomène. A cet effet, il met en usage tous les instruments qui pourront l'aider à rendre son observation plus complète. L'observateur doit être le photographe des phénomènes, son observation doit représenter exactement la nature. Il faut observer sans idée préconçue; l'esprit de l'observateur doit être passif, c'est-à-dire se taire; il écoute la nature et écrit sous sa dictée. Mais une fois le fait constaté et le phénomène bien observé, l'idée arrive, le raisonnement intervient, et l'expérimentateur apparaît pour interpréter le phénomène.

L'*expérimentateur*, comme nous le savons déjà, est celui qui, en vertu d'une interprétation plus ou moins probable, mais anticipée, des phénomènes observés, institue l'expérience de manière que, dans l'ordre logique de ses prévisions, elle fournisse un résultat qui serve de contrôle à l'hypothèse ou à l'idée préconçue. Pour cela l'expérimentateur réfléchit, essaye, tâtonne, compare et combine pour trouver les conditions expérimentales les plus propres à atteindre le but qu'il se propose. Il faut nécessairement expérimenter avec une idée préconçue. L'esprit de l'expérimentateur doit être actif, c'est-à-dire qu'il doit interroger la nature et lui poser des questions dans tous les sens, suivant les diverses hypothèses qui lui sont suggérées.

Mais, une fois les conditions de l'expérience instituées et mises en œuvre d'après l'idée préconçue ou la vue anticipée de l'esprit, il va, ainsi que nous l'avons déjà dit, en résulter une *observation provoquée* ou *préméditée*. Il s'ensuit l'apparition de phénomènes que l'expérimentateur a déterminés, mais qu'il s'agira de *constater* d'abord, afin de savoir ensuite quel contrôle on pourra en tirer relativement à l'idée expérimentale qui les a fait naître.

Or, dès le moment où le résultat de l'expérience se manifeste, l'expérimentateur se trouve en face d'une véritable observation qu'il a provoquée, et qu'il faut constater, comme toute observation, sans aucune idée préconçue. L'expérimentateur doit alors disparaître, ou plutôt se transformer instantanément en observateur; et ce n'est qu'après qu'il aura constaté les résultats de l'expérience, absolument comme ceux d'une observation ordinaire, que son esprit reviendra pour raisonner, comparer et juger si l'hypothèse expérimentale est vérifiée ou infirmée par ces mêmes résultats. Pour continuer la comparaison énoncée plus haut, je dirai que l'expérimentateur pose des questions à la nature; mais que, dès qu'elle parle, il doit se taire; il doit constater ce qu'elle répond, l'écouter jusqu'au bout et, dans tous les cas, se soumettre à ses décisions. L'expérimentateur doit forcer la nature à se dévoiler, a-t-on dit. Oui, sans doute, l'expérimentateur force la nature à se dévoiler, en l'attaquant et en lui posant des questions dans tous les sens; mais il ne doit jamais répondre pour elle ni écouter incomplètement ses réponses en ne prenant dans l'expérience que la partie des résultats qui favorisent ou confirment l'hypothèse. Nous verrons ultérieurement que c'est là un des plus grands écueils de la méthode expérimentale. L'expérimentateur qui continue à garder son idée préconçue, et qui ne constate les résultats de l'expérience qu'à ce point de vue, tombe nécessairement dans l'erreur, parce qu'il néglige de constater ce qu'il n'avait pas prévu et fait alors une observation incomplète. L'expérimentateur ne doit pas tenir à son idée autrement que comme à un moyen de solliciter une réponse de la nature. Mais il doit *soumettre* son idée à la nature, et être prêt à l'abandonner, à la modifier ou à la changer, suivant ce que l'observation des phénomènes qu'il a provoqués lui enseignera.

Il y a donc deux opérations à considérer dans une expérience. La première consiste à *préméditer* et à réaliser les conditions de l'expérience; la deuxième consiste à *constater* les résultats de l'expérience. Il n'est pas possible d'instituer une expérience sans une

idée préconçue; instituer une expérience, avons-nous
dit, c'est poser une question; on ne conçoit jamais
une question sans l'idée qui sollicite la réponse. Je
considère donc, en principe absolu, que l'expérience
doit toujours être instituée en vue d'une idée préconçue, peu importe que cette idée soit plus ou moins
vague, plus ou moins bien définie. Quant à la constatation des résultats de l'expérience, qui n'est elle-même
qu'une observation provoquée, je pose également en
principe qu'elle doit être faite là comme dans toute
autre observation, c'est-à-dire sans idée préconçue.

On pourrait encore distinguer et séparer dans l'expérimentateur celui qui prémédite et institue l'expérience, de celui qui en réalise l'exécution ou en constate les résultats. Dans le premier cas, c'est l'esprit
de l'inventeur scientifique qui agit; dans le second, ce
sont les sens qui observent ou constatent. La preuve
de ce que j'avance nous est fournie de la manière la
plus frappante par l'exemple de François Huber. [1] Ce
grand naturaliste, quoique aveugle, nous a laissé d'admirables expériences qu'il concevait et faisait ensuite
exécuter par son domestique, qui n'avait pour sa part
aucune idée scientifique. Huber était donc l'esprit
directeur qui instituait l'expérience; mais il était
obligé d'emprunter les sens d'un autre. Le domestique
représentait les sens passifs qui obéissent à l'intelligence pour réaliser l'expérience instituée en vue d'une
idée préconçue.

Ceux qui ont condamné l'emploi des hypothèses et
des idées préconçues dans la méthode expérimentale
ont eu tort de confondre l'invention de l'expérience
avec la constatation de ses résultats. Il est vrai de
dire qu'il faut constater les résultats de l'expérience

---

(1) François Huber, *Nouvelles observations sur les
abeilles*, 2ᵉ édition augmentée par son fils, Pierre Huber.
Genève, 1814.

avec un esprit dépouillé d'hypothèses et d'idées préconçues. Mais il faudrait bien se garder de proscrire
l'usage des hypothèses et des idées quand il s'agit
d'instituer l'expérience ou d'imaginer des moyens
d'observation. On doit, au contraire, comme nous le
verrons bientôt, donner libre carrière à son imagination; c'est l'idée qui est le principe de tout raisonnement et de toute invention, c'est à elle que revient
toute espèce d'initiative. On ne saurait l'étouffer ni la
chasser sous prétexte qu'elle peut nuire, il ne faut
que la régler et lui donner un critérium, ce qui est
bien différent.

Le savant complet est celui qui embrasse à la fois
la théorie et la pratique expérimentale : 1° il constate
un fait; 2° à propos de ce fait, une idée naît dans son
esprit; 3° en vue de cette idée, il raisonne, institue
une expérience, en imagine et en réalise les conditions
matérielles; 4° de cette expérience résultent de nouveaux phénomènes qu'il faut observer, et ainsi de
suite. L'esprit du savant se trouve en quelque sorte
toujours placé entre deux observations : l'une qui
sert de point de départ au raisonnement, et l'autre
qui lui sert de conclusion.

Pour être plus clair, je me suis efforcé de séparer
les diverses opérations du raisonnement expérimental. Mais quand tout cela se passe à la fois dans la
tête d'un savant qui se livre à l'investigation dans
une science aussi confuse que l'est encore la médecine, alors il y a un enchevêtrement tel, entre ce qui
résulte de l'observation et ce qui appartient à l'expérience, qu'il serait impossible et d'ailleurs inutile de
vouloir analyser dans leur mélange inextricable chacun de ces termes. Il suffira de retenir en principe
que l'idée *a priori* ou mieux l'hypothèse est le stimu-
lus de l'expérience et qu'on doit s'y laisser aller librement, pourvu qu'on observe les résultats de l'expérience d'une manière rigoureuse et complète. Si
l'hypothèse ne se vérifie pas et disparaît, les faits

qu'elle aura servi à trouver resteront néanmoins acquis comme des matériaux inébranlables de la science.

L'observateur et l'expérimentateur répondraient donc à des phases différentes de la recherche expérimentale. L'*observateur* ne raisonne plus, il constate; l'*expérimentateur*, au contraire, raisonne et se fonde sur les faits acquis pour en imaginer et en provoquer rationnellement d'autres. Mais, si l'on peut, dans la théorie et d'une manière abstraite, distinguer l'observateur de l'expérimentateur, il semble impossible dans la pratique de les séparer, puisque nous voyons que nécessairement le même investigateur est alternativement observateur et expérimentateur.

C'est en effet ainsi que cela a lieu constamment quand un même savant découvre et développe à lui seul toute une question scientifique. Mais il arrive le plus souvent que, dans l'évolution de la science, les diverses parties du raisonnement expérimental sont le partage de plusieurs hommes. Ainsi il en est qui, soit en médecine, soit en histoire naturelle, n'ont fait que recueillir et rassembler des observations; d'autres ont pu émettre des hypothèses plus ou moins ingénieuses et plus ou moins probables fondées sur ces observations; puis d'autres sont venus réaliser expérimentalement les conditions propres à faire naître l'expérience qui devait contrôler ces hypothèses; enfin il en est d'autres qui se sont appliqués plus particulièrement à généraliser et à systématiser les résultats obtenus par les divers observateurs et expérimentateurs. Ce morcellement du domaine expérimental est une chose utile, parce que chacune de ses diverses parties s'en trouve mieux cultivée. On conçoit, en effet, que, dans certaines sciences les moyens d'observation et d'expérimentation devenant des instruments tout à fait spéciaux, leur maniement et leur emploi exigent une certaine habitude et réclament une certaine habileté manuelle ou le perfectionnement de certains sens. Mais si j'admets la *spécialité* pour ce qui est pratique dans la science, je la repousse d'une manière absolue pour tout ce qui est théorique. Je considère en effet que faire sa spécialité des généralités est un principe antiphilosophique et antiscientifique, quoiqu'il ait été proclamé par une école philosophique moderne qui se pique d'être fondée sur les sciences.

Toutefois la science expérimentale ne saurait avancer par un seul des côtés de la méthode pris séparément; elle ne marche que par la réunion de toutes les parties de la méthode concourant vers un but commun. Ceux qui recueillent des observations ne sont utiles que parce que ces observations sont ultérieurement introduites dans le raisonnement expérimental; autrement l'accumulation indéfinie d'observations ne conduiraient à rien. Ceux qui émettent des hypothèses, à propos des observations recueillies par les autres, ne sont utiles qu'autant que l'on cherchera à vérifier ces hypothèses en expérimentant; autrement ces hypothèses non vérifiées ou non vérifiables par l'expérience n'engendreraient que des systèmes, et nous reporteraient à la scolastique. Ceux qui expérimentent, malgré toute leur habileté, ne résoudront pas les questions s'ils ne sont inspirés par une hypothèse heureuse fondée sur des observations exactes et bien faites. Enfin ceux qui généralisent ne pourront faire des théories durables qu'autant qu'ils connaîtront par eux-mêmes tous les détails scientifiques que ces théories sont destinées à représenter. Les généralités scientifiques doivent remonter des particularités aux principes; et les principes sont d'autant plus stables qu'ils s'appuient sur des détails plus profonds, de même qu'un pieu est d'autant plus solide qu'il est enfoncé plus avant dans la terre.

On voit donc que tous les termes de la méthode expérimentale sont solidaires les uns des autres. Les faits sont les matériaux nécessaires; mais c'est leur

mise en œuvre par le raisonnement expérimental,
c'est-à-dire la théorie, qui constitue et édifie véritablement la science. L'idée formulée par les faits représente la science. L'hypothèse expérimentale n'est que
l'idée scientifique, préconçue ou anticipée. La théorie
n'est que l'idée scientifique contrôlée par l'expérience.
Le raisonnement ne sert qu'à donner une forme à nos
idées, de sorte que tout se ramène primitivement et
finalement à une idée. C'est l'idée qui constitue, ainsi
que nous allons le voir, le point de départ ou le *primum movens* de tout raisonnement scientifique, et
c'est elle qui en est également le but dans l'aspiration
de l'esprit *vers l'inconnu.*

CHAPITRE DEUXIEME

DE L'IDEE *A PRIORI* ET DU DOUTE
DANS LE RAISONNEMENT EXPERIMENTAL

Chaque homme se fait de prime abord des idées sur ce qu'il voit, et il est porté à interpréter les phénomènes de la nature par anticipation, avant de les connaître par expérience. Cette tendance est spontanée; une idée préconçue a toujours été et sera toujours le premier élan d'un esprit investigateur. Mais la méthode expérimentale a pour objet de transformer cette conception *a priori*, fondée sur une intuition ou un sentiment vague des choses, en une interprétation *a posteriori* établie sur l'étude expérimentale des phénomènes. C'est pourquoi on a aussi appelé la méthode expérimentale, la *méthode a posteriori*.

L'homme est naturellement métaphysicien et orgueilleux; il a pu croire que les créations idéales de son esprit, qui correspondent à des sentiments, représentaient aussi la réalité. D'où il suit que la méthode expérimentale n'est point primitive et naturelle à l'homme, et que ce n'est qu'après avoir erré longtemps dans les discussions théologiques et scolastiques qu'il a fini par reconnaître la stérilité de ses efforts dans cette voie. L'homme s'aperçut alors qu'il ne peut dicter des lois à la nature, parce qu'il ne possède pas en lui-même la connaissance et le critérium des choses extérieures, et il comprit que, pour arriver à la vérité, il doit, au contraire, étudier les lois naturelles et soumettre ses idées, sinon sa raison, à l'expérience, c'est-à-dire au critérium des faits. Toutefois, la manière de procéder de l'esprit humain n'est pas changée au fond pour cela. Le métaphysicien, le scolastique et l'expérimentateur procèdent tous par une idée *a priori*. La différence consiste en ce que le scolastique impose son idée comme une vérité absolue qu'il a trouvée, et dont il déduit ensuite par la logique seule toutes les conséquences. L'expérimentateur, plus modeste, pose au contraire son idée comme une question, comme une interprétation anticipée de la nature, plus ou moins probable, dont il déduit logiquement des conséquences qu'il confronte à chaque instant avec la réalité au moyen de l'expérience. Il marche ainsi des vérités partielles à des vérités plus générales, mais sans jamais oser prétendre qu'il tient la vérité absolue. Celle-ci, en effet, si on la possédait sur un point quelconque, on l'aurait partout ; car l'absolu ne laisse rien en dehors de lui.

L'idée expérimentale est donc aussi une idée *a priori*, mais c'est une idée qui se présente sous la forme d'une hypothèse dont les conséquences doivent être soumises au critérium expérimental afin d'en juger la valeur. L'esprit de l'expérimentateur se distingue de celui du métaphysicien et du scolastique par la modestie, parce que, à chaque instant, l'expérience lui donne la conscience de son ignorance relative et absolue. En instruisant l'homme, la science expérimentale a pour effet de diminuer de plus en plus son orgueil, en lui prouvant chaque jour que les causes premières, ainsi que la réalité objective des choses, lui seront à jamais cachées, et qu'il ne peut connaître que des relations. C'est là en effet le but unique de toutes les sciences, ainsi que nous le verrons plus loin.

L'esprit humain, aux diverses périodes de son évolution, a passé successivement par le *sentiment*, la *raison* et l'*expérience*. D'abord le sentiment seul, s'imposant à la raison, créa les vérités de foi, c'est-à-dire la théologie. La raison ou la philosophie, devenant ensuite la maîtresse, enfanta la scolastique. Enfin l'expérience, c'est-à-dire l'étude des phénomènes naturels, apprit à l'homme que les vérités du monde extérieur ne se trouvent formulées de prime abord ni dans le sentiment ni dans la raison. Ce sont seulement nos guides indispensables; mais, pour obtenir ces vérités, il faut nécessairement descendre dans la réalité objective des choses où elles se trouvent cachées avec leur forme phénoménale.

C'est ainsi qu'apparut par le progrès naturel des choses la méthode expérimentale qui résume tout et qui, comme nous le verrons bientôt, s'appuie successivement sur les trois branches de ce trépied immuable : le *sentiment*, la *raison* et l'*expérience*. Dans la recherche de la vérité, au moyen de cette méthode, le sentiment a toujours l'initiative, il engendre l'idée *a priori* ou l'intuition; la raison ou le raisonnement développe ensuite l'idée et déduit ses conséquences logiques. Mais si le sentiment doit être éclairé par les lumières de la raison, la raison à son tour doit être guidée par l'expérience.

LES VÉRITÉS EXPÉRIMENTALES SONT OBJECTIVES
OU EXTÉRIEURES

La méthode expérimentale ne se rapporte qu'à la recherche des vérités objectives, et non à celle des vérités subjectives.

De même que dans le corps de l'homme il y a deux ordres de fonctions, les unes qui sont conscientes et les autres qui ne le sont pas, de même dans son esprit il y a deux ordres de vérités ou de notions, les unes conscientes, intérieures ou subjectives, les autres inconscientes, extérieures ou objectives. Les vérités subjectives sont celles qui découlent de principes dont l'esprit a conscience et qui apportent en lui le sentiment d'une évidence absolue et nécessaire. En effet, les plus grandes vérités ne sont au fond qu'un sentiment de notre esprit; c'est ce qu'a voulu dire Descartes dans son fameux aphorisme.

Nous avons dit, d'un autre côté, que l'homme ne connaîtrait jamais ni les causes premières ni l'essence des choses. Dès lors la vérité n'apparaît jamais à son esprit que sous la forme d'une relation ou d'un *rapport* absolu et nécessaire. Mais ce rapport ne peut être absolu qu'autant que les conditions en sont simples et subjectives, c'est-à-dire que l'esprit a la conscience qu'il les connaît toutes. Les mathématiques représentent les rapports des choses dans les conditions d'une simplicité idéale. Il en résulte que ces principes ou rapports, une fois trouvés, sont acceptés par l'esprit comme des vérités absolues, c'est-à-dire indépendantes de la réalité. On conçoit dès lors que toutes les déductions logiques d'un raisonnement mathématique soient aussi certaines que leur principe et qu'elles n'aient pas besoin d'être vérifiées par l'expérience. Ce serait vouloir mettre les sens au-dessus de la raison, et il serait absurde de chercher à prouver ce qui est vrai absolument pour l'esprit et ce qu'il ne pourrait concevoir autrement.

Mais quand, au lieu de s'exercer sur des rapports subjectifs dont son esprit a créé les conditions, l'homme veut connaître les rapports objectifs de la nature qu'il n'a pas créés, immédiatement le critérium intérieur et conscient lui fait défaut. Il a toujours la conscience, sans doute, que, dans le monde objectif ou extérieur, la vérité est également constituée par des rapports nécessaires, mais la connaissance des conditions de ces rapports lui manque. Il faudrait, en effet, qu'il eût créé ces conditions pour en posséder la connaissance et la conception absolues.

Toutefois l'homme doit croire que les rapports objectifs des phénomènes du monde extérieur pourraient acquérir la certitude des vérités subjectives s'ils étaient réduits à un état de simplicité que son esprit pût embrasser complètement. C'est ainsi que dans l'étude des phénomènes naturels les plus simples, la science expérimentale a saisi certains rapports qui paraissent absolus. Telles sont les propositions qui servent de principes à la mécanique rationnelle et à quelques branches de la physique mathématique. Dans ces sciences, en effet, on raisonne par une déduction logique que l'on ne soumet pas à l'expérience parce qu'on admet, comme en mathématiques, que, le principe étant vrai, les conséquences le sont aussi. Toutefois, il y a là une grande différence à signaler, en ce sens que le point de départ n'est plus ici une vérité *subjective* et consciente, mais une vérité *objective* et inconsciente empruntée à l'observation ou à l'expérience. Or cette vérité n'est jamais que relative au nombre d'expériences et d'observations qui ont été faites. Si jusqu'à présent aucune observation n'a démenti la vérité en question, l'esprit ne conçoit pas pour cela l'impossibilité que les choses se passent autrement. De sorte que c'est toujours par hypothèse qu'on admet le principe absolu. C'est pour-

quoi l'application de l'analyse mathématique à des
phénomènes naturels, quoique très simples, peut
avoir des dangers si la vérification expérimentale est
repoussée d'une manière complète. Dans ce cas, l'analyse mathématique devient un instrument aveugle si
on ne la retrempe de temps en temps au foyer de
l'expérience. J'exprime ici une pensée émise par beaucoup de grands mathématiciens et de grands physiciens, et, pour rapporter une des opinions les plus
autorisées en pareille matière, je citerai ce que mon
savant confrère et ami M. J. Bertrand a écrit à ce
sujet dans son bel éloge de Sénarmont : « La géo-
métrie ne doit être pour le physicien qu'un puissant
auxiliaire : quand elle a poussé les principes à leurs
dernières conséquences, il lui est impossible de faire
davantage, et l'incertitude du point de départ ne peut
que s'accroître par l'aveugle logique de l'analyse, si
l'expérience ne vient à chaque pas servir de boussole
et de règle. »[1]

La mécanique rationnelle et la physique mathématique forment donc le passage entre les mathématiques proprement dites et les sciences expérimentales. Elles renferment les cas les plus simples. Mais,
dès que nous entrons dans la physique et dans la
chimie, et à plus forte raison dans la biologie, les
phénomènes se compliquent de rapports tellement
nombreux que les principes représentés par les théories, auxquels nous avons pu nous élever, ne sont que
provisoires et tellement hypothétiques que nos déductions, bien que très logiques, sont complètement incer-
taines, et ne sauraient dans aucun cas se passer de la
vérification expérimentale.

---

(1) J. Bertrand, *Eloge de M. Sénarmont*, discours pro-
noncé à la 6e séance publique et annuelle de la Société
de secours des amis des sciences.

En un mot, l'homme peut rapporter tous ses raisonnements à deux critériums : l'un intérieur et conscient, qui est certain et absolu; l'autre extérieur et inconscient, qui est expérimental et relatif.

Quand nous raisonnons sur les objets extérieurs, mais en les considérant par rapport à nous, suivant l'agrément ou le désagrément qu'ils nous causent, suivant leur utilité ou leurs inconvénients, nous possédons encore dans nos sensations un critérium intérieur. De même, quand nous raisonnons sur nos propres actes, nous avons également un guide certain, parce que nous avons conscience de ce que nous pensons et de ce que nous sentons. Mais si nous voulons juger les actes d'un autre homme et savoir les mobiles qui le font agir, c'est tout différent. Sans doute nous avons devant les yeux les mouvements de cet homme et ses manifestations qui sont, nous en sommes sûrs, les modes d'expression de sa sensibilité et de sa volonté. De plus, nous admettons encore qu'il y a un rapport nécessaire entre les actes et leur cause; mais quelle est cette cause ? Nous ne la sentons pas en nous, nous n'en avons pas conscience comme quand il s'agit de nous-même; nous sommes donc obligés de l'interpréter et de la supposer d'après les mouvements que nous voyons et les paroles que nous entendons. Alors nous devons contrôler les actes de cet homme les uns par les autres; nous considérons comme il agit dans telle ou telle circonstance, et, en un mot, nous recourons à la méthode expérimentale. De même quand le savant considère les phénomènes naturels qui l'entourent et qu'il veut les connaître en eux-mêmes et dans leurs rapports mutuels et complexes de causalité, tout critérium lui fait défaut, et il est obligé d'invoquer l'expérience pour contrôler les suppositions et les raisonnements qu'il fait à leur égard. L'expérience, suivant l'expression de Gœthe, devient alors la seule médiatrice entre l'objectif et le subjectif [1], c'est-à-dire entre le savant et les phénomènes qui l'environnent.

Le raisonnement expérimental est donc le seul que le naturaliste et le médecin puissent employer pour chercher la vérité et en approcher autant que possible. En effet, par sa nature même de critérium extérieur et inconscient, l'expérience ne donne que la vérité relative sans jamais pouvoir prouver à l'esprit qu'il la possède d'une manière absolue.

L'expérimentateur qui se trouve en face des phénomènes naturels ressemble à un spectateur qui observe des scènes muettes. Il est en quelque sorte le juge d'instruction de la nature; seulement, au lieu d'être aux prises avec des hommes qui cherchent à le tromper par des aveux mensongers ou par de faux témoignages, il a affaire à des phénomènes naturels qui sont pour lui des personnages dont il ne connaît ni le langage ni les mœurs, qui vivent au milieu de circonstances qui lui sont inconnues, et dont il veut cependant savoir les intentions. Pour cela il emploie tous les moyens qui sont en sa puissance. Il observe leurs actions, leur marche, leurs manifestations, et il cherche à en démêler la cause au moyen de tentatives diverses, appelées expériences. Il emploie tous les artifices imaginables et, comme on le dit vulgairement, il plaide souvent le faux pour savoir le vrai. Dans tout cela l'expérimentateur raisonne nécessairement d'après lui-même et prête à la nature ses propres idées. Il fait des suppositions sur la cause des actes qui se passent devant lui, et, pour savoir si l'hypothèse qui sert de base à son interprétation est juste, il s'arrange pour faire apparaître des faits qui, dans l'ordre logique, puissent être la confirmation ou la négation de l'idée qu'il a conçue. Or, je le répète,

---

(1) Gœthe, *Œuvres d'histoire naturelle*, traduction de M. Ch. Martins, Introduction, p. 1.

c'est ce contrôle logique qui seul peut l'instruire et lui donner l'*expérience*. Le naturaliste qui observe des animaux dont il veut connaître les mœurs et les habitudes, le physiologiste et le médecin qui veulent étudier les fonctions cachées des corps vivants, le physicien et le chimiste qui déterminent les phénomènes de la matière brute, tous sont dans le même cas, ils ont devant eux des manifestations qu'ils ne peuvent interpréter qu'à l'aide du critérium expérimental, le seul dont nous ayons à nous occuper ici.

L'INTUITION OU LE SENTIMENT
ENGENDRE L'IDÉE EXPÉRIMENTALE

Nous avons dit plus haut que la méthode expérimentale s'appuie successivement sur le *sentiment*, la *raison* et l'*expérience*.

Le sentiment engendre l'idée ou l'hypothèse expérimentale, c'est-à-dire l'interprétation anticipée des phénomènes de la nature. Toute l'initiative expérimentale est dans l'idée, car c'est elle qui provoque l'expérience. La raison ou le raisonnement ne servent qu'à déduire les conséquences de cette idée et à les soumettre à l'expérience.

Une idée anticipée ou une hypothèse est donc le point de départ nécessaire de tout raisonnement expérimental. Sans cela on ne saurait faire aucune investigation ni s'instruire; on ne pourrait qu'entasser des observations stériles. Si on *expérimentait* sans idée préconçue, on irait à l'aventure; mais d'un autre côté, ainsi que nous l'avons dit ailleurs, si l'on *observait* avec des idées préconçues, on ferait de mauvaises observations et l'on serait exposé à prendre les conceptions de son esprit pour la réalité.

Les idées expérimentales ne sont point innées. Elles

ne surgissent point spontanément, il leur faut une
occasion ou un excitant extérieur, comme cela a lieu
dans toutes les fonctions physiologiques. Pour avoir
une première idée des choses, il faut voir ces choses;
pour avoir une idée sur un phénomène de la nature, il
faut d'abord l'*observer*. L'esprit de l'homme ne peut
concevoir un effet sans cause, de telle sorte que la
vue d'un phénomène éveille toujours en lui une idée
de causalité. Toute la connaissance humaine se borne
à remonter des effets observés à leur cause. A la suite
d'une observation, une idée relative à la cause du
phénomène observé se présente à l'esprit; puis on
introduit cette idée anticipée dans un raisonnement
en vertu duquel on fait des expériences pour la
contrôler.

Les idées expérimentales, comme nous le verrons
plus tard, peuvent naître soit à propos d'un fait
observé par hasard, soit à la suite d'une tentative
expérimentale, soit comme corollaires d'une théorie
admise. Ce qu'il faut seulement noter pour le moment,
c'est que l'idée expérimentale n'est point arbitraire ni
purement imaginaire; elle doit avoir toujours un
point d'appui dans la réalité observée, c'est-à-dire
dans la nature. L'hypothèse expérimentale, en un mot,
doit toujours être fondée sur une *observation* antérieure. Une autre condition essentielle de l'hypothèse,
c'est qu'elle soit aussi probable que possible et qu'elle
soit vérifiable expérimentalement. En effet, si l'on faisait une hypothèse que l'expérience ne pût pas vérifier, on sortirait par cela même de la méthode expérimentale pour tomber dans les défauts des scolastiques et des systématiques.

Il n'y a pas de règles à donner pour faire naître
dans le cerveau, à propos d'une observation donnée,
une idée juste et féconde qui soit pour l'expérimentateur une sorte d'anticipation intuitive de l'esprit vers
une recherche heureuse. L'idée une fois émise, on
peut seulement dire comment il faut la soumettre à des

préceptes définis et à des règles logiques précises
dont aucun expérimentateur ne saurait s'écarter;
mais son apparition a été toute spontanée, et sa
nature est tout individuelle. C'est un sentiment particulier, un *quid proprium* qui constitue l'originalité,
l'invention ou le génie de chacun. Une idée neuve
apparaît comme une relation nouvelle ou inattendue
que l'esprit aperçoit entre les choses. Toutes les intel-
ligences se ressemblent sans doute, et des idées semblables peuvent naître chez tous les hommes, à l'occasion de certains rapports simples des objets que tout
le monde peut saisir. Mais comme les sens, les intelli-
gences n'ont pas toutes la même puissance ni la
même acuité, et il est des rapports subtils et délicats
qui ne peuvent être sentis, saisis et dévoilés que par
des esprits plus perspicaces, mieux doués ou placés
dans un milieu intellectuel qui les prédispose d'une
manière favorable.

Si les faits donnaient nécessairement naissance aux
idées, chaque fait nouveau devrait engendrer une idée
nouvelle. Cela a lieu, il est vrai, le plus souvent; car
il est des faits nouveaux qui, par leur nature, font
venir la même idée nouvelle à tous les hommes placés
dans les mêmes conditions d'instruction antérieure.
Mais il est aussi des faits qui ne disent rien à l'esprit
du plus grand nombre, tandis qu'ils sont lumineux
pour d'autres. Il arrive même qu'un fait ou une observation reste très longtemps devant les yeux d'un
savant sans lui rien inspirer; puis tout à coup vient
un trait de lumière, et l'esprit interprète le même
fait tout autrement qu'auparavant et lui trouve des
rapports tout nouveaux. L'idée neuve apparaît alors
avec la rapidité de l'éclair, comme une sorte de révélation subite; ce qui prouve bien que dans ce cas la
découverte réside dans un sentiment des choses qui
est non seulement personnel, mais qui est même
relatif à l'état actuel dans lequel se trouve l'esprit.

La méthode expérimentale ne donnera donc pas des

idées neuves et fécondes à ceux qui n'en ont pas; elle
servira seulement à diriger les idées chez ceux qui en
ont et à les développer afin d'en retirer les meilleurs
résultats possibles. L'idée, c'est la graine; la méthode,
c'est le sol qui lui fournit les conditions de se développer, de prospérer et de donner les meilleurs fruits
suivant sa nature. Mais de même qu'il ne poussera
jamais dans le sol que ce qu'on y sème, de même il ne
se développera par la méthode expérimentale que les
idées qu'on lui soumet. La méthode par elle-même
n'enfante rien, et c'est une erreur de certains philosophes d'avoir accordé trop de puissance à la méthode
sous ce rapport.

L'idée expérimentale résulte d'une sorte de pressentiment de l'esprit qui juge que les choses doivent se
passer d'une certaine manière. On peut dire sous ce
rapport que nous avons dans l'esprit l'intuition ou le
sentiment des lois de la nature, mais nous n'en connaissons pas la forme. L'expérience peut seule nous
l'apprendre.

Les hommes qui ont le pressentiment des vérités
nouvelles sont rares; dans toutes les sciences, le plus
grand nombre des hommes développe et poursuit les
idées d'un petit nombre d'autres. Ceux qui font des
découvertes sont les promoteurs d'idées neuves et
fécondes. On donne généralement le nom de découverte à la connaissance d'un fait nouveau; mais je
pense que c'est l'idée qui se rattache au fait découvert qui constitue en réalité la découverte. Les faits
ne sont ni grands ni petits par eux-mêmes. Une
grande découverte est un fait qui, en apparaissant
dans la science, a donné naissance à des idées lumineuses, dont la clarté a dissipé un grand nombre
d'obscurités et montré des voies nouvelles. Il y a
d'autres faits qui, bien que nouveaux, n'apprennent
que peu de choses; ce sont alors de petites découvertes. Enfin il y a des faits nouveaux qui, quoique
bien observés, n'apprennent rien à personne; ils

restent, pour le moment, isolés et stériles dans la science : c'est ce qu'on pourrait appeler le fait brut ou le fait brutal.

La découverte est donc l'idée neuve qui surgit à propos d'un fait trouvé par hasard ou autrement. Par conséquent, il ne saurait y avoir de méthode pour faire des découvertes, parce que les théories philosophiques ne peuvent pas plus donner le sentiment inventif et la justesse de l'esprit à ceux qui ne les possèdent pas, que la connaissance des théories acoustiques ou optiques ne peut donner une oreille juste ou une bonne vue à ceux qui en sont naturellement privés. Seulement les bonnes méthodes peuvent nous apprendre à développer et à mieux utiliser les facultés que la nature nous a dévolues, tandis que les mauvaises méthodes peuvent nous empêcher d'en tirer un heureux profit. C'est ainsi que le génie de l'invention, si précieux dans les sciences, peut être diminué ou même étouffé par une mauvaise méthode, tandis qu'une bonne méthode peut l'accroître et le développer. En un mot, une bonne méthode favorise le développement scientifique et prémunit le savant contre les causes d'erreurs si nombreuses qu'il rencontre dans la recherche de la vérité; c'est là le seul objet que puisse se proposer la méthode expérimentale. Dans les sciences biologiques, ce rôle de la méthode est encore plus important que dans les autres, par suite de la complexité immense des phénomènes et des causes d'erreurs sans nombre que cette complexité introduit dans l'expérimentation. Toutefois, même au point de vue biologique, nous ne saurions avoir la prétention de traiter ici de la méthode expérimentale d'une manière complète; nous devons nous borner à donner quelques principes généraux, qui pourront guider l'esprit de celui qui se livre aux recherches de médecine expérimentale.

L'EXPÉRIMENTATEUR DOIT DOUTER, FUIR LES IDÉES FIXES ET GARDER TOUJOURS SA LIBERTÉ D'ESPRIT

La première condition que doit remplir un savant qui se livre à l'investigation dans les phénomènes naturels, c'est de conserver une entière liberté d'esprit assise sur le doute philosophique. Il ne faut pourtant point être sceptique; il faut croire à la science, c'est-à-dire au déterminisme, au rapport absolu et nécessaire des choses, aussi bien dans les phénomènes propres aux êtres vivants que dans tous les autres, mais il faut en même temps être bien convaincu que nous n'avons ce rapport que d'une manière plus ou moins approximative, et que les théories que nous possédons sont loin de représenter des vérités immuables. Quand nous faisons une théorie générale dans nos sciences, la seule chose dont nous soyons certains, c'est que toutes ces théories sont fausses absolument parlant. Elles ne sont que des vérités partielles et provisoires qui nous sont nécessaires, comme des degrés sur lesquels nous nous reposons, pour avancer dans l'investigation; elles ne représentent que l'état actuel de nos connaissances, et, par conséquent, elles devront se modifier avec l'accroissement de la science, et d'autant plus souvent que les sciences sont moins avancées dans leur évolution. D'un autre côté, nos idées, ainsi que nous l'avons dit, nous viennent à la vue des faits qui ont été préalablement observés et que nous interprétons ensuite. Or des causes d'erreurs sans nombre peuvent se glisser dans nos observations et, malgré toute notre attention et notre sagacité, nous ne sommes jamais sûrs d'avoir tout vu, parce que souvent les moyens de constatation nous manquent ou sont trop imparfaits. De tout cela, il résulte donc que si le raisonnement nous guide dans la science expéri-mentale, il ne nous impose pas nécessairement ses conséquences. Notre esprit peut toujours rester libre de les accepter ou de les discuter. Si une idée se présente à nous, nous ne devons pas la repousser par cela seul qu'elle n'est pas d'accord avec les conséquences logiques d'une théorie régnante. Nous pouvons suivre notre sentiment et notre idée, donner carrière à notre imagination, pourvu que toutes nos idées ne soient que des prétextes à instituer des expériences nouvelles qui puissent nous fournir des faits probants ou inattendus et féconds.

Cette liberté que garde l'expérimentateur est, ainsi que je l'ai dit, fondée sur le doute philosophique. En effet, nous devons avoir conscience de l'incertitude de nos raisonnements, à cause de l'obscurité de leur point de départ. Ce point de départ repose toujours au fond sur des hypothèses ou sur des théories plus ou moins imparfaites, suivant l'état d'avancement des sciences. En biologie, et particulièrement en médecine, les théories sont si précaires que l'expérimentateur garde presque toute sa liberté. En chimie et en physique, les faits deviennent plus simples, les sciences sont plus avancées, les théories sont plus assurées, et l'expérimentateur doit en tenir un plus grand compte et accorder une plus grande importance aux conséquences du raisonnement expérimental fondé sur elles. Mais encore ne doit-il jamais donner une valeur absolue à ces théories. De nos jours, on a vu des grands physiciens faire des découvertes du premier ordre à l'occasion d'expériences instituées d'une manière illogique par rapport aux théories admises. L'astronome a assez de confiance dans les principes de sa science pour construire avec eux des théories mathématiques, mais cela ne l'empêche pas de les vérifier et de les contrôler par des observations directes; ce précepte même, ainsi que nous l'avons vu, ne doit pas être négligé en mécanique rationnelle. Mais dans les mathématiques, quand on part d'un axiome ou d'un principe dont la vérité est

absolument nécessaire et consciente, la liberté n'existe
plus ; les vérités acquises sont immuables. Le géo-
mètre n'est pas libre de mettre en doute si les trois
angles d'un triangle sont égaux ou non à deux droits ;
par conséquent, il n'est pas libre de rejeter les conséquences logiques qui se déduisent de ce principe.

Si un médecin se figurait que ses raisonnements ont
la valeur de ceux d'un mathématicien, il serait dans
la plus grande des erreurs et serait conduit aux conséquences les plus fausses. C'est malheureusement ce
qui est arrivé et ce qui arrive encore pour les hommes
que j'appellerai des systématiques. En effet, ces
hommes partent d'une idée fondée plus ou moins sur
l'observation et qu'ils considèrent comme une vérité
absolue. Alors ils raisonnent logiqument et sans expérimenter, et arrivent, de conséquence en conséquence,
à construire un système qui est logique, mais qui n'a
aucune réalité scientifique. Souvent les personnes
superficielles se laissent éblouir par cette apparence
de logique, et c'est ainsi que se renouvellent parfois
de nos jours des discussions dignes de l'ancienne
scolastique. Cette foi trop grande dans le raisonnement, qui conduit un physiologiste à une fausse simplification des choses, tient d'une part à l'ignorance
de la science dont il parle, et d'autre part à l'absence
du sentiment de complexité des phénomènes naturels.
C'est pourquoi nous voyons quelquefois des mathématiciens purs, très grands esprits d'ailleurs, tomber
dans des erreurs de ce genre ; ils simplifient trop et
raisonnent sur les phénomènes tels qu'ils les font
dans leur esprit, mais non tels qu'ils sont dans la
nature.

Le grand principe expérimental est donc le doute,
le doute philosophique qui laisse à l'esprit sa liberté
et son initiative, et d'où dérivent les qualités les plus
précieuses pour un investigateur en physiologie et en
médecine. Il ne faut croire à nos observations, à nos
théories, que sous bénéfice d'inventaire expérimental.

Si l'on croit trop, l'esprit se trouve lié et rétréci par les conséquences de son propre raisonnement; il n'a plus de liberté d'action et manque par suite de l'initiative que possède celui qui sait se dégager de cette foi aveugle dans les théories, qui n'est au fond qu'une superstition scientifique.

On a souvent dit que, pour faire des découvertes, il fallait être ignorant. Cette opinion fausse en elle-même cache cependant une vérité. Elle signifie qu'il vaut mieux ne rien savoir que d'avoir dans l'esprit des *idées fixes* appuyées sur des théories dont on cherche toujours la confirmation en négligeant tout ce qui ne s'y rapporte pas. Cette disposition d'esprit est des plus mauvaises, et elle est éminemment opposée à l'invention. En effet, une découverte est en général un rapport imprévu qui ne se trouve pas compris dans la théorie, car sans cela il serait prévu. Un homme ignorant, qui ne connaîtrait pas la théorie, serait, en effet, sous ce rapport, dans de meilleures conditions d'esprit; la théorie ne le gênerait pas de voir des faits nouveaux que n'aperçoit pas celui qui est préoccupé d'une théorie exclusive. Mais hâtons-nous de dire qu'il ne s'agit point ici d'élever l'ignorance en principe. Plus on est instruit, plus on possède de connaissances antérieures, mieux on aura l'esprit disposé pour faire des découvertes grandes et fécondes. Seulement il faut garder sa liberté d'esprit, ainsi que nous l'avons dit plus haut, et croire que dans la nature l'absurde suivant nos théories n'est pas toujours impossible.

Les hommes qui ont une foi excessive dans leurs théories ou dans leurs idées sont non seulement mal disposés pour faire des découvertes, mais ils font aussi de très mauvaises observations. Ils observent nécessairement avec une idée préconçue, et, quand ils ont institué une expérience, ils ne veulent voir dans ses résultats qu'une confirmation de leur théorie. Ils défigurent ainsi l'observation et négligent souvent des

faits très importants, parce qu'ils ne concourent pas
à leur but. C'est ce qui nous a fait dire ailleurs qu'il
ne fallait jamais faire des expériences pour confirmer
ses idées, mais simplement pour les contrôler[1]; ce
qui signifie, en d'autres termes, qu'il faut accepter
les résultats de l'expérience tels qu'ils se présentent,
avec tout leur imprévu et leurs accidents.

Mais il arrive encore tout naturellement que ceux
qui croient trop à leurs théories ne croient pas assez
à celles des autres. Alors l'idée dominante de ces
contempteurs d'autrui est de trouver les théories des
autres en défaut et de chercher à les contredire.
L'inconvénient pour la science reste le même. Ils ne
font des expériences que pour détruire une théorie,
au lieu de les faire pour chercher la vérité. Ils font
également de mauvaises observations, parce qu'ils ne
prennent dans les résultats de leurs expériences que
ce qui convient à leur but, en négligeant ce qui ne s'y
rapporte pas, et en écartant bien soigneusement tout
ce qui pourrait aller dans le sens de l'idée qu'ils
veulent combattre. On est donc conduit ainsi par ces
deux voies opposées au même résultat, c'est-à-dire
à fausser la science et les faits.

La conclusion de tout ceci est qu'il faut effacer son
opinion aussi bien que celle des autres devant les
décisions de l'expérience. Quand on discute et que
l'on expérimente comme nous venons de le dire, pour
prouver quand même une idée préconçue, on n'a plus
l'esprit libre et l'on ne cherche plus la vérité. On fait
de la science étroite à laquelle se mêlent la vanité
personnelle ou les diverses passions humaines.
L'amour-propre, cependant, ne devrait rien avoir à

_____

(1) Claude Bernard, *Leçons sur les propriétés et les
altérations des liquides de l'organisme.* Paris, 1859,
1re leçon.

aire dans toutes ces vaines disputes. Quand deux
physiologistes ou deux médecins se querellent pour
soutenir chacun leurs idées ou leurs théories, il n'y a
au milieu de leurs arguments contradictoires qu'une
seule chose qui soit absolument certaine : c'est que
les deux théories sont insuffisantes et ne représentent
la vérité ni l'une ni l'autre. L'esprit vraiment scientifique devrait donc nous rendre modestes et bienveil-
lants. Nous savons tous bien peu de choses en réalité,
et nous sommes tous faillibles en face des difficultés
immenses que nous offre l'investigation dans les phénomènes naturels. Nous n'aurions donc rien de mieux
à faire que de réunir nos efforts au lieu de les diviser
et de les neutraliser par des disputes personnelles.
En un mot, le savant qui veut trouver la vérité doit
conserver son esprit libre, calme, et, si c'était possible, ne jamais avoir, comme dit Bacon, l'œil humecté
par les passions humaines.

Dans l'éducation scientifique, il importerait beaucoup de distinguer, ainsi que nous le ferons plus loin,
le déterminisme, qui est le principe absolu de la
science, d'avec les théories qui ne sont que des principes relatifs auxquels on ne doit accorder qu'une
valeur provisoire dans la recherche de la vérité. En
un mot, il ne faut point enseigner les théories comme
des dogmes ou des articles de foi. Par cette croyance
exagérée dans les théories, on donnerait une idée
fausse de la science, on surchargerait et l'on asser-
virait l'esprit en lui enlevant sa liberté et étouffant
son originalité, et en lui donnant le goût des systèmes.

Les théories qui représentent l'ensemble de nos
idées scientifiques sont sans doute indispensables
pour représenter la science. Elles doivent aussi servir
de point d'appui à des idées investigatrices nouvelles.
Mais ces théories et ces idées n'étant point la vérité
immuable, il faut être toujours prêt à les abandonner,
à les modifier ou à les changer dès qu'elles ne représentent plus la réalité. En un mot, il faut modifier la

théorie pour l'adapter à la nature, et non la natur
pour l'adapter à la théorie.

En résumé, il y a deux choses à considérer dan
la science expérimentale : la méthode et l'idée. L
méthode a pour objet de diriger l'idée qui s'élance e
avant dans l'interprétation des phénomènes nature
et dans la recherche de la vérité. L'idée doit toujou
rester indépendante, et il ne faut point l'enchaîne
pas plus par des *croyances scientifiques* que par de
croyances philosophiques ou religieuses; il faut êt
hardi et libre dans la manifestation de ses idé
suivre son sentiment et ne point trop s'arrêter à c
craintes puériles de la contradiction des théories. S
l'on est bien imbu des principes de la méthode expér
mentale, on n'a rien à craindre; car, tant que l'idé
est juste, on continue à la développer; quand elle es
erronée, l'expérience est là pour la rectifier. Il fau
donc savoir trancher les questions, même au risqu
d'errer. On rend plus de services à la science, a-t-o
dit, par l'erreur que par la confusion, ce qui signifi
qu'il faut pousser sans crainte les idées dans tout leu
développement, pourvu qu'on les règle et que l'on a
toujours soin de les juger par l'expérience. L'idée, e
un mot, est le mobile de tout raisonnement, en scienc
comme ailleurs. Mais partout l'idée doit être soumis
à un critérium. En science, ce critérium est l
méthode expérimentale ou l'expérience; ce critériu
est indispensable, et nous devons l'appliquer à no
propres idées comme à celles des autres.

CARACTÈRE INDÉPENDANT
DE LA MÉTHODE EXPÉRIMENTALE

De tout ce qui a été dit précédemment il résulte nécessairement que l'opinion d'aucun homme, formulée en théorie ou autrement, ne saurait être considérée comme représentant la vérité complète dans les sciences. C'est un guide, une lumière, mais non une autorité absolue. La révolution que la méthode expérimentale a opérée dans les sciences consiste à avoir substitué un critérium scientifique à l'autorité personnelle.

Le caractère de la méthode expérimentale est de ne relever que d'elle-même, parce qu'elle renferme en elle son critérium, qui est l'expérience. Elle ne reconnaît d'autre autorité que celle des faits et elle s'affranchit de l'autorité personnelle. Quand Descartes disait qu'il faut ne s'en rapporter qu'à l'évidence ou à ce qui est suffisamment démontré, cela signifiait qu'il fallait ne plus s'en référer à l'autorité, comme faisait la scolastique, mais ne s'appuyer que sur les faits bien établis par l'expérience.

De là il résulte que, lorsque dans la science nous avons émis une idée ou une théorie, nous ne devons pas avoir pour but de la conserver en cherchant tout ce qui peut l'appuyer en écartant tout ce qui peut l'infirmer. Nous devons, au contraire, examiner avec le plus grand soin les faits qui semblent la renverser, parce que le progrès réel consiste toujours à changer une théorie ancienne qui renferme moins de faits contre une nouvelle qui en renferme davantage. Cela prouve que l'on a marché, car en science le grand précepte est de modifier et de changer ses idées à mesure que la science avance. Nos idées ne sont que des instruments intellectuels qui nous servent à pénétrer dans les phénomènes ; il faut les changer quand elles ont rempli leur rôle, comme on change un bistouri émoussé quand il a servi assez longtemps.

Les idées et les théories de nos prédécesseurs ne doivent être conservées qu'autant qu'elles représentent l'état de la science, mais elles sont évidemment destinées à changer, à moins que l'on admette que la science ne doive plus faire de progrès, ce qui est impossible. Sous ce rapport, il y aurait peut-être une distinction à établir entre les sciences mathématiques et les sciences expérimentales. Les vérités mathématiques étant immuables et absolues, la science s'accroît par juxtaposition simple et successive de toutes les vérités acquises. Dans les sciences expérimentales, au contraire, les vérités n'étant que relatives, la science ne peut avancer que par révolution et par absorption des vérités anciennes dans une forme scientifique nouvelle.

Dans les sciences expérimentales, le respect mal entendu de l'autorité personnelle serait de la superstition et constituerait un véritable obstacle au progrès de la science ; ce serait en même temps contraire aux exemples que nous ont donnés les grands hommes de tous les temps. En effet, les grands hommes sont précisément ceux qui ont apporté des idées nouvelles et détruit des erreurs. Ils n'ont donc pas respecté eux-mêmes l'autorité de leurs prédécesseurs, et ils n'entendent pas qu'on agisse autrement envers eux.

Cette non-soumission à l'autorité, que la méthode expérimentale consacre comme un précepte fondamental, n'est nullement en désaccord avec le respect et l'admiration que nous vouons aux grands hommes qui nous ont précédés et auxquels nous devons les découvertes qui sont les bases des sciences actuelles. [1]

Dans les sciences expérimentales les grands hommes ne sont jamais les promoteurs de vérités absolues et

---

(1). Claude Bernard, *Cours de médecine expérimentale leçon d'ouverture* (*Gazette méd.*, 15 avril 1854).

immuables. Chaque grand homme tient à son temps et ne peut venir qu'à son moment en ce sens qu'il y a une succession nécessaire et subordonnée dans l'apparition des découvertes scientifiques. Les grands hommes peuvent être comparés à des flambeaux qui brillent de loin en loin pour guider la marche de la science. Ils éclairent leur temps, soit en découvrant des phénomènes imprévus et féconds qui ouvrent des voies nouvelles et montrent des horizons inconnus, soit en généralisant les faits scientifiques acquis et en faisant sortir des vérités que leurs devanciers n'avaient point aperçues. Si chaque grand homme fait accomplir un grand pas à la science qu'il féconde, il n'a jamais eu la prétention d'en poser les dernières limites, et il est nécessairement destiné à être dépassé et laissé en arrière par les progrès des générations qui suivront. Les grands hommes ont été comparés à des géants sur les épaules desquels sont montés des pygmées, qui cependant voient plus loin qu'eux. Ceci veut dire simplement que les sciences font des progrès après ces grands hommes et précisément à cause de leur influence. D'où il résulte que leurs successeurs auront des connaissances scientifiques acquises plus nombreuses que celles que ces hommes possédaient de leur temps. Mais le grand homme n'en reste pas moins le grand homme, c'est-à-dire le géant.

Il y a, en effet, deux parties dans les sciences en évolution : il y a d'une part ce qui est acquis et d'autre part ce qui reste à acquérir. Dans ce qui est acquis, tous les hommes se valent à peu près, et les grands ne sauraient se distinguer des autres. Souvent même les hommes médiocres sont ceux qui possèdent le plus de connaissances acquises. C'est dans les parties obscures de la science que le grand homme se reconnaît; il se caractérise par des idées de génie qui illuminent les phénomènes restés obscurs et portent la science en avant.

En résumé, la méthode expérimentale puise en elle-même une autorité *impersonnelle* qui domine la science. Elle l'impose même aux grands hommes, au lieu de chercher, comme les scolastiques, à prouver par les textes qu'ils sont infaillibles et qu'ils ont vu, dit ou pensé tout ce qu'on a découvert après eux. Chaque temps a sa somme d'erreurs et de vérités. Il y a des erreurs qui sont en quelque sorte inhérentes à leur temps, et que les progrès ultérieurs de la science peuvent seuls faire reconnaître. Les progrès de la méthode expérimentale consistent en ce que la somme des vérités augmente à mesure que la somme des erreurs diminue. Mais chacune de ces vérités particulières s'ajoute aux autres pour constituer des vérités plus générales. Les noms des promoteurs de la science disparaissent peu à peu dans cette fusion, et plus la science avance, plus elle prend la forme impersonnelle et se détache du passé. Je me hâte d'ajouter, pour éviter une confusion qui a parfois été commise, que je n'entends parler ici que de l'évolution de la science. Pour les arts et les lettres, la personnalité domine tout. Il s'agit là d'une création spontanée de l'esprit, et cela n'a plus rien de commun avec la constatation des phénomènes naturels, dans lesquels notre esprit ne doit rien créer. Le passé conserve toute sa valeur dans ces créations des arts et des lettres; chaque individualité reste immuable dans le temps et ne peut se confondre avec les autres. Un poète contemporain a caractérisé ce sentiment de la personnalité de l'art et de l'impersonnalité de la science par ces mots : l'art, c'est *moi*; la science, c'est *nous*.

La méthode expérimentale est la méthode scientifique qui proclame la liberté de l'esprit et de la pensée. Elle secoue non seulement le joug philosophique et théologique, mais elle n'admet pas non plus l'autorité scientifique personnelle. Ceci n'est point de l'orgueil et de la jactance; l'expérimentateur, au

contraire, fait acte d'humilité en niant l'autorité personnelle, car il doute aussi de ses propres connaissances, et il soumet l'autorité des hommes à celles de
l'expérience et des lois de la nature.

La physique et la chimie, étant des sciences constituées, nous présentent cette indépendance et cette
impersonnalité que réclame la méthode expérimentale. Mais la médecine est encore dans les ténèbres
de l'empirisme, et elle subit les conséquences de son
état arriéré. On la voit encore plus ou moins mêlée
à la religion et au surnaturel. Le merveilleux et la
superstition y jouent un grand rôle. Les sorciers, les
somnambules, les guérisseurs, en vertu d'un don du
ciel, sont écoutés à l'égal des médecins. La personnalité médicale est placée au-dessus de la science par
les médecins eux-mêmes; ils cherchent leurs autorités
dans la tradition, dans les doctrines, ou dans le tact
médical. Cet état de choses est la preuve la plus
claire que la méthode expérimentale n'est point
encore arrivée dans la médecine.

La méthode expérimentale, méthode du libre pen-
seur, ne cherche que la vérité scientifique. Le *sentiment*, d'où tout émane, doit conserver sa spontanéité
entière et toute sa liberté pour la manifestation des
idées expérimentales; la *raison* doit, elle aussi,
conserver la liberté de douter, et par cela elle s'impose de soumettre toujours l'idée au contrôle de
l'expérience. De même que, dans les autres actes
humains, le sentiment détermine à agir en manifestant l'idée qui donne le motif de l'action, de même,
dans la méthode expérimentale, c'est le sentiment
qui dirige l'esprit et qui constitue le *primum movens*
de la science. Le génie se traduit par un sentiment
délicat qui pressent d'une manière juste les lois des
phénomènes de la nature; mais ce qu'il ne faut
jamais oublier, c'est que la justesse du sentiment et
la fécondité de l'idée ne peuvent être établies et
prouvées que par l'expérience.

DE L'INDUCTION ET DE LA DÉDUCTION
DANS LE RAISONNEMENT EXPÉRIMENTAL

Après avoir traité dans tout ce qui précède de l'influence de l'idée expérimentale, examinons actuellement comment la méthode doit, en imposant toujours au raisonnement la forme dubitative, le diriger d'une manière plus sûre dans la recherche de la vérité.

Nous avons dit ailleurs que le raisonnement expérimental s'exerce sur des phénomènes observés, c'est-à-dire sur des observations; mais, en réalité, il ne s'applique qu'aux idées que l'aspect de ces phénomènes a éveillées en notre esprit. Le principe du raisonnement expérimental sera donc toujours une idée qu'il s'agit d'introduire dans un raisonnement expérimental pour la soumettre au critérium des faits, c'est-à-dire à l'expérience.

Il y a deux formes de raisonnement : 1° la forme *investigative* ou interrogative qu'emploie l'homme qui ne sait pas et qui veut s'instruire; 2° la forme *démonstrative* ou affirmative qu'emploie l'homme qui sait ou croit savoir, et qui veut instruire les autres.

Les philosophes paraissent avoir distingué ces deux formes de raisonnement sous les noms de raisonnement *inductif* et de raisonnement *déductif*. Ils ont encore admis deux méthodes scientifiques : la méthode *inductive* ou l'*induction*, propre aux sciences physiques expérimentales, et la méthode *déductive* ou la *déduction*, appartenant plus spécialement aux sciences mathématiques.

Il résulterait de là que la forme spéciale du raisonnement expérimental dont nous devons seulement nous occuper ici serait l'*induction*.

On définit l'induction en disant que c'est un procédé de l'esprit qui va du particulier au général, tandis que la déduction serait le procédé inverse qui

irait du général au particulier. Je n'ai certainement
pas la prétention d'entrer dans une discussion philosophique qui serait ici hors de sa place et de ma
compétence; seulement, en ma qualité d'expérimentateur, je me bornerai à dire que dans la pratique
il me paraît bien difficile de justifier cette distinction
et de séparer nettement l'induction de la déduction.
Si l'esprit de l'expérimentateur procède ordinairement en partant d'observations particulières pour
remonter à des principes, à des lois, ou à des propositions générales, il procède aussi nécessairement de
ces mêmes propositions générales ou lois pour aller
à des faits particuliers qu'il déduit logiquement de
ces principes. Seulement, quand la certitude du principe n'est pas absolue, il s'agit toujours d'une déduction provisoire qui réclame la vérification expérimentale. Toutes les variétés apparentes du raisonnement
ne tiennent qu'à la nature du sujet que l'on traite
et à sa plus ou moins grande complexité. Mais, dans
tous ces cas, l'esprit de l'homme fonctionne toujours
de même par syllogisme; il ne pourrait pas se
conduire autrement.

De même que dans la marche naturelle du corps,
l'homme ne peut avancer qu'en posant un pied devant
l'autre, de même dans la marche naturelle de l'esprit,
l'homme ne peut avancer qu'en mettant une idée
devant l'autre. Ce qui veut dire, en d'autres termes,
qu'il faut toujours un premier point d'appui à l'esprit
comme au corps. Le point d'appui du corps, c'est le
sol dont le pied a la sensation; le point d'appui de
l'esprit, c'est le connu, c'est-à-dire une vérité ou un
principe dont l'esprit a conscience. L'homme ne peut
rien apprendre qu'en allant du connu à l'inconnu;
mais d'un autre côté, comme l'homme n'a pas en
naissant la science infuse et qu'il ne sait rien que ce
qu'il apprend, il semble que nous soyons dans un
cercle vicieux et que l'homme soit condamné à ne
pouvoir rien connaître. Il en serait ainsi, en effet, si

l'homme n'avait dans sa raison le sentiment des rapports et du déterminisme qui deviennent critérium
de la vérité; mais, dans tous les cas, il ne peut obtenir
cette vérité ou en approcher que par le raisonnement
et par l'expérience.

D'abord il ne serait pas exact de dire que la *déduction* n'appartient qu'aux mathématiques et l'*induction*
aux autres sciences exclusivement. Les deux formes
de raisonnement *investigatif* (inductif) et *démons-
tratif* (déductif) appartiennent à toutes les sciences
possibles, parce que dans toutes les sciences il y a
des choses qu'on ne sait pas et d'autres qu'on sait
ou qu'on croit savoir.

Quand les mathématiciens étudient des sujets
qu'ils ne connaissent pas, ils induisent comme les
physiciens, comme les chimistes ou comme les physiologistes. Pour prouver ce que j'avance, il suffira
de citer les paroles d'un grand mathématicien.

Voici comment Euler s'exprime dans un mémoire
intitulé : *De inductione ad plenam certitudinem
evehenda.*

« Notum est plerumque numerum proprietates
primum per solam inductionem observatas, quas
deinceps geometrae solidis demonstrationibus confir-
mare eleboraverunt; quo negotio in primis Fermatius
summo studio et satis felici successu fuit occupa-
tus. » [1]

Les principes ou les théories qui servent de base
à une science, quelle qu'elle soit, ne sont pas tombés
du ciel; il a fallu nécessairement y arriver par un
raisonnement investigatif, inductif ou interrogatif,
comme on voudra l'appeler. Il a fallu d'abord observer
quelque chose qui se soit passé au-dedans ou au-
dehors de nous. Dans les sciences, il y a, au point

---

(1) Euler, *Acta academiae scientiarum imperialis Petro-
politanae, pro anno MDCCLXXX, pars posterior,* p. 38, § 1.

de vue expérimental, des idées qu'on appelle *a priori*, parce qu'elles sont le point de départ d'un raisonnement expérimental [1], mais au point de vue de l'idéogenèse, ce sont en réalité des idées *a posteriori*. En un mot, l'*induction* a dû être la forme de raisonnement primitive et générale, et les idées que les philosophes et les savants prennent constamment pour des idées *a priori* ne sont au fond que des idées *a posteriori*.

Le mathématicien et le naturaliste ne diffèrent pas quand ils vont à la recherche des principes. Les uns et les autres induisent, font des hypothèses et expérimentent, c'est-à-dire font des tentatives pour vérifier l'exactitude de leurs idées. Mais quand le mathématicien et le naturaliste sont arrivés à leurs principes, ils diffèrent complètement alors. En effet, ainsi que je l'ai déjà dit ailleurs, le principe du mathématicien devient absolu, parce qu'il ne s'applique point à la réalité objective telle qu'elle est, mais à des relations de choses considérées dans des conditions extrêmement simples et que le mathématicien choisit et crée en quelque sorte dans son esprit. Or, ayant la certitude qu'il n'y a pas à faire intervenir dans le raisonnement d'autres conditions que celles qu'il a déterminées, le principe reste absolu, conscient, adéquat à l'esprit, et la déduction logique est également absolue et certaine; il n'a plus besoin de vérification expérimentale, la logique suffit.

La situation du naturaliste est bien différente; la proposition générale à laquelle il est arrivé, ou le principe sur lequel il s'appuie, reste relatif et provisoire, parce qu'il représente des relations complexes qu'il n'a jamais la certitude de pouvoir connaître toutes. Dès lors, son principe est incertain, puisqu'il est inconscient et non adéquat à l'esprit; dès lors les

---

(1) Voy. p. 55 et suivantes.

déductions, quoique très logiques, restent toujours douteuses, et il faut nécessairement alors invoquer l'expérience pour contrôler la conclusion de ce raisonnement déductif. Cette différence entre les mathématiciens et les naturalistes est capitale au point de vue de la certitude de leurs principes et des conclusions à en tirer : mais le mécanisme du raisonnement déductif est exactement le même pour les deux. Tous les deux partent d'une proposition ; seulement le mathématicien dit : *ce point de départ étant donné*, tel cas particulier en résulte nécessairement. Le naturaliste dit : *si ce point de départ était juste*, tel cas particulier en résulterait comme conséquence.

Quand ils partent d'un principe, le mathématicien et le naturaliste emploient donc l'un et l'autre la *déduction*. Tous deux raisonnent en faisant un syllogisme ; seulement, pour le naturaliste c'est un syllogisme dont la conclusion reste dubitative et demande vérification, parce que son principe est inconscient. C'est là le raisonnement expérimental ou dubitatif, le seul qu'on puisse employer quand on raisonne sur les phénomènes naturels ; si l'on voulait supprimer le doute et si l'on se passait de l'expérience, on n'aurait plus aucun critérium pour savoir si l'on est dans le faux ou dans le vrai, parce que, je le répète, le principe est inconscient et qu'il faut en appeler alors à nos sens.

De tout cela, je conclurai que l'*induction* et la *déduction* appartiennent à toutes les sciences. Je ne crois pas que l'induction et la déduction constituent réellement deux formes de raisonnement essentiellement distinctes. L'esprit de l'homme a, par nature, le sentiment ou l'idée d'un principe qui régit les cas particuliers. Il procède toujours instinctivement d'un principe qu'il a acquis ou qu'il invente par hypothèse : mais il ne peut jamais marcher dans les raisonnements autrement que par syllogisme, c'est-à-dire en procédant du général au particulier.

En physiologie, un organe déterminé fonctionne toujours par un seul et même mécanisme; seulement, quand le phénomène se passe dans d'autres conditions ou dans un milieu différent, la fonction prend des aspects divers; mais, au fond, sa nature reste la même. Je pense qu'il n'y a pour l'esprit qu'une seule manière de raisonner, comme il n'y a pour le corps qu'une seule manière de marcher. Seulement, quand un homme s'avance, sur un terrain solide et plan, dans un chemin direct qu'il connaît et voit dans toute son étendue, il marche vers son but d'un pas sûr et rapide. Quand, au contraire, un homme suit un chemin tortueux, dans l'obscurité et sur un terrain accidenté et inconnu, il craint les précipices, et n'avance qu'avec précaution et pas à pas. Avant de procéder à un second pas, il doit s'assurer que le pied placé le premier repose sur un point résistant, puis s'avancer ainsi en vérifiant à chaque instant par l'expérience la solidité du sol, et en modifiant toujours la direction de sa marche suivant ce qu'il rencontre. Tel est l'expérimentateur, qui ne doit jamais dans ses recherches aller au-delà du fait, sans quoi il courrait le risque de s'égarer. Dans les deux exemples précédents l'homme s'avance sur des terrains différents et dans des conditions variables, mais n'en marche pas moins par le même procédé physiologique. De même, quand l'expérimentateur déduira des rapports simples de phénomènes précis et d'après des principes connus et établis, le raisonnement se développera d'une façon certaine et nécessaire, tandis que, quand il se trouvera au milieu de rapports complexes, ne pouvant s'appuyer que sur des rapports incertains et provisoires, le même expérimentateur devra alors avancer avec précaution et soumettre à l'expérience chacune des idées qu'il met successivement en avant. Mais, dans ces deux cas, l'esprit raisonnera toujours de même et par le même procédé physiologique, seulement il partira d'un principe plus ou moins certain.

Quand un phénomène quelconque nous frappe dans la nature, nous nous faisons une idée sur la cause qui le détermine. L'homme, dans sa première ignorance, supposa des divinités attachées à chaque phénomène. Aujourd'hui le savant admet des forces ou des lois; c'est toujours quelque chose qui gouverne le phénomène. L'idée qui nous vient à la vue d'un phénomène est dite *a priori*. Or il nous sera facile de montrer plus tard que cette idée *a priori*, qui surgit en nous à propos d'un fait particulier, renferme toujours implicitement, et en quelque sorte à notre insu, un *principe* auquel nous voulons ramener le fait particulier. De sorte que, quand nous croyons aller d'un cas particulier à un principe, c'est-à-dire induire, nous déduisons réellement; seulement, l'expérimentateur se dirige d'après un principe supposé ou provisoire qu'il modifie à chaque instant, parce qu'il cherche dans une obscurité plus ou moins complète. A mesure que nous rassemblons les faits, nos principes deviennent de plus en plus généraux et plus assurés; alors nous acquérons la certitude que nous déduisons. Mais néanmoins, dans les sciences expérimentales, notre principe doit toujours rester provisoire, parce que nous n'avons jamais la certitude qu'il ne renferme que les faits et les conditions que nous connaissons. En un mot, nous déduisons toujours par hypothèse, jusqu'à vérification expérimentale. Un expérimentateur ne peut donc jamais se trouver dans le cas des mathématiciens, précisément parce que le raisonnement expérimental reste de sa nature toujours dubitatif. Maintenant, on pourra, si l'on veut, appeler le raisonnement dubitatif de l'expérimentateur, l'*induction*, et le raisonnement affirmatif du mathématicien, la *déduction;* mais ce sera là une distinction qui portera sur la certitude ou l'incertitude du point de départ du raisonnement, mais non sur la manière dont on raisonne.

DU DOUTE DANS LE RAISONNEMENT EXPÉRIMENTAL

Je résumerai le paragraphe précédent en disant qu'il me semble n'y avoir qu'une seule forme de raisonnement : la *déduction* par syllogisme. Notre esprit, quand il le voudrait, ne pourrait pas raisonner autrement, et, si c'était ici le lieu, je pourrais essayer d'appuyer ce que j'avance par des arguments physiologiques. Mais pour trouver la vérité scientifique, il importe peu au fond de savoir comment notre esprit raisonne ; il suffit de le laisser raisonner naturellement, et dans ce cas il partira toujours d'un principe pour arriver à une conclusion. La seule chose que nous ayons à faire ici, c'est d'insister sur un précepte qui prémunira toujours l'esprit contre les causes innombrables d'erreurs qu'on peut rencontrer dans l'application de la méthode expérimentale.

Ce précepte général, qui est une des bases de la méthode expérimentale, c'est le doute ; et il s'exprime e disant que la conclusion de notre raisonnement doit toujours rester dubitative quand le point de départ ou le principe n'est pas une vérité absolue. Or nous avons vu qu'il n'y a de vérité absolue que pour les principes mathématiques ; pour tous les phénomènes naturels, les principes desquels nous partons, de même que les conclusions auxquelles nous arrivons, ne représentent que des vérités relatives. L'écueil de l'expérimentateur consistera donc à croire connaître ce qu'il ne connaît pas, et à prendre pour des vérités absolues des vérités qui ne sont que relatives. De sorte que la règle unique et fondamentale de l'investigation scientifique se réduit au doute, ainsi que l'ont déjà proclamé d'ailleurs de grands philosophes.

Le raisonnement expérimental est précisément l'inverse du raisonnement scolastique. La scolastique

veut toujours un point de depart fixe et indubitable,
et, ne pouvant le trouver ni dans les choses extérieures ni dans la raison, elle l'emprunte à une source
irrationnelle quelconque, telle qu'une révélation, une
tradition ou une autorité conventionnelle ou arbitraire. Une fois le point de départ posé, le scolastique
ou le systématique en déduit logiquement toutes les
conséquences, en invoquant même l'observation ou
l'expérience des faits comme arguments quand ils
sont en sa faveur; la seule condition est que le point
de départ restera immuable et ne variera pas selon
les expériences et les observations, mais qu'au contraire les faits seront interprétés pour s'y adapter.
L'expérimentateur au contraire n'admet jamais de
point de départ immuable; son principe est un pos-
tulat dont il déduit logiquement toutes les conséquences, mais sans jamais le considérer comme
absolu et en dehors des atteintes de l'expérience. Les
corps simples des chimistes ne sont des corps simples
que jusqu'à preuve du contraire. Toutes les théories
qui servent de point de départ au physicien, au chimiste, et à plus forte raison au physiologiste, ne sont
vraies que jusqu'à ce qu'on découvre qu'il y a des
faits qu'elles ne renferment pas ou qui les contre-
disent. Lorsque ces faits contradictoires se montreront bien solidement établis, loin de se roidir, comme
le scolastique ou le systématique, contre l'expérience,
pour sauvegarder son point de départ, l'expérimentateur s'empressera, au contraire, de modifier sa théorie, parce qu'il sait que c'est la seule manière d'avancer et de faire des progrès dans les sciences.
L'expérimentateur doute donc toujours même de son
point de départ; il a l'esprit nécessairement modeste
et souple, et accepte la contradiction, à la seule condition qu'elle lui soit prouvée. Le scolastique ou le
systématique, ce qui est la même chose, ne doute
jamais de son point de départ, auquel il veut tout
ramener; il a l'esprit orgueilleux et intolérant et

n'accepte pas la contradiction, puisqu'il n'admet pas que son point de départ puisse changer. Ce qui sépare encore le savant systématique du savant expérimentateur, c'est que le premier impose son idée, tandis que le second ne la donne jamais que pour ce qu'elle vaut. Enfin, un autre caractère essentiel qui distingue le raisonnement expérimental du raisonnement scolastique, c'est la fécondité de l'un et la stérilité de l'autre. C'est précisément le scolastique qui croit avoir la certitude absolue qui n'arrive à rien : cela se conçoit, puisque, par principe absolu, il se place en dehors de la nature, dans laquelle tout est relatif. C'est au contraire l'expérimentateur, qui doute toujours et qui ne croit posséder la certitude absolue sur rien, qui arrive à maîtriser les phénomènes qui l'entourent et à étendre sa puissance sur la nature. L'homme *peut donc plus qu'il ne sait*, et la vraie science expérimentale ne lui donne la puissance qu'en lui montrant qu'il ignore. Peu importe au savant d'avoir la vérité absolue, pourvu qu'il ait la certitude des relations des phénomènes entre eux. Notre esprit est, en effet, tellement borné que nous ne pouvons connaître ni le commencement ni la fin des choses ; mais nous pouvons saisir le milieu, c'est-à-dire ce qui nous entoure immédiatement.

Le raisonnement systématique ou scolastique est naturel à l'esprit expérimenté et orgueilleux ; ce n'est que par l'étude expérimentale approfondie de la nature qu'on parvient à acquérir l'esprit douteur de l'expérimentateur. Il faut longtemps pour cela ; et, parmi ceux qui croient suivre la voie expérimentale en physiologie et en médecine, il y a, comme nous le verrons plus loin, encore beaucoup de scolastiques. Je suis, quant à moi, convaincu qu'il n'y a que l'étude seule de la nature qui puisse donner au savant le sentiment vrai de la science. La philosophie, que je considère comme une excellente gymnastique de l'esprit, a malgré elle des tendances systématiques et

scolastiques, qui deviendraient nuisibles pour le
savant proprement dit. D'ailleurs, aucune méthode
ne peut remplacer cette étude de la nature qui fait le
vrai savant ; sans cette étude, tout ce que les philosophes ont pu dire et tout ce que j'ai pu répéter après
eux dans cette introduction resterait inapplicable et
stérile.

Je ne crois donc pas, ainsi que je l'ai dit plus haut,
qu'il y ait grand profit pour le savant à discuter la
définition de l'induction et de la déduction, non plus
que la question de savoir si l'on procède par l'un ou
l'autre de ces soi-disant procédés de l'esprit. Cependant l'induction baconienne est devenue célèbre, et
l'on en a fait le fondement de toute la philosophie
scientifique. Bacon est un grand génie, et l'idée de sa
grande restauration des sciences est une idée sublime ;
on est séduit et entraîné malgré soi par la lecture du
Novum Organum et de l'*Augmentum scientiarum*. On
reste dans une sorte de fascination devant cet amal-
game de lueurs scientifiques, revêtues des formes poé-
tiques les plus élevées. Bacon a senti la stérilité de la
scolastique ; il a bien compris et pressenti toute l'importance de l'expérience pour l'avenir des sciences.
Cependant Bacon n'était point un savant, et il n'a
point compris le mécanisme de la méthode expérimentale. Il suffirait de citer, pour le prouver, les essais
malheureux qu'il en faits. Bacon recommande de fuir
les hypothèses et les théories [1] ; nous avons vu cependant que ce sont les auxiliaires de la méthode, indispensables comme les échafaudages sont nécessaires
pour construire une maison. Bacon a eu, comme toujours, des admirateurs outrés et des détracteurs.
Sans me mettre ni d'un côté ni de l'autre, je dirai que,
tout en reconnaissant le génie de Bacon, je ne crois

---

(1) Bacon, *Œuvres*, édition par Fr. Riaux, *Introduction*,
p. 30.

pas plus que J. de Maistre [1] qu'il ait doté l'intelligence humaine d'un nouvel instrument, et il me semble, avec M. de Rémusat [2], que l'induction ne diffère pas du syllogisme. D'ailleurs je crois que les grands expérimentateurs ont apparu avant les préceptes de l'expérimentation, de même que les grands orateurs ont précédé les traités de réthorique. Par conséquent, il ne me paraît pas permis de dire, même en parlant de Bacon, qu'il a inventé la méthode expérimentale, méthode que Galilée et Torricelli ont si admirablement pratiquée, et dont Bacon n'a jamais pu se servir.

Quand Descartes [3] part du doute universel et répudie l'autorité, il donne des préceptes bien plus pratiques pour l'expérimentateur que ceux que donne Bacon pour l'induction. Nous avons vu, en effet, que c'est le doute seul qui provoque l'expérience ; c'est le doute enfin qui détermine la forme du raisonnement expérimental.

Toutefois, quand il s'agit de la médecine et des sciences physiologiques, il importe de bien déterminer sur quel point doit porter le doute, afin de le distinguer du scepticisme et de montrer comment le doute scientifique devient un élément de plus grande certitude. Le sceptique est celui qui ne croit pas à la science et qui croit à lui-même ; il croit assez en lui pour oser nier la science et affirmer qu'elle n'est pas soumise à des lois fixes et déterminées. Le douteur est le vrai savant ; il ne doute que de lui-même et de ses interprétations, mais il croit à la science ; il admet même dans les sciences expérimentales un critérium ou un principe scientifique absolu. Ce principe est le *déterminisme* des phénomènes, qui est absolu aussi

---

(1) J. de Maistre, *Examen de la philosophie de Bacon.*
(2) De Rémusat, *Bacon, sa vie, son temps et sa philosophie.* 1857.
(3) Descartes, *Discours de la méthode.*

bien dans les phénomènes des corps vivants que dans
ceux des corps bruts, ainsi que nous le dirons plus
tard. [1]

Enfin, comme conclusion de ce paragraphe, nous
pouvons dire que, dans tout raisonnement expérimental, il y a deux cas possibles : ou bien l'hypothèse de
l'expérimentateur sera infirmée, ou bien elle sera
confirmée par l'expérience. Quand l'expérience infirme
l'idée préconçue, l'expérimentateur doit rejeter ou
modifier son idée. Mais lors même que l'expérience
confirme pleinement l'idée préconçue, l'expérimentateur doit encore douter ; car, comme il s'agit d'une
vérité inconsciente, sa raison lui demande encore une
contre-épreuve.

DU PRINCIPE DU CRITÉRIUM EXPÉRIMENTAL

Nous venons de dire qu'il faut douter, mais ne point
être sceptique. En effet, le sceptique, qui ne croit à
rien, n'a plus de base pour établir son critérium, et
par conséquent il se trouve dans l'impossibilité d'édifier la science ; la stérilité de son triste esprit résulte à
la fois des défauts de son sentiment et de l'imperfec-
tion de sa raison. Après avoir posé en principe que
l'investigateur doit douter, nous avons ajouté que le
doute ne portera que sur la justesse de son sentiment
ou de ses idées en tant qu'*expérimentateur*, ou sur la
valeur de ses moyens d'investigation, en tant qu'*observateur*, mais jamais sur le déterminisme, le *principe*
même de la science expérimentale. Revenons en quelques mots sur ce point fondamental.

L'expérimentateur doit douter de son sentiment,

_____

(1) Voy. p. 115.

c'est-à-dire de l'idée *a priori* ou de la théorie qui lui servent de point de départ; c'est pourquoi il est de précepte absolu de soumettre toujours son *idée* au critérium expérimental pour en contrôler la valeur. Mais quelle est au juste la base de ce *critérium expérimental ?* Cette question pourra paraître superflue après avoir dit et répété avec tout le monde que ce sont les *faits* qui jugent l'idée et nous donnent l'expérience. Les faits seuls sont réels, dit-on, et il faut s'en rapporter à eux d'une manière entière et exclusive. *C'est un fait,* un fait brutal, répète-t-on encore souvent; il n'y a pas à raisonner, il faut s'y soumettre. Sans doute, j'admets que les faits sont les seules réalités qui puissent donner sa formule à l'idée expérimentale et lui servir en même temps de contrôle; mais c'est à la condition que la raison les accepte. Je pense que la *croyance* aveugle dans le fait qui prétend faire taire la raison est aussi dangereuse pour les sciences expérimentales que les *croyances* de sentiment ou de foi qui, elles aussi, imposent silence à la raison. En un mot, dans la méthode expérimentale comme partout, *le seul critérium réel est la raison.*

Un fait n'est rien par lui-même, il ne vaut que par l'idée qui s'y rattache ou par la preuve qu'il fournit. Nous avons dit ailleurs que, quand on qualifie un fait nouveau de *découverte,* ce n'est pas le fait lui-même qui constitue la découverte, mais bien l'idée nouvelle qui en dérive; de même, quand un fait prouve, ce n'est point le fait lui-même qui donne la *preuve,* mais seulement le rapport rationnel qu'il établit entre le phénomène et sa cause. C'est ce rapport qui est la vérité scientifique et qu'il s'agit maintenant de préciser davantage.

Rappelons-nous comment nous avons caractérisé les vérités mathématiques et les vérités expérimentales. Les vérités mathématiques une fois acquises, avons-nous dit, sont des vérités conscientes et absolues, parce que les conditions *idéales* de leur existence

sont également conscientes et connues par nous d'une
manière absolue. Les vérités expérimentales, au contraire, sont inconscientes et relatives, parce que les
conditions *réelles* de leur existence sont inconscientes
et ne peuvent nous être connues que d'une manière
relative à l'état actuel de notre science. Mais si les
vérités expérimentales qui servent de base à nos
raisonnements sont tellement enveloppées dans la
réalité complexe des phénomènes naturels qu'elles
ne nous apparaissent que par lambeaux, ces vérités
expérimentales n'en reposent pas moins sur des principes qui sont absolus, parce que, comme ceux des
vérités mathématiques, ils s'adressent à notre conscience et à notre raison. En effet, le principe absolu
des sciences expérimentales est un *déterminisme*
nécessaire et conscient dans les conditions des phénomènes. De telle sorte qu'un phénomène naturel,
quel qu'il soit, étant donné, jamais un expérimentateur ne pourra admettre qu'il y ait une variation dans
l'expression de ce phénomène sans qu'en même temps
il ne soit survenu des conditions nouvelles dans sa
manifestation; de plus, il a la certitude *a priori* que
ces variations sont déterminées par des rapports
rigoureux et mathématiques. L'expérience ne fait que
nous montrer la forme des phénomènes; mais le
rapport d'un phénomène à une cause déterminée est
nécessaire et indépendant de l'expérience, il est forcément mathématique et absolu. Nous arrivons ainsi à
voir que le principe du *critérium* des sciences expérimentales est identique au fond à celui des sciences
mathématiques, puisque de part et d'autre ce principe
est exprimé par un rapport des choses nécessaire et
absolu. Seulement, dans les sciences expérimentales
ces rapports sont entourés par des phénomènes nombreux, complexes et variés à l'infini, qui les cachent
à nos regards. A l'aide de l'expérience nous analysons,
nous dissocions ces phénomènes, afin de les réduire
à des relations et à des conditions de plus en plus

simples. Nous voulons ainsi saisir la forme de la
vérité scientifique, c'est-à-dire trouver la loi qui nous
donnerait la clef de toutes les variations des phénomènes. Cette analyse expérimentale est le seul
moyen que nous ayons pour aller à la recherche de la
vérité dans les sciences naturelles, et le *déterminisme
absolu* des phénomènes dont nous avons conscience
a priori est le seul critérium ou le seul principe qui
nous dirige et nous soutienne. Malgré nos efforts,
nous sommes encore bien loin de cette vérité absolue ; et il est probable, surtout dans les sciences biologiques, qu'il ne nous sera jamais donné de la voir
dans sa nudité. Mais cela n'a pas de quoi nous décou-
rager, car nous en approchons toujours ; et d'ailleurs
nous saisissons, à l'aide de nos expériences, des relations de phénomènes qui, bien que partielles et relatives, nous permettent d'étendre de plus en plus notre
puissance sur la nature.

De ce qui précède, il résulte que, si un phénomène
se présentait dans une expérience avec une apparence
tellement contradictoire qu'il ne se rattachât pas
d'une manière nécessaire à des conditions d'existence
déterminées, la raison devrait *repousser le fait* comme
un fait non scientifique. Il faudrait attendre ou chercher par des expériences directes quelle est la cause
d'erreur qui a pu se glisser dans l'observation. Il faut,
en effet, qu'il y ait eu erreur ou insuffisance dans
l'observation ; car l'admission d'un fait sans cause,
c'est-à-dire indéterminable dans ses conditions d'existence, n'est ni plus ni moins que la négation de la
science. De sorte qu'en présence d'un tel fait un
savant ne doit jamais hésiter ; il doit croire à la
science et douter de ses moyens d'investigation. Il
perfectionnera donc ses moyens d'observation et cherchera par ses efforts à sortir de l'obscurité ; mais
jamais il ne pourra lui venir à l'idée de nier le *déterminisme* absolu des phénomènes, parce que c'est pré-

cisément le sentiment de ce déterminisme qui caractérise le vrai savant.

Il se présente souvent en médecine des faits mal observés et indéterminés qui constituent de véritables obstacles à la science, en ce qu'on les oppose toujours en disant : *c'est un fait*, il faut l'admettre. La science rationnelle fondée, ainsi que nous l'avons dit, sur un déterminisme nécessaire, ne doit jamais répudier un fait exact et bien observé; mais par le même principe, elle ne saurait s'embarrasser de ces faits recueillis sans précision, n'offrant aucune signification, et qu'on fait servir d'arme à double tranchant pour appuyer ou infirmer les opinions les plus diverses. En un mot, la science repousse l'*indéterminé*; et quand, en médecine, on vient fonder ces opinions sur le tact médical, sur l'inspiration ou sur une intuition plus ou moins vague des choses, on est en dehors de la science et on donne l'exemple de cette médecine de fantaisie qui peut offrir les plus grands périls en livrant la santé et la vie des malades aux lubies d'un ignorant inspiré. La vraie science apprend à douter et à s'abstenir dans l'ignorance.

DE LA PREUVE ET DE LA CONTRE-ÉPREUVE

Nous avons dit plus haut qu'un expérimentateur qui voit son idée confirmée par une expérience doit douter encore et demander une contre-épreuve.

En effet, pour conclure avec certitude qu'une condition donnée est la cause prochaine d'un phénomène, il ne suffit pas d'avoir prouvé que cette condition précède ou accompagne toujours le phénomène; mais il faut encore établir que, cette condition étant supprimée, le phénomène ne se montrera plus. Si l'on se bornait à la seule preuve de présence, on pourrait à

chaque instant tomber dans l'erreur et croire à des
relations de cause à effet quand il n'y a que simple
coïncidence. Les coïncidences constituent, ainsi que
nous le verrons plus loin, un des écueils les plus
graves que rencontre la méthode expérimentale dans
les sciences complexes comme la biologie. C'est le
post hoc, ergo propter hoc des médecins auquel on
peut se laisser très facilement entraîner, surtout si
le résultat de l'expérience ou de l'observation favorise une idée préconçue.

La contre-épreuve devient donc le caractère essentiel et nécessaire de la conclusion du raisonnement
expérimental. Elle est l'expression du doute philosophique porté aussi loin que possible. C'est la contre-
épreuve qui juge si la relation de cause à effet que
l'on cherche dans les phénomènes est trouvée. Pour
cela, elle supprime la cause admise pour voir si l'effet
persiste, s'appuyant sur cet adage ancien et absolument vrai : *Sublata causa, tollitur effectus.* C'est ce
qu'on appelle encore l'*experimentum crucis.*

Il ne faut pas confondre la *contre-expérience* ou
contre-épreuve avec ce qu'on a appelé *expérience
comparative.* Celle-ci, ainsi que nous le verrons plus
tard, n'est qu'une observation comparative invoquée
dans les circonstances complexes afin de simplifier
les phénomènes et de se prémunir contre les causes
d'erreur imprévues ; la contre-épreuve, au contraire,
est un contre-jugement s'adressant directement à la
conclusion expérimentale et formant un de ses termes
nécessaires. En effet, jamais en science la preuve ne
constitue une certitude sans la contre-épreuve. L'analyse ne peut se prouver d'une manière absolue que
par la synthèse qui la démontre en en fournissant
la contre-épreuve ou la contre-expérience ; de même
une synthèse, qu'on effectuerait d'abord, devrait être
démontrée ensuite par l'analyse. Le sentiment de
cette contre-épreuve expérimentale nécessaire constitue le sentiment scientifique par excellence. Il est

familier aux physiciens et aux chimistes; mais il est
loin d'être aussi bien compris par les médecins. Le
plus souvent, quand en physiologie et en médecine on
voit deux phénomènes marcher ensemble et se suc-
céder dans un ordre constant, on se croit autorisé à
conclure que le premier est la cause du second. Ce
serait là un jugement faux dans un très grand nombre
de cas; les tableaux statistiques de présence ou d'absence ne constituent jamais des démonstrations expérimentales. Dans les sciences complexes comme la
médecine, il faut faire en même temps usage de
l'expérience comparative et de la contre-épreuve. Il y
a des médecins qui craignent et fuient la contre-
épreuve; dès qu'ils ont des observations qui marchent
dans le sens de leurs idées, ils ne veulent pas chercher des faits contradictoires, dans la crainte de voir
leurs hypothèses s'évanouir. Nous avons déjà dit que
c'est là un très mauvais esprit : quand on veut trouver la vérité, on ne peut asseoir solidement ses idées
qu'en cherchant à détruire ses propres conclusions
par des contre-expériences. Or la seule preuve qu'un
phénomène joue le rôle de cause par rapport à un
autre, c'est qu'en supprimant le premier, on fait cesser le second.

Je n'insiste pas davantage ici sur ce principe de
la méthode expérimentale, parce que plus tard j'aurai
l'occasion d'y revenir en donnant des exemples particuliers qui développeront ma pensée. Je me résumerai en disant que l'expérimentateur doit toujours pousser son investigation jusqu'à la contre-épreuve; sans
cela le raisonnement expérimental ne serait pas complet. C'est la contre-épreuve qui prouve le déterminisme nécessaire des phénomènes, et en cela elle est
seule capable de satisfaire la raison à laquelle, ainsi
que nous l'avons dit, il faut toujours faire remonter
le véritable critérium scientifique.

Le raisonnement expérimental, dont nous avons
dans ce qui précède examiné les différents termes, se

ropose le même but dans toutes les sciences. L'expérimentateur veut arriver au *déterminisme*, c'est-à-dire
qu'il cherche à rattacher, à l'aide du raisonnement et
de l'expérience, les phénomènes naturels à leur condition d'existence, ou, autrement dit, à leurs causes
prochaines. Il arrive par ce moyen à la loi qui lui
permet de se rendre maître du phénomène. Toute la
philosophie naturelle se résume en cela : *connaître la
loi des phénomènes*. Mais ce double but ne peut être
atteint dans les corps vivants que par certains principes spéciaux d'expérimentation qu'il nous reste à
indiquer dans les chapitres qui vont suivre.

Deuxième partie

DE L'EXPÉRIMENTATION
CHEZ LES ÊTRES VIVANTS

CHAPITRE PREMIER

CONSIDERATIONS EXPERIMENTALES COMMUNES AUX ETRES VIVANTS ET AUX CORPS BRUTS

La spontanéité des corps vivants ne s'oppose pas a l'emploi de l'expérimentation

La spontanéité dont jouissent les êtres doués de la vie a été l'une des principales objections que l'on ait élevées contre l'emploi de l'expérimentation dans les études biologiques. En effet, chaque être vivant nous apparaît comme pourvu d'une espèce de force intérieure qui préside à des manifestations vitales de plus en plus indépendantes des influences cosmiques générales, à mesure que l'être s'élève davantage dans l'échelle de l'organisation. Chez les animaux supérieurs et chez l'homme, par exemple, cette force vitale paraît avoir pour résultat de soustraire le corps vivant aux influences physico-chimiques générales et de le rendre ainsi très difficilement accessible à l'expérimentation.

Les corps bruts n'offrent rien de semblable, et, quelle que soit leur nature, ils sont tous dépourvus de spontanéité. Dès lors la manifestation de leurs

propriétés étant enchaînée d'une manière absolue aux
conditions physico-chimiques qui les environnent et
leur servent de milieu, il en résulte que l'expérimentateur peut facilement les atteindre et les modifier à
son gré.

D'un autre côté, tous les phénomènes d'un corps
vivant sont dans une harmonie réciproque telle, qu'il
paraît impossible de séparer une partie de l'organisme sans amener immédiatement un trouble dans
tout l'ensemble. Chez les animaux supérieurs en particulier, la sensibilité plus exquise amène des réactions
et des perturbations encore plus considérables.

Beaucoup de médecins et de physiologistes spécu-
latifs, de même que des anatomistes et des naturalistes, ont exploité ces divers arguments pour s'élever
contre l'expérimentation chez les êtres vivants. Ils
ont admis que la force vitale était en opposition avec
les forces physico-chimiques, qu'elle dominait tous
les phénomènes de la vie, les assujettissait à des lois
tout à fait spéciales, et faisait de l'organisme un tout
organisé auquel l'expérimentateur ne pouvait toucher
sans détruire le caractère de la vie même. Ils ont
même été jusqu'à dire que les corps bruts et les
corps vivants différaient radicalement à ce point de
vue, de telle sorte que l'expérimentation était applicable aux uns et ne l'était pas aux autres. Cuvier, qui
partage cette opinion, et qui pense que la physiologie
doit être une science d'observation et de déduction
anatomique, s'exprime ainsi : « Toutes les parties
d'un corps vivant sont liées; elles ne peuvent agir
qu'autant qu'elles agissent toutes ensemble : vouloir
en séparer une de la masse, c'est la reporter dans
l'ordre des substances mortes, c'est en changer entièrement l'essence. »[1]

Si les objections précédentes étaient fondées, ce

---

(1) **Cuvier**, *Lettre à J.-C. Mertrud*, p. 5, an VIII.

serait reconnaître ou bien qu'il n'y a pas de déterminisme possible dans les phénomènes de la vie, ce qui serait nier simplement la science biologique ; ou bien ce serait admettre que la force vitale doit être étudiée par des procédés particuliers, et que la science de la vie doit reposer sur d'autres principes que la science des corps inertes. Ces idées, qui ont eu cours à d'autres époques, s'évanouissent sans doute aujourd'hui de plus en plus ; mais cependant il importe d'en extirper les derniers germes, parce que ce qu'il reste encore, dans certains esprits, de ces idées dites vitalistes, constitue un véritable obstacle aux progrès de la médecine expérimentale.

Je me propose donc d'établir que la science des phénomènes de la vie ne peut pas avoir d'autres bases que la science des phénomènes des corps bruts, et qu'il n'y a sous ce rapport aucune différence entre les principes des sciences biologiques et ceux des sciences physico-chimiques. En effet, ainsi que nous l'avons dit précédemment, le but que se propose la méthode expérimentale est le même partout ; il consiste à rattacher par l'expérience les phénomènes naturels à leurs conditions d'existence ou à leurs causes prochaines. En biologie, ces conditions étant connues, le physiologiste pourra diriger la manifestation des phénomènes de la vie comme le physicien et le chimiste dirigent les phénomènes naturels dont ils ont découvert les lois ; mais pour cela l'expérimentateur n'agira pas sur la vie.

Seulement, il y a un déterminisme absolu dans toutes les sciences, parce que, chaque phénomène étant enchaîné d'une manière nécessaire à des conditions physico-chimiques, le savant peut les modifier pour maîtriser le phénomène, c'est-à-dire pour empêcher ou favoriser sa manifestation. Il n'y a aucune contestation à ce sujet pour les corps bruts. Je veux prouver qu'il en est de même pour les corps vivants, et que, pour eux aussi, le déterminisme existe.

LES MANIFESTATIONS DES PROPRIÉTÉS DES CORPS VIVANTS SONT LIÉES A L'EXISTENCE DE CERTAINS PHÉNOMÈNES PHYSICO-CHIMIQUES QUI EN RÈGLENT L'APPARITION

La manifestation des propriétés des corps bruts est liée à des conditions ambiantes de température et d'humidité, par l'intermédiaire desquelles l'expérimentateur peut gouverner directement le phénomène minéral. Les corps vivants ne paraissent pas susceptibles au premier abord d'être ainsi influencés par les conditions physico-chimiques environnantes; mais ce n'est là qu'une illusion qui tient à ce que l'animal possède et maintient en lui les conditions de chaleur et d'humidité nécessaires aux manifestations des phénomènes vitaux. De là résulte que le corps inerte subordonné à toutes les conditions cosmiques se trouve enchaîné à toutes leurs variations, tandis que le corps vivant reste au contraire indépendant et libre dans ses manifestations; ce dernier semble animé par une force intérieure qui régit tous ses actes et qui l'affranchit de l'influence des variations et des perturbations physico-chimiques ambiantes. C'est cet aspect si différent dans les manifestations des corps vivants comparées aux manifestations des corps bruts qui a porté les physiologistes dits vitalistes à admettre dans les premiers une force vitale qui serait en lutte incessante avec les forces physico-chimiques, et qui neutraliserait leur action destructrice sur l'organisme vivant. Dans cette manière de voir, les manifestations de la vie seraient déterminées par l'action spontanée de cette force vitale particulière, au lieu d'être, comme celles des corps bruts, le résultat nécessaire des conditions ou des influences physico-chimiques d'un milieu ambiant. Mais si l'on y réfléchit, on verra bientôt que cette spontanéité des corps vivants n'est qu'une simple apparence et la conséquence de certains mécanismes de milieux parfaitement déterminés ; de sorte qu'au fond il sera facile de prouver que les manifestations des corps vivants, aussi bien que celles des corps bruts, sont dominées par un déterminisme nécessaire qui les enchaîne à des conditions d'ordre purement physico-chimique.

Notons d'abord que cette sorte d'indépendance de l'être vivant dans le milieu cosmique ambiant n'apparaît que dans les organismes complexes et élevés. Dans les êtres inférieurs réduits à un organisme élémentaire, tels que les infusoires, il n'y a pas d'indépendance réelle. Ces êtres ne manifestent les propriétés vitales dont ils sont doués que sous l'influence de l'humidité, de la lumière, de la chaleur extérieure, et dès qu'une ou plusieurs de ces conditions viennent à manquer, la manifestation vitale cesse, parce que le phénomène physico-chimique qui lui est parallèle s'arrête. Dans les végétaux, les phénomènes de la vie sont également liés pour leurs manifestations aux conditions de chaleur, d'humidité et de lumière du milieu ambiant. De même encore pour les animaux à sang froid ; les phénomènes de la vie s'engourdissent ou s'activent suivant les mêmes conditions. Or ces influences, qui provoquent, accélèrent ou ralentissent les manifestations vitales chez les êtres vivants, sont exactement les mêmes que celles qui provoquent, accélèrent ou ralentissent les manifestations des phénomènes physico-chimiques dans les corps bruts. De sorte qu'au lieu de voir, à l'exemple des vitalistes, une sorte d'opposition et d'incompatiblité entre les conditions des manifestations vitales et les conditions des manifestations physico-chimiques, il faut, au contraire, constater entre ces deux ordres de phénomènes un parallélisme complet et une relation directe et nécessaire. C'est seulement chez les animaux à sang chaud qu'il paraît y avoir indépendance entre les conditions de l'organisme et celles du milieu ambiant ; chez ces animaux, en effet, la manifestation des phénomènes vitaux ne subit plus les alternatives et les variations qu'éprouvent les conditions cosmiques, et il semble qu'une force intérieure vienne lutter contre ces influences et maintenir malgré elles l'équilibre des fonctions vitales. Mais au fond il n'en est rien, et cela tient simplement à ce que, par suite d'un mécanisme protecteur plus complet que nous aurons à étudier, le milieu intérieur de l'animal à sang chaud se met plus difficilement en équilibre avec le milieu cosmique extérieur. Les influences extérieures n'amènent, conséquemment, des modifications et des perturbations dans l'intensité des fonctions de l'organisme qu'autant que le système protecteur du milieu organique devient insuffisant dans des conditions données.

LES PHÉNOMÈNES PHYSIOLOGIQUES DES ORGANISMES SUPÉRIEURS SE PASSENT DANS DES MILIEUX ORGANIQUES INTÉRIEURS PERFECTIONNÉS ET DOUÉS DE PROPRIÉTÉS PHYSICO CHIMIQUES CONSTANTES

Il est très important, pour bien comprendre l'application de l'expérimentation aux êtres vivants, d'être parfaitement fixé sur les notions que nous développons en ce moment. Quand on examine un organisme vivant supérieur, c'est-à-dire complexe, et qu'on le voit accomplir ses différentes fonctions dans le milieu cosmique général et commun à tous les phénomènes de la nature, il semble, jusqu'à un certain point, indépendant dans ce milieu. Mais cette apparence tient simplement à ce que nous nous faisons illusion sur la simplicité des phénomènes de la vie. Les phénomènes extérieurs que nous apercevons dans cet être vivant sont au fond très complexes; ils sont la résultante d'une foule de propriétés intimes d'éléments organiques dont les manifestations sont liées aux conditions physico-chimiques des milieux internes dans lesquels ils sont plongés. Nous supprimons, dans nos explications, le milieu interne, pour ne voir que le milieu extérieur qui est sous nos yeux. Mais l'explication réelle des phénomènes de la vie repose sur l'étude et sur la connaissance des particules les plus ténues et les plus déliées qui constituent les éléments organiques du corps. Cette idée, émise en biologie depuis longtemps par de grands physiologistes, paraît de plus en plus vraie à mesure que la science de l'organisation des êtres vivants fait plus de progrès. Ce qu'il faut savoir en outre, c'est que ces *particules intimes* de l'organisme ne manifestent leur activité vitale que par une relation physico-chimique nécessaire avec des *milieux intimes* que nous devons également étudier et connaître. Autrement, si nous nous bornons à l'examen des phénomènes d'ensemble visibles à l'extérieur, nous pourrons croire faussement qu'il y a dans l'être vivant une force propre qui viole les lois physico-chimiques du milieu cosmique général, de même qu'un ignorant pourrait croire que, dans une machine qui monte dans les airs ou qui court sur la terre, il y a une force spéciale qui viole les lois de la gravitation. Or l'organisme vivant n'est qu'une machine admirable, douée des propriétés les plus merveilleuses et mise en activité à l'aide des mécanismes les plus complexes et les plus délicats. Il n'y a pas des forces en opposition et en lutte les unes avec les autres; dans la nature il ne saurait y avoir qu'arrangement et dérangement, qu'harmonie et désharmonie.

Dans l'expérimentation sur les corps bruts, il n'y a à tenir compte que d'un seul milieu, c'est le milieu cosmique extérieur : tandis que chez les êtres vivants élevés, il y a au moins deux milieux à considérer : le *milieu extérieur* ou extra-organique, et le *milieu intérieur* ou intra-organique. Chaque année, je développe dans mon cours de physiologie à la Faculté des sciences ces idées nouvelles sur les milieux organiques, idées que je considère comme la base de la physiologie générale ; elles sont nécessairement aussi la base de la pathologie générale, et ces mêmes notions nous guideront dans l'application de l'expérimentation aux êtres vivants. Car, ainsi que je l'ai déjà dit ailleurs, la complexité due à l'existence d'un milieu organique intérieur est la seule raison des grandes difficultés que nous rencontrons dans la détermination expérimentale des phénomènes de la vie et dans l'application des moyens capables de les modifier. [1]

Le physicien et le chimiste qui expérimentent sur les corps inertes, n'ayant à considérer que le milieu extérieur, peuvent, à l'aide du thermomètre, du baromètre et de tous les instruments qui constatent et mesurent les propriétés de ce milieu extérieur, se placer toujours dans des conditions identiques. Pour le physiologiste, ces instruments ne suffisent plus, et d'ailleurs c'est dans le milieu intérieur qu'il devrait les faire agir. En effet, c'est le milieu intérieur des êtres vivants qui est toujours en rapport immédiat avec les manifestations vitales, normales ou pathologiques des éléments organiques. A mesure qu'on s'élève dans l'échelle des êtres vivants, l'organisation se complique, les éléments organiques deviennent plus délicats et ont besoin d'un intérieur plus perfectionné. Tous les liquides circulants, la liqueur du sang et les fluides intra-organiques constituent en réalité ce milieu intérieur.

Chez tous les êtres vivants, le milieu intérieur, qui est un véritable *produit de l'organisme*, conserve des

---

(1) Claude Bernard, *Leçons sur la physiologie et la pathologie du système nerveux*. Leçon d'ouverture, 17 déc. 1856. Paris, 1858, t. Ier. — *Cours de pathologie expérimentale* (*The medical Times*, 1860).

rapports nécessaires d'échanges et d'équilibres avec le milieu cosmique extérieur; mais à mesure que l'organisme devient plus parfait, le milieu organique se spécialise et s'isole en quelque sorte de plus en plus du milieu ambiant. Chez les végétaux et chez les animaux à sang froid, ainsi que nous l'avons dit, cet isolement est moins complet que chez les animaux à sang chaud; chez ces derniers le liquide sanguin possède une température et une constitution à peu près fixes et semblables. Mais ces conditions diverses ne sauraient établir une différence de nature entre les divers êtres vivants; elles ne constituent que des perfectionnements dans les mécanismes isolateurs et protecteurs des milieux. Les manifestations vitales des animaux ne varient que parce que les conditions physico-chimiques de leurs milieux internes varient; c'est ainsi qu'un mammifère dont le sang a été refroidi, soit par l'hibernation naturelle, soit par certaines lésions du système nerveux, se rapproche complètement, par les propriétés de ses tissus, d'un animal à sang froid proprement dit.

En résumé, on peut, d'après ce qui précède, se faire une idée de la complexité énorme des phénomènes de la vie et des difficultés presque insurmontables que leur détermination exacte présente au physiologiste, quand il est obligé de porter l'expérimentation dans ces milieux intérieurs ou organiques. Toutefois, ces obstacles ne nous épouvanteront pas si nous sommes bien convaincus que nous marchons dans la bonne voie. En effet, il y a un déterminisme absolu dans tout phénomène vital; dès lors il y a une science biologique et, par conséquent, toutes les études auxquelles nous nous livrons ne seront point inutiles. La physiologie générale est la science biologique fondamentale vers laquelle toutes les autres convergent. Son problème consiste à déterminer la condition élémentaire des phénomènes de la vie. La pathologie et la thérapetique reposent également sur cette base

commune. C'est par l'activité normale des éléments
organiques que la vie se manifeste à l'état de santé;
c'est par la manifestation anormale des mêmes éléments que se caractérisent les maladies, et enfin c'est
par l'intermédiaire du milieu organique modifié au
moyen de certaines substances toxiques ou médicamenteuses que la thérapeutique peut agir sur les
éléments organiques. Pour arriver à résoudre ces
divers problèmes, il faut en quelque sorte décomposer
successivement l'organisme, comme on démonte une
machine pour en reconnaître et en étudier tous les
rouages; ce qui veut dire, qu'avant d'arriver à l'expérimentation sur les éléments, il faut expérimenter d'abord
sur les appareils et sur les organes. Il faut donc recourir à une étude analytique successive des phénomènes
de la vie, en faisant usage de la même méthode expérimentale qui sert au physicien et au chimiste pour
analyser les phénomènes des corps bruts. Les difficultés qui résultent de la complexité des phénomènes
des corps vivants se présentent uniquement dans l'application de l'expérimentation; car au fond le but et
les principes de la méthode restent toujours exactement les mêmes.

Le but de l'expérimentation est le même dans l'étude des phénomènes des corps vivants et dans l'étude des phénomènes des corps bruts

Si le physicien et le physiologiste se distinguent en
ce que l'un s'occupe des phénomènes qui se passent
dans la matière brute, et l'autre des phénomènes qui
s'accomplissent dans la matière vivante, ils ne diffèrent cependant pas quant au but qu'ils veulent
atteindre. En effet, *l'un et l'autre se proposent pour*

but commun de remonter à la cause prochaine des phénomènes qu'ils étudient. Or ce que nous appelons la cause prochaine d'un phénomène n'est rien autre chose que la condition physique et matérielle de son existence ou de sa manifestation. Le but de la méthode expérimentale ou le terme de toute recherche scientifique est donc identique pour les corps vivants et pour les corps bruts; il consiste à trouver les relations qui rattachent un phénomène quelconque à sa cause prochaine, ou, autrement dit, à déterminer les conditions nécessaires à la manifestation de ce phénomène. En effet, quand l'expérimentateur est parvenu à connaître les conditions d'existence d'un phénomène, il en est en quelque sorte le maître; il peut prédire sa marche et sa manifestation, la favoriser ou l'empêcher à volonté. Dès lors le but de l'expérimentateur est atteint; il a, par la science, étendu sa puissance sur un phénomène naturel.

Nous définirons donc la physiologie : la science qui a pour objet d'étudier les phénomènes des êtres vivants et de *déterminer* les conditions matérielles de leur manifestation. C'est par la méthode analytique ou expérimentale seule que nous pouvons arriver à cette détermination des conditions des phénomènes, aussi bien dans les corps vivants que dans les corps bruts; car nous raisonnons de même pour expérimenter dans toutes les sciences.

Pour l'expérimentateur physiologiste, il ne saurait y avoir ni spiritualisme ni matérialisme. Ces mots appartiennent à une philosophie naturelle qui a vieilli, ils tomberont en désuétude par le progrès même de la science. Nous ne connaîtrons jamais ni l'esprit ni la matière, et, si c'était ici le lieu, je montrerais facilement que d'un côté comme de l'autre on arrive bientôt à des négations scientifiques, d'où il résulte que toutes les considérations de cette espèce sont oiseuses et inutiles. Il n'y a pour nous que des phéno-

mènes à étudier, les conditions matérielles de leurs
manifestations à connaître et les lois de ces manifestations à déterminer.

Les causes premières ne sont point du domaine
scientifique, et elles nous échapperont à jamais aussi
bien dans les sciences des corps vivants que dans les
sciences des corps bruts. La méthode expérimentale
détourne nécessairement de la recherche chimérique
du principe vital ; il n'y a pas plus de force vitale que de
force minérale, ou, si l'on veut, l'une existe tout autant
que l'autre. Le mot force que nous employons n'est
qu'une abstraction dont nous nous servons pour la
commodité du langage. Pour le mécanicien, la force
est le rapport d'un mouvement à sa cause. Pour le
physicien, le chimiste et le physiologiste, c'est au
fond de même. L'essence des choses devant nous rester toujours ignorée, nous ne pouvons connaître que
les relations de ces choses, et les phénomènes ne sont
que des résultats de ces relations. Les propriétés des
corps vivants ne se manifestent à nous que par des
rapports de réciprocité organique. Une glande salivaire, par exemple, n'existe que parce qu'elle est en
rapport avec le système digestif, et que parce que
ses éléments histologiques sont dans certains rapports entre eux et avec le sang ; supprimez toutes ces
relations en isolant par la pensée les éléments de
l'organe les uns des autres, la glande salivaire n'existe
plus.

La loi nous donne le rapport numérique de l'effet
à sa cause, et c'est là le but auquel s'arrête la science.
Lorsqu'on possède la loi d'un phénomène, on connaît
donc non seulement le déterminisme absolu des conditions de son existence, mais on a encore les rapports qui sont relatifs à toutes ces variations, de sorte
qu'on peut prédire les modifications de ce phénomène
dans toutes les circonstances données.

Comme corollaire de ce qui précède, nous ajouterons que le physiologiste ou le médecin ne doivent pas s'imaginer qu'ils ont à rechercher la cause de la vie ou l'essence des maladies. Ce serait perdre complètement son temps à poursuivre un fantôme. Il n'y a aucune réalité objective dans les mots vie, mort, santé, maladie. Ce sont des expressions littéraires dont nous nous servons parce qu'elles représentent à notre esprit l'apparence de certains phénomènes. Nous devons imiter en cela les physiciens et dire comme Newton, à propos de l'attraction : « Les corps tombent d'après un mouvement accéléré dont on connaît la loi; voilà le fait, le réel. Mais la cause première qui fait tomber ces corps est absolument inconnue. On peut dire, pour se représenter le phénomène à l'esprit, que les corps tombent comme s'il y avait une force d'attraction qui les sollicite vers le centre de la terre, *quasi esset attractio*. Mais la force d'attraction n'existe pas, ou on ne la voit pas, ce n'est qu'un mot pour abréger le discours. » De même quand un physiologiste invoque la force vitale ou la vie, il ne la voit pas, il ne fait que prononcer un mot; le phénomène vital seul existe avec ses conditions matérielles, et c'est là la seule chose qu'il puisse étudier et connaître.

En résumé, le but de la science est partout identique : connaître les conditions matérielles des phénomènes. Mais si ce but est le même dans les sciences physico-chimiques et dans les sciences biologiques, il est beaucoup plus difficile à atteindre dans les dernières, à cause de la mobilité et de la complexité des phénomènes qu'on y rencontre.

IL Y A DÉTERMINISME ABSOLU DANS LES CONDITIONS D'EXIS-
TENCE DES PHÉNOMÈNES NATURELS, AUSSI BIEN DANS LES
CORPS VIVANTS QUE DANS LES CORPS BRUTS

Il faut admettre comme un axiome expérimental
que *chez les êtres vivants aussi bien que dans les
corps bruts les conditions d'existence de tout phénomène sont déterminées d'une manière absolue.* Ce
qui veut dire en d'autres termes que la condition
d'un phénomène une fois connue et remplie, le phénomène doit se reproduire toujours et nécessairement, à la volonté de l'expérimentateur. La négation
de cette proposition ne serait rien autre chose que la
négation de la science même. En effet, la science
n'étant que le déterminé et le déterminable, on doit
forcément admettre comme un axiome que dans des
conditions identiques tout phénomène est identique,
et qu'aussitôt que les conditions ne sont plus les
mêmes, le phénomène cesse d'être identique. Ce principe est absolu, aussi bien dans les phénomènes des
corps bruts que dans ceux des êtres vivants, et l'influence de la vie, quelle que soit l'idée qu'on s'en fasse,
ne saurait rien y changer. Ainsi que nous l'avons dit,
ce qu'on appelle la force vitale est une cause première analogue à toutes les autres, en ce sens qu'elle
nous est parfaitement inconnue. Que l'on admette ou
non que cette force diffère essentiellement de celles
qui président aux manifestations des phénomènes des
corps bruts, peu importe, il faut néanmoins qu'il y
ait déterminisme dans les phénomènes vitaux qu'elle
régit ; car sans cela ce serait une force aveugle et sans
loi, ce qui est impossible. De là il résulte que les phénomènes de la vie n'ont leurs lois spéciales que parce
qu'il y a un déterminisme rigoureux dans les diverses
circonstances qui constituent leurs conditions d'exis-

tence ou qui provoquent leurs manifestations; ce qui est la même chose. Or c'est à l'aide de l'expérimentation seule, ainsi que nous l'avons souvent répété, que nous pouvons arriver, dans les phénomènes des corps vivants, comme dans ceux des corps bruts, à la connaissance des conditions qui règlent ces phénomènes et nous permettent ensuite de les maîtriser.

Tout ce qui précède pourra paraître élémentaire aux hommes qui cultivent les sciences physico-chimiques. Mais parmi les naturalistes et surtout parmi les médecins, on trouve des hommes qui, au nom de ce qu'ils appellent le vitalisme, émettent sur le sujet qui nous occupe les idées les plus erronées. Ils pensent que l'étude des phénomènes de la matière vivante ne saurait avoir aucun rapport avec l'étude des phénomènes de la matière brute. Ils considèrent la vie comme une influence mystérieuse et surnaturelle qui agit arbitrairement en s'affranchissant de tout le déterminisme, et ils taxent de matérialistes tous ceux qui font des efforts pour ramener les phénomènes vitaux à des conditions organiques et physico-chimiques déterminées. Ce sont là des idées fausses, qu'il n'est pas facile d'extirper une fois qu'elles ont pris droit de domicile dans un esprit; les progrès seuls de la science les feront disparaître. Mais les idées vitalistes, prises dans le sens que nous venons d'indiquer, ne sont rien autre qu'une sorte de surperstition médicale, une croyance au surnaturel. Or, dans la médecine, la croyance aux causes occultes, qu'on appelle vitalisme ou autrement, favorise l'ignorance et enfante une sorte de charlatanisme involontaire, c'est-à-dire la croyance à une science infuse et indéterminable. Le sentiment du déterminisme absolu des phénomènes de la vie mène au contraire à la science réelle, et nous donne une modestie qui résulte de la conscience de notre peu de connaissance et des difficultés de la science. C'est ce sentiment qui, à son tour, nous incite à travailler pour nous instruire, et c'est en définitive à lui seul que la science doit tous ses progrès.

Je serais d'accord avec les vitalistes s'ils voulaient simplement reconnaître que les êtres vivants présentent des phénomènes qui ne se retrouvent pas dans la nature brute, et qui, par conséquent, leur sont spéciaux. J'admets en effet que les manifestations vitales ne sauraient être élucidées par les seuls phénomènes physico-chimiques connus dans la matière brute. Je m'expliquerai plus loin au sujet du rôle des sciences physico-chimiques en biologie, mais je veux seulement dire ici que, si les phénomènes vitaux ont une complexité et une apparence différentes de ceux des corps bruts, ils n'offrent cette différence qu'en vertu des conditions déterminées ou déterminables qui leur sont propres. Donc, si les sciences vitales doivent différer des autres par leurs explications et par leurs lois spéciales, elles ne s'en distinguent pas par la méthode scientifique. La biologie doit prendre aux sciences physico-chimiques la méthode expérimentale, mais garder ses phénomènes spéciaux et ses lois propres.

Dans les corps vivants comme dans les corps bruts les lois sont immuables, et les phénomènes que ces lois régissent sont liés à leurs conditions d'existence par un déterminisme nécessaire et absolu. J'emploie ici le mot *déterminisme* comme plus convenable que le mot fatalisme dont on se sert quelquefois pour exprimer la même idée. Le déterminisme, dans les conditions des phénomènes de la vie, doit être un des axiomes du médecin expérimentateur. S'il est bien pénétré de la vérité de ce principe, il exclura de ses explications toute intervention du surnaturel; il aura une foi inébranlable dans l'idée que des lois fixes régissent la science biologique, et il aura en même temps un *critérium* sûr pour juger les apparences souvent variables et contradictoires des phénomènes vitaux. En effet, partant de ce principe qu'il

y a des lois immuables, l'expérimentateur sera convaincu que jamais les phénomènes ne peuvent se
contredire s'ils sont observés dans les mêmes conditions, et il saura que, s'ils montrent des variations,
cela tient nécessairement à l'intervention ou à l'inter-
férence d'autres conditions qui masquent ou modi-
fient ces phénomènes. Dès lors il y aura lieu de chercher à connaître les conditions de ces variations, car
il ne saurait y avoir d'effet sans cause. Le déterminisme devient ainsi la base de tout progrès et de
toute critique scientifique. Si, en répétant une expérience, on trouve des résultats discordants ou même
contradictoires, on ne devra jamais admettre des
exceptions ni des contradictions réelles, ce qui serait
antiscientifique ; on conclura uniquement et nécessairement à des différences de conditions dans les phénomènes, qu'on puisse ou qu'on ne puisse pas les
expliquer actuellement.

Je dis que le mot *exception* est antiscientifique ; en
effet, dès que les lois sont connues, il ne saurait y
avoir d'exception, et cette expression, comme tant
d'autres, ne sert qu'à nous permettre de parler de
choses dont nous ignorons le déterminisme. On
entend tous les jours les médecins employer les mots
le plus ordinairement, le plus souvent, généralement,
ou bien s'exprimer numériquement, en disant, par
exemple : huit fois sur dix les choses arrivent ainsi ;
j'ai entendu de vieux praticiens dire que les mots
toujours et *jamais* doivent être rayés de la médecine.
Je ne blâme pas ces restrictions ni l'emploi de ces
locutions, si on les emploie comme des approxima-
tions empiriques relatives à l'apparition de phénomènes dont nous ignorons encore plus ou moins les
conditions exactes d'existence. Mais certains médecins semblent raisonner comme si les exceptions
étaient nécessaires ; ils paraissent croire qu'il existe
une force vitale qui peut arbitrairement empêcher
que les choses se passent toujours identiquement ; de

sorte que les exceptions seraient des conséquences de l'action même de cette force vitale mystérieuse. Or il ne saurait en être ainsi; ce qu'on appelle actuellement exception est simplement un phénomène dont une ou plusieurs conditions sont inconnues, et si les conditions des phénomènes dont on parle étaient connues et déterminées, il n'y aurait plus d'exceptions, pas plus en médecine que dans toute autre science. Autrefois on pouvait dire, par exemple, que tantôt on guérissait la gale, tantôt on ne la guérissait pas; mais aujourd'hui qu'on s'adresse à la cause déterminée de cette maladie, on la guérit *toujours*. Autrefois on pouvait dire que la lésion des nerfs amenait une paralysie tantôt du sentiment, tantôt du mouvement; mais aujourd'hui on sait que la section des racines antérieures rachidiennes ne paralyse que les mouvements; c'est constamment et *toujours* que cette paralysie motrice a lieu, parce que sa condition a été exactement déterminée par l'expérimentateur.

La certitude du déterminisme des phénomènes, avons-nous dit, doit également servir de base à la critique expérimentale, soit qu'on en fasse usage pour soi-même, soit qu'on l'applique aux autres. En effet, un phénomène se manifestant toujours de même si les conditions sont semblables, le phénomène ne manque jamais si ces conditions existent, de même qu'il n'apparaît pas si les conditions manquent. Donc il peut arriver à un expérimentateur, après avoir fait une expérience dans des conditions qu'il croyait déterminées, de ne plus obtenir dans une nouvelle série de recherches le résultat qui s'était montré dans sa première observation; en répétant son expérience, après avoir pris de nouvelles précautions, il pourra se faire encore qu'au lieu de retrouver le résultat primitivement obtenu, il en rencontre un autre tout différent. Que faire dans cette situation? Faudra-t-il admettre que les faits sont indéterminables? Evidemment non, puisque cela ne se peut. Il faudra simplement admettre que les conditions de l'expérience qu'on croyait connues ne le sont pas. Il y aura à mieux étudier, à rechercher et à préciser les conditions expérimentales, car les faits ne sauraient être opposés les uns aux autres; ils ne peuvent être qu'indéterminés. Les faits ne s'excluent jamais, ils s'expliquent seulement par les différences de conditions dans lesquelles ils sont nés. De sorte qu'un expérimentateur ne peut jamais nier un fait qu'il a vu et observé par la seule raison qu'il ne le retrouve plus. Nous citerons dans la troisième partie de cette introduction des exemples dans lesquels se trouvent mis en pratique les principes de critique expérimentale que nous venons d'indiquer.

POUR ARRIVER AU DÉTERMINISME DES PHÉNOMÈNES DANS LES SCIENCES BIOLOGIQUES COMME DANS LES SCIENCES PHYSICO-CHIMIQUES, IL FAUT RAMENER LES PHÉNOMÈNES A DES CONDITIONS EXPÉRIMENTALES DÉFINIES ET AUSSI SIMPLES QUE POSSIBLE

Un phénomène naturel n'étant que l'expression de rapports ou de relations, il faut au moins deux corps pour le manifester. De sorte qu'il y aura toujours à considérer : 1° un corps qui réagit ou qui manifeste le phénomène; 2° un autre corps qui agit et joue relativement au premier le rôle d'un milieu. Il est impossible de supposer un corps absolument isolé dans la nature; il n'aurait plus de réalité, parce que, dans ce cas, aucune relation ne viendrait manifester son existence.

Dans les relations phénoménales, telles que la nature nous les offre, il règne toujours une complexité plus ou moins grande. Sous ce rapport, la complexité des phénomènes minéraux est beaucoup moins grande que celle des phénomènes vitaux : c'est pourquoi les sciences qui étudient les corps bruts sont parvenues plus vite à se constituer. Dans les corps vivants, les phénomènes sont d'une complexité énorme, et de plus la mobilité des propriétés vitales les rend beaucoup plus difficiles à saisir et à déterminer.

Les propriétés de la matière vivante ne peuvent être connues que par leur rapport avec les propriétés de la matière brute; d'où il résulte que les sciences biologiques doivent avoir pour base nécessaire les sciences physico-chimiques, auxquelles elles empruntent leurs moyens d'analyse et leurs procédés d'investigation. Telles sont les raisons nécessaires de l'évolution subordonnée et arriérée des sciences qui s'occupent des phénomènes de la vie. Mais si cette complexité des phénomènes vitaux constitue de très grands obstacles, cela ne doit cependant pas nous épouvanter; car au fond, ainsi que nous l'avons déjà dit, à moins de nier la possibilité d'une science biologique, les principes de la science sont partout identiques. Nous sommes donc assurés que nous marchons dans la bonne voie, et que nous devons parvenir avec le temps au résultat scientifique que nous poursuivons, c'est-à-dire au déterminisme des phénomènes dans les êtres vivants.

On ne peut arriver à connaître les conditions définies et élémentaires des phénomènes que par une seule voie : c'est par l'*analyse expérimentale*. Cette analyse décompose successivement tous les phénomènes complexes en des phénomènes de plus en plus simples, jusqu'à leur réduction à deux seules conditions élémentaires, si c'est possible. En effet, la science expérimentale ne considère dans un phénomène que les seules conditions définies qui sont nécessaires à sa production. Le physicien cherche à se représenter ces conditions en quelque sorte idéalement dans la mécanique et dans la physique mathématique.

Le chimiste analyse successivement la matière complexe, et en parvenant ainsi, soit aux corps simples, soit aux corps définis (principes immédiats ou espèces chimiques), il arrive aux conditions élémentaires ou irréductibles des phénomènes. De même le biologue doit analyser les organismes complexes et ramener les phénomènes de la vie à des conditions irréductibles dans l'état actuel de la science. La physiologie et la médecine expérimentale n'ont pas d'autre but.

Le physiologiste et le médecin, aussi bien que le physicien et le chimiste, quand ils se trouveront en face de questions complexes, devront donc décomposer le problème total en des problèmes partiels de plus en plus simples et de mieux en mieux définis. Ils ramèneront ainsi les phénomènes à leurs conditions matérielles les plus simples possibles, et rendront ainsi l'application de la méthode expérimentale plus facile et plus sûre. Toutes les sciences analytiques décomposent afin de pouvoir mieux expérimenter. C'est en suivant cette voie que les physiciens et les chimistes ont fini par ramener les phénomènes en apparence les plus complexes à des propriétés simples, se rattachant à des espèces minérales bien définies. En suivant la même voie analytique, le physiologiste doit arriver à ramener toutes les manifestations vitales d'un organisme complexe au jeu de certains organes, et l'action de ceux-ci à des propriétés de tissus ou d'éléments organiques bien définis. L'analyse expérimentale anatomico-physiologique, qui remonte à Galien, n'a pas d'autre raison, et c'est toujours le même problème que poursuit encore aujourd'hui l'histologie, en approchant naturellement de plus en plus du but.

Quoiqu'on puisse parvenir à décomposer les parties vivantes en éléments chimiques ou corps simples, ce ne sont pourtant pas ces corps élémentaires chimiques qui constituent les éléments du physiologiste. Sous ce rapport, le biologue ressemble plus au physi-

cien qu'au chimiste, en ce sens qu'il cherche surtout
à déterminer les propriétés des corps, en se préoccu-
pant beaucoup moins de leur composition élémentaire. Dans l'état actuel de la science, il n'y aurait
d'ailleurs aucun rapport possible à établir entre les
propriétés vitales des corps et leur constitution chimique ; car les tissus ou organes pourvus de propriétés les plus diverses se confondent parfois au point
de vue de leur composition chimique élémentaire.
La chimie est surtout très utile au physiologiste, en
lui fournissant les moyens de séparer et d'étudier les
principes immédiats, véritables produits organiques
qui jouent des rôles importants dans les phénomènes
de la vie.

Les principes immédiats organiques, quoique bien
définis dans leurs propriétés, ne sont pas encore les
éléments actifs des phénomènes physiologiques ;
comme les matières minérales, ils ne sont en quelque
sorte que les éléments passifs de l'organisme. Les
vrais éléments actifs pour le physiologiste sont ce
qu'on appelle les éléments anatomiques ou histologiques. Ceux-ci, de même que les principes immédiats
organiques, ne sont pas simples chimiquement, mais,
considérés physiologiquement, ils sont aussi réduits
que possible, en ce sens qu'ils possèdent les propriétés vitales les plus simples que nous connaissions,
propriétés vitales qui s'évanouissent quand on vient
à détruire cette partie élémentaire organisée. Du
reste, toutes les idées que nous avons sur ces éléments sont relatives à l'état actuel de nos connaissances ; car il est certain que ces éléments histologiques, à l'état de cellules ou de fibres, sont encore
complexes. C'est pourquoi divers naturalistes n'ont
pas voulu leur donner le nom d'*éléments*, et ont proposé de les appeler *organismes élémentaires*. Cette
dénomination serait en effet plus convenable : on
peut parfaitement se représenter un organisme
complexe comme constitué par une foule d'orga-

nismes élémentaires distincts, qui s'unissent, se soudent et se groupent de diverses manières pour donner naissance d'abord aux différents tissus du corps, puis aux divers organes; les appareils anatomiques ne sont eux-mêmes que des assemblages d'organes qui offrent dans les êtres vivants des combinaisons variées à l'infini. Quand on en vient à analyser les manifestations complexes d'un organisme, on doit donc décomposer ces phénomènes complexes et les ramener à un certain nombre de propriétés simples appartenant à des organismes élémentaires, et ensuite, par la pensée, reconstituer synthétiquement l'organisme total par les réunions et l'agencement de ces organismes élémentaires considérés d'abord isolément, puis dans leurs rapports réciproques.

Quand le physicien, le chimiste ou le physiologiste sont arrivés, par une analyse expérimentale successive, à déterminer l'élément irréductible des phénomènes dans l'état actuel de leur science, le problème scientifique s'est simplifié, mais sa nature n'a pas changé pour cela, et le savant n'en est pas plus près d'une connaissance absolue de l'essence des choses. Toutefois il a gagné ce qu'il lui importe véritablement d'obtenir, à savoir : la connaissance des conditions d'existence des phénomènes, et la détermination du rapport défini qui existe entre le corps qui manifeste ses propriétés et la cause prochaine de cette manifestation. L'objet de l'analyse dans les sciences biologiques, comme dans les sciences physico-chimiques, est en effet de déterminer et d'isoler autant que possible les conditions de manifestation de chaque phénomène. Nous ne pouvons avoir d'action sur les phénomènes de la nature qu'en reproduisant leurs conditions naturelles d'existence, et nous agissons d'autant plus facilement sur ces conditions qu'elles ont été préalablement mieux analysées et ramenées à un plus grand état de simplicité. La science réelle n'existe donc qu'au moment où le phénomène est exactement défini dans sa nature et rigoureusement déterminé dans le rapport de ses conditions matérielles, c'est-à-dire quand sa loi est connue. Avant cela, il n'y a que du tâtonnement et de l'*empirisme*.

DANS LES CORPS VIVANTS, DE MÊME QUE DANS LES CORPS BRUTS, LES PHÉNOMÈNES ONT TOUJOURS UNE DOUBLE CONDITION D'EXISTENCE.

L'examen le plus superficiel de ce qui se passe autour de nous nous montre que tous les phénomènes naturels résultent de la réaction des corps les uns sur les autres. Il y a toujours à considérer le *corps* dans lequel se passe le phénomène, et les circonstances extérieures ou le *milieu* qui *détermine* ou sollicite le corps à manifester ses propriétés. La réunion de ces conditions est indispensable pour la manifestation du phénomène. Si l'on supprime le milieu, le phénomène disparaît, de même que si le corps avait été enlevé. Les phénomènes de la vie, aussi bien que les phénomènes des corps bruts, nous présentent cette double condition d'existence. Nous avons d'une part l'*organisme* dans lequel s'accomplissent les phénomènes vitaux, et d'autre part le *milieu cosmique* dans lequel les corps vivants, comme les corps bruts, trouvent les conditions indispensables pour la manifestation de leurs phénomènes. Les conditions de la vie ne sont ni dans l'organisme ni dans le milieu extérieur, mais dans les deux à la fois. En effet, si l'on supprime ou si l'on altère l'organisme, la vie cesse, quoique le milieu reste intact; si, d'un autre côté on enlève ou si l'on vicie le milieu, la vie disparaît également, quoique l'organisme n'ait point été détruit.

Les phénomènes nous apparaissent ainsi comme de simples effets de contact ou de relation d'un corps avec son *milieu*. En effet, si par la pensée nous isolons un corps d'une manière absolue, nous l'anéan-tissons par cela même; et si nous multiplions au contraire ses rapports avec le milieu extérieur, nous multiplions ses propriétés.

Les phénomènes sont donc des relations de corps déterminées; nous concevons toujours ces relations comme résultant de *forces* extérieures à la matière, parce que nous ne pouvons pas les localiser dans un seul corps d'une manière absolue. Pour le physicien, l'attraction universelle n'est qu'une idée abstraite; la manifestation de cette force exige la présence de deux corps; s'il n'y a qu'un corps, nous ne concevons plus l'attraction. L'électricité est, par exemple, le résultat de l'action du cuivre et du zinc dans cer-taines conditions chimiques; mais si l'on supprime la relation de ces corps, l'électricité étant une abstrac-tion, et n'existant pas par elle-même, cesse de se manifester. De même la vie est le résultat du contact de l'organisme et du milieu; nous ne pouvons pas la comprendre avec l'organisme seul, pas plus qu'avec le milieu seul. C'est donc également une abstraction, c'est-à-dire une force qui nous apparaît comme étant en dehors de la matière.

Mais quelle que soit la manière dont l'esprit conçoive les forces de la nature, cela ne peut modifier en aucune façon la conduite de l'expérimentateur. Pour lui, le problème se réduit uniquement à déter-miner les circonstances matérielles dans lesquelles le phénomène apparaît. Puis, ces conditions étant connues, il peut, en les réalisant ou non, maîtriser le phénomène, c'est-à-dire le faire apparaître suivant sa volonté. C'est ainsi que le physicien et le chimiste exercent leur puissance sur les corps bruts; c'est ainsi que le physiologiste pourra avoir un empire sur les phénomènes vitaux. Toutefois les corps vivants

paraissent de prime abord se soustraire à l'action
de l'expérimentateur. Nous voyons les organismes
supérieurs manifester uniformément leurs phénomènes vitaux, malgré la variabilité des circonstances
cosmiques ambiantes, et d'un autre côté nous voyons
la vie s'éteindre dans un organisme au bout d'un
certain temps, sans que nous puissions trouver dans
le milieu extérieur les raisons de cette extinction.
Mais nous avons déjà dit qu'il y a là une illusion qui
est le résultat d'une analyse incomplète et superficielle des conditions des phénomènes vitaux. La
science antique n'a pu concevoir que le milieu extérieur; mais il faut, pour fonder la science biologique
expérimentale, concevoir de plus un *milieu intérieur*.
Je crois avoir le premier exprimé clairement cette
idée et avoir insisté sur elle pour faire mieux comprendre l'application de l'expérimentation aux êtres
vivants. D'un autre côté, le milieu extérieur s'absor-
bant dans le milieu intérieur, la connaissance de ce
dernier nous apprend toutes les influences du premier. Ce n'est qu'en passant dans le milieu intérieur
que les influences du milieu extérieur peuvent nous
atteindre, d'où il résulte que la connaissance du
milieu extérieur ne nous apprend pas les actions qui
prennent naissance dans le milieu intérieur et qui lui
sont propres. Le milieu cosmique général est commun
aux corps vivants et aux corps bruts; mais le milieu
intérieur créé par l'organisme est spécial à chaque
être vivant. Or c'est là le vrai *milieu physiologique*,
c'est celui que le physiologiste et le médecin doivent
étudier et connaître, parce que c'est par son intermédiaire qu'ils pourront agir sur les éléments histologiques qui sont les seuls agents effectifs des phénomènes de la vie. Néanmoins, ces éléments, quoique
profondément situés, communiquent avec l'extérieur;
ils vivent toujours dans les conditions du milieu
extérieur, perfectionnés et régularisés par le jeu de
l'organisme. L'organisme n'est qu'une machine vivante

construite de telle façon qu'il y a, d'une part, une communication libre du milieu extérieur avec le milieu intérieur organique, et, d'autre part, qu'il y a des fonctions protectrices des éléments organiques pour mettre les matériaux de la vie en réserve et entretenir sans interruption l'humidité, la chaleur et les autres conditions indispensables à l'activité vitale. La maladie et la mort ne sont qu'une dislocation ou une perturbation de ce mécanisme qui règle l'arrivée des excitants vitaux au contact des éléments organiques. L'atmosphère extérieure viciée, les poisons liquides ou gazeux, n'amènent la mort qu'à la condition que les substances nuisibles soient portées dans le milieu intérieur, en contact avec les éléments organiques. En un mot, les phénomènes vitaux ne sont que les résultats du contact des éléments organiques du corps avec le *milieu intérieur physiologique;* c'est là le pivot de toute la médecine expérimentale. En arrivant à connaître quelles sont, dans ce milieu intérieur, les conditions normales et anormales de manifestation de l'activité vitale des éléments organiques, le physiologiste et le médecin se rendront maîtres des phénomènes de la vie; car, sauf la complexité des conditions, les phénomènes de manifestation vitale sont, comme les phénomènes physico-chimiques, l'effet d'un contact d'un corps qui agit, et du milieu dans lequel il agit.

En résumé, l'étude de la vie comprend deux choses : 1° étude des propriétés des éléments organisés ; 2° étude du milieu organique, c'est-à-dire étude des conditions que doit remplir ce milieu pour laisser manifester les activités vitales. La physiologie, la pathologie et la thérapeutique reposent sur cette double connaissance ; hors de là, il n'y a pas de science médicale ni de thérapeutique véritablement scientifique et efficace.

Dans les sciences biologiques comme dans les sciences
    physico-chimiques, le déterminisme est possible,
    parce que, dans les corps vivants comme dans les
    corps bruts, la matière ne peut avoir aucune sponta-
    néité.

Il y a lieu de distinguer dans les organismes vivants
complexes trois espèces de corps définis : 1° des
corps chimiquement simples ; 2° des principes immédiats organiques et inorganiques ; 3° des éléments
anatomiques organisés. Sur les 70 corps simples
environ que la chimie connaît aujourd'hui, 16 seulement entrent dans la composition de l'organisme le
plus complexe, qui est celui de l'homme. Mais ces
16 corps simples sont à l'état de combinaison entre
eux pour constituer les diverses substances, liquides,
solides ou gazeuses, de l'économie ; l'oxygène et l'azote
cependant sont simplement dissous dans les liquides
organiques et paraissent fonctionner dans l'être
vivant sous la forme de corps simples. Les principes
immédiats inorganiques (sels terreux, phosphates,
chlorures, sulfates, etc.) entrent comme éléments
constitutifs essentiels dans la composition des corps
vivants, mais ils sont pris au monde extérieur directement et tout formés. Les principes immédiats organiques sont également des éléments constitutifs du
corps vivant, mais ils ne sont point empruntés au
monde extérieur ; ils sont formés par l'organisme
animal ou végétal : tels sont l'amidon, le sucre, la
graisse, l'albumine, etc., etc... Ces principes immédiats extraits du corps conservent leurs propriétés,
parce qu'ils ne sont point vivants ; ce sont des produits *organiques* mais non organisés. Les éléments
anatomiques sont les seules parties organisées et
vivantes. Ces parties sont *irritables* et manifestent,
sous l'influence d'excitants divers, des propriétés qui

caractérisent exclusivement les êtres vivants. Ces parties vivent et se nourrissent, et la nutrition engendre et conserve leurs propriétés, ce qui fait qu'elles ne peuvent être séparées de l'organisme sans perdre plus ou moins rapidement leur vitalité.

Quoique bien différents les uns des autres sous le rapport de leurs fonctions dans l'organisme, ces trois ordres de corps sont tous capables de donner des réactions physico-chimiques sous l'influence des excitants extérieurs, chaleur, lumière, électricité ; mais les parties vivantes ont, en outre, la faculté d'être *irritables*, c'est-à-dire de réagir sous l'influence de certains excitants d'une façon spéciale qui caractérise les tissus vivants : telles sont la contraction musculaire, la transmission nerveuse, la sécrétion glandulaire, etc. Mais, quelles que soient les variétés que présentent ces trois ordres de phénomènes, que la nature de la réaction soit de l'ordre physico-chimique ou vital, elle n'a jamais rien de spontané : le phénomène est toujours le résultat de l'influence exercée sur le corps réagissant par un excitant physico-chimique qui lui est extérieur.

Chaque élément défini, minéral, organique ou organisé, est autonome, ce qui veut dire qu'il possède des propriétés caractéristiques et qu'il manifeste des actions indépendantes. Toutefois chacun de ces corps est inerte, c'est-à-dire qu'il n'est pas capable de se donner le mouvement par lui-même ; il lui faut toujours, pour cela, entrer en relation avec un autre corps et en recevoir l'excitation. Ainsi, dans le milieu cosmique, tout corps minéral est très stable, et il ne changera d'état qu'autant que les circonstances dans lesquelles il se trouve viendront à être modifiées assez profondément, soit naturellement, soit par suite de l'intervention expérimentale. Dans le milieu organique, les principes immédiats créés par les animaux et par les végétaux sont beaucoup plus altérables et moins stables, mais encore ils sont inertes et ne mani-

festeront leurs propriétés qu'autant qu'ils seront
influencés par des agents placés en dehors d'eux.
Enfin les éléments anatomiques eux-mêmes, qui sont
les principes les plus altérables et les plus instables,
sont encore inertes, c'est-à-dire qu'ils n'entreront
jamais en activité vitale si quelque influence étrangère ne les y sollicite. Une fibre musculaire, par
exemple, possède la propriété vitale qui lui est spéciale de se contracter, mais cette fibre vivante est
inerte en ce sens que si rien ne change dans ses
conditions environnantes ou intérieures elle n'entrera
pas en fonction et ne se contractera pas. Il faut
nécessairement, pour que cette fibre musculaire se
contracte, qu'il y ait un changement produit en elle
par son entrée en relation avec une excitation qui
lui est extérieure, et qui peut provenir soit du sang,
soit d'un nerf. On peut en dire autant de tous les
éléments histologiques, des éléments nerveux, des
éléments glandulaires, des éléments sanguins, etc. Les
divers éléments vivants jouent ainsi le rôle d'excitants les uns par rapport aux autres, et les manifestations fonctionnelles de l'organisme ne sont que
l'expression de leurs relations harmoniques et réciproques. Les éléments histologiques réagissent soit
séparément, soit les uns avec les autres, au moyen
de propriétés vitales qui sont elles-mêmes en rapports
nécessaires avec les conditions physico-chimiques
environnantes, et cette relation est tellement intime
que l'on peut dire que l'intensité des phénomènes
physico-chimiques qui se passent dans un être vivant
peut servir à mesurer l'intensité de ses phénomènes
vitaux. Il ne faut donc pas, ainsi que nous l'avons
déjà dit, établir un *antagonisme* entre les phénomènes vitaux et les phénomènes physico-chimiques,
mais, bien au contraire, constater un *parallélisme*
complet et nécessaire entre ces deux ordres de phénomènes. En résumé, la matière vivante, pas plus que
la matière brute, ne peut se donner l'activité et le

mouvement par elle-même. Tout changement dans la matière suppose l'intervention d'une relation nouvelle, c'est-à-dire d'une condition ou d'une influence extérieure. Or le rôle du savant est de chercher à *définir* et à *déterminer* pour chaque phénomène les conditions matérielles qui produisent sa manifestation. Ces conditions étant connues, l'expérimentateur devient maître du phénomène, en ce sens qu'il peut à son gré donner ou enlever le mouvement à la matière.

Ce que nous venons de dire est aussi absolu pour les phénomènes des corps vivants que pour les phénomènes des corps bruts. Seulement, quand il s'agit des organismes élevés et complexes, ce n'est point dans les rapports de l'organisme total avec le milieu cosmique général que le physiologiste et le médecin doivent étudier les excitants des phénomènes vitaux, mais bien dans les conditions organiques du milieu intérieur. En effet, considérées dans le milieu général cosmique, les fonctions du corps de l'homme et des animaux supérieurs nous paraissent libres et indépendantes des conditions physico-chimiques de ce milieu, parce que c'est dans un milieu liquide organique intérieur que se trouvent leurs véritables excitants. Ce que nous voyons extérieurement n'est que le résultat des excitations physico-chimiques du milieu intérieur; c'est là que le physiologiste doit établir le déterminisme réel des fonctions vitales.

Les machines vivantes sont donc créées et construites de telle façon qu'en se perfectionnant elles deviennent de plus en plus libres dans le milieu cosmique général. Mais il n'en existe pas moins toujours le déterminisme le plus absolu dans leur milieu interne, qui, par suite de ce même perfectionnement organique, s'est isolé de plus en plus du milieu cosmique extérieur. La machine vivante entretient son mouvement parce que le mécanisme interne de l'organisme répare, par des actions et par des forces sans cesse renaissantes, les pertes qu'entraîne l'exercice des fonctions. Les machines que l'intelligence de l'homme crée, quoique infiniment plus grossières, ne sont pas autrement construites. Une machine à vapeur possède une activité indépendante des conditions physico-chimiques extérieures, puisque par le froid, le chaud, le sec et l'humide, la machine continue à fonctionner. Mais pour le physicien qui descend dans le milieu intérieur de la machine, il trouve que cette indépendance n'est qu'apparente, et que le mouvement de chaque rouage intérieur est *déterminé* par des conditions physiques absolues et dont il connaît la loi. De même pour le physiologiste, s'il peut descendre dans le milieu intérieur de la machine vivante, il y trouve un déterminisme absolu qui doit devenir pour lui la base réelle de la science des corps vivants.

LA LIMITE DE NOS CONNAISSANCES EST LA MÊME DANS LES PHÉNOMÈNES DES CORPS VIVANTS ET DANS LES PHÉNOMÈNES DES CORPS BRUTS

La nature de notre esprit nous porte à chercher l'essence ou le *pourquoi* des choses. En cela nous visons plus loin que le but qu'il nous est donné d'atteindre ; car l'expérience nous apprend bientôt que nous ne pouvons pas aller au-delà du *comment*, c'est-à-dire au-delà de la cause prochaine ou des conditions d'existence des phénomènes. Sous ce rapport, les limites de notre connaissance sont, dans les sciences biologiques, les mêmes que dans les sciences physico-chimiques.

Lorsque, par une analyse successive, nous avons trouvé la cause prochaine d'un phénomène en déterminant les conditions et les circonstances simples dans lesquelles il se manifeste, nous avons atteint le but scientifique que nous ne pouvons dépasser. Quand nous savons que l'eau et toutes ses propriétés résultent de la combinaison de l'oxygène et de l'hydrogène, dans certaines proportions, nous savons tout ce que nous pouvons savoir à ce sujet, et cela répond au *comment* et non au *pour quoi* des choses. Nous savons comment on peut faire de l'eau; mais pourquoi la combinaison d'un volume d'oxygène et de deux volumes d'hydrogène forme-t-elle de l'eau ? Nous n'en savons rien. En médecine, il serait également absurde de s'occuper de la question du pourquoi, et cependant les médecins la posent souvent. C'est probablement pour se moquer de cette tendance, qui résulte de l'absence du sentiment de la limite de nos connaissances, que Molière a mis dans la bouche de son candidat docteur, à qui l'on demandait pourquoi l'opium fait dormir, la réponse suivante : *Quia est in eo virtus dormitiva, cujus est natura sensus assoupire.* Cette réponse paraît plaisante ou absurde; elle est cependant la seule qu'on pourrait faire. De même que si l'on voulait répondre à cette question : Pourquoi l'hydrogène, en se combinant à l'oxygène, forme-t-il de l'eau ? on serait obligé de dire : Parce qu'il y a dans l'hydrogène une propriété capable d'engendrer de l'eau. C'est donc seulement la question du pourquoi qui est absurde, puisqu'elle entraîne nécessairement une réponse naïve ou ridicule. Il vaut donc mieux reconnaître que nous ne savons pas, et que c'est là que se place la limite de notre connaissance.

Si, en physiologie, nous prouvons, par exemple, que l'oxyde de carbone tue en s'unissant plus énergiquement que l'oxygène à la matière du globule du sang, nous savons tout ce que nous pouvons savoir sur la cause de la mort. L'expérience nous apprend qu'un rouage de la vie manque; l'oxygène ne peut plus entrer dans l'organisme, parce qu'il ne peut pas déplacer l'oxyde de carbone de son union avec le globule. Mais pourquoi l'oxyde de carbone a-t-il plus d'affinité pour le globule de sang que l'oxygène ? Pourquoi l'entrée de l'oxygène dans l'organisme est-elle nécessaire à la vie ? C'est là la limite de notre connaissance dans l'état actuel de nos connaissances; et en supposant même que nous parvenions à pousser plus loin l'analyse expérimentale, nous arrivons à une cause sourde à laquelle nous serons obligés de nous arrêter, sans avoir la raison première des choses.

Nous ajouterons de plus que le déterminisme relatif d'un phénomène étant établi, notre but scientifique est atteint. L'analyse expérimentale des conditions du phénomène, poussée plus loin, nous fournit de nouvelles connaissances, mais ne nous apprend plus rien, en réalité, sur la nature du phénomène primitivement déterminé. La condition d'existence d'un phénomène ne saurait rien nous apprendre sur sa nature. Quand nous savons que le contact physique et chimique du sang avec les éléments nerveux cérébraux est nécessaire pour produire les phénomènes intellectuels, cela nous indique les conditions, mais cela ne peut rien nous apprendre sur la nature première de l'intelligence. De même, quand nous savons que le frottement et les actions chimiques produisent l'électricité, cela nous indique des conditions, mais cela ne nous apprend rien sur la nature première de l'électricité.

Il faut donc cesser, suivant moi, d'établir, entre les phénomènes des corps vivants et les phénomènes des corps bruts, une différence fondée sur ce que l'on peut connaître la nature des premiers, et que l'on doit ignorer celle des seconds. Ce qui est vrai, c'est que la nature ou l'essence même de tous les phénomènes, qu'ils soient vitaux ou minéraux, nous restera toujours inconnue. L'essence du phénomène minéral le plus simple est aussi totalement ignorée aujourd'hui du chimiste ou du physicien que l'est pour le physiologiste l'essence des phénomènes intellectuels ou d'un autre phénomène vital quelconque. Cela se conçoit d'ailleurs : la connaissance de la nature intime ou de l'absolu, dans le phénomène le plus simple, exigerait la connaissance de tout l'univers; car il est évident qu'un phénomène de l'univers est un rayonnement quelconque de cet univers, dans l'harmonie duquel il entre pour sa part. La vérité absolue, dans les corps vivants, serait encore plus difficile à atteindre; car, outre qu'elle supposerait la connaissance de tout l'univers extérieur au corps vivant, elle exigerait aussi la connaissance complète de l'organisme, qui forme lui-même, ainsi qu'on l'a dit depuis longtemps, un petit monde (microcosme) dans le grand univers (macrocosme). La connaissance absolue ne saurait donc rien laisser en dehors d'elle, et ce serait à la condition de tout savoir qu'il pourrait être donné à l'homme de l'atteindre. L'homme se conduit comme s'il devait parvenir à cette connaissance absolue, et le *pourquoi* incessant qu'il adresse à la nature en est la preuve. C'est en effet cet espoir constamment déçu, constamment renaissant, qui soutient et soutiendra toujours les générations successives dans leur ardeur passionnée à rechercher la vérité.

Notre sentiment nous porte à croire, dès l'abord, que la vérité absolue doit être de notre domaine; mais l'étude nous enlève peu à peu de ces prétentions chimériques. La science a précisément le privilège de nous apprendre ce que nous ignorons, en substituant la raison et l'expérience au sentiment, et en nous montrant clairement la limite de notre connaissance actuelle. Mais, par une merveilleuse compensation, à mesure que la science rabaisse ainsi notre orgueil, elle augmente notre puissance. Le savant, qui a poussé l'analyse expérimentale jusqu'au déterminisme relatif d'un phénomène, voit sans doute clairement qu'il ignore ce phénomène dans sa cause première, mais il en est devenu le maître; l'instrument qui agit lui est inconnu, mais il peut s'en servir. Cela est vrai dans toutes les sciences expérimentales, où nous ne pouvons atteindre que des vérités relatives ou partielles,

et connaître les phénomènes seulement dans leurs
conditions d'existence. Mais cette connaissance nous
suffit pour étendre notre puissance sur la nature.
Nous pouvons produire ou empêcher l'apparition des
phénomènes, quoique nous en ignorions l'essence,
par cela seul que nous pouvons régler leurs conditions physico-chimiques. Nous ignorons l'essence du
feu, de l'électricité, de la lumière, et cependant
nous en réglons les phénomènes à notre profit. Nous
ignorons complètement l'essence même de la vie,
mais nous n'en réglerons pas moins les phénomènes
vitaux dès que nous connaîtrons suffisamment leurs
conditions d'existence. Seulement, dans les corps
vivants, ces conditions sont beaucoup plus complexes
et plus délicates à saisir que dans les corps bruts ;
c'est là toute la différence.

En résumé, si notre sentiment pose toujours la
question du *pourquoi,* notre raison nous montre que
la question du *comment* est seule à notre portée
pour le moment, c'est donc la question du *comment*
qui seule intéresse le savant et l'expérimentateur. Si
nous ne pouvons savoir *pourquoi* l'opium et ses alcaloïdes font dormir, nous pourrons connaître le mécanisme de ce sommeil et savoir *comment* l'opium ou
ses principes font dormir ; car le sommeil n'a lieu
que parce que la substance active va se mettre en
contact avec certains éléments organiques qu'elle
modifie. La connaissance de ces modifications nous
donnera le moyen de produire le sommeil ou de l'empêcher, et nous pourrons agir sur le phénomène et le
régler à notre gré.

Dans les connaissances que nous pouvons acquérir
nous devons distinguer deux ordres de notions : les
unes répondant à la *cause* des phénomènes, et les
autres aux *moyens* de les produire. Nous entendons
par cause d'un phénomène la condition constante et
déterminée de son existence ; c'est ce que nous appelons le déterminisme relatif ou le comment de

choses, c'est-à-dire la cause prochaine ou déterminante. Les moyens d'obtenir les phénomènes sont les
procédés variés à l'aide desquels on peut arriver à
mettre en activité cette cause déterminante unique
qui réalise le phénomène. La cause nécessaire de la
formation de l'eau est la combinaison de deux volumes
d'hydrogène et d'un volume d'oxygène; c'est la cause
unique qui doit toujours déterminer le phénomène.
Il nous serait impossible de concevoir de l'eau sans
cette condition essentielle. Les conditions accessoires
ou les procédés pour la formation de l'eau peuvent
être très divers; seulement, tous ces procédés arrivent
au même résultat : combinaison de l'oxygène et de
l'hydrogène dans des proportions invariables. Choisis-
sons un autre exemple. Je suppose que l'on veuille
transformer de la fécule en glycose; on aura une
foule de moyens ou de procédés pour cela, mais il y
aura toujours au fond une cause identique, et un
déterminisme unique engendrera le phénomène. Cette
cause, c'est la fixation d'un équivalent d'eau de plus
sur la substance pour opérer la transformation. Seulement, on pourra réaliser cette hydratation dans une
foule de conditions et par une foule de moyens : à
l'aide de l'eau acidulée, à l'aide de la chaleur, à l'aide
de la diastase animale ou végétale; mais tous ces procédés arriveront finalement à une condition unique,
qui est l'hydratation de la fécule. Le déterminisme,
c'est-à-dire la cause d'un phénomène, est donc *unique*,
quoique les moyens pour le faire apparaître puissent
être multiples et en apparence très divers. Cette distinction est très importante à établir, surtout en médecine où il règne, à ce sujet, la plus grande confusion,
précisément parce que les médecins reconnaissent
une multitude de causes pour la même maladie. Il
suffit, pour se convaincre de ce que j'avance, d'ouvrir
le premier venu des traités de pathologie. Mais toutes
les circonstances que l'on énumère ainsi ne sont point
des causes; ce sont tout au plus des moyens ou des

procédés à l'aide desquels la maladie peut se produire. Mais la cause réelle efficiente d'une maladie doit être *constante* et *déterminée*, c'est-à-dire unique, autrement ce serait nier la science en médecine. Les causes déterminantes sont, il est vrai, beaucoup plus difficiles à reconnaître et à déterminer dans les phénomènes des êtres vivants ; mais elles existent cependant, malgré la diversité apparente des moyens employés. C'est ainsi que dans certaines actions toxiques, nous voyons des poisons divers amener une cause identique et un déterminisme unique pour la mort des éléments histologiques, soit, par exemple, la coagulation de la substance musculaire. De même, les circonstances variées qui produisent une même maladie doivent répondre toutes à une action pathogénique unique et déterminée. En un mot, le déterminisme, qui veut l'identité d'effet liée à l'identité de cause, est un axiome scientifique qui ne saurait être violé pas plus dans les sciences de la vie que dans les sciences des corps bruts.

DANS LES SCIENCES DES CORPS VIVANTS, COMME DANS CELLES DES CORPS BRUTS, L'EXPÉRIMENTATEUR NE CRÉE RIEN ; IL NE FAIT QU'OBÉIR AUX LOIS DE LA NATURE

Nous ne connaissons les phénomènes de la nature que par leur relation avec les causes qui les produisent. Or la *loi* des phénomènes n'est rien autre chose que cette relation établie numériquement, de manière à faire prévoir le rapport de la cause à l'effet dans tous les cas donnés. C'est ce rapport, établi par l'observation, qui permet à l'astronome de prédire les phénomènes célestes ; c'est encore ce même rapport, établi par l'observation et par l'expérience, qui permet au physicien, au chimiste, au physiologiste, non seulement de prédire les phénomènes de la nature, mais encore de les modifier à son gré et à coup sûr, pourvu qu'il ne sorte pas des rapports que l'expérience lui a indiqués, c'est-à-dire de la loi. Ceci veut dire, en d'autres termes, que nous ne pouvons gouverner les phénomènes de la nature qu'en nous soumettant aux lois qui les régissent.

L'observateur ne peut qu'observer les phénomènes naturels; l'expérimentateur ne peut que les modifier, il ne lui est pas donné de les créer ni de les anéantir absolument, parce qu'il ne peut pas changer les lois de la nature. Nous avons souvent répété que l'expérimentateur n'agit pas sur les phénomènes eux-mêmes, mais seulement sur les conditions physico-chimiques qui sont nécessaires à leurs manifestations. Les phénomènes ne sont que l'expression même du *rapport* de ces conditions; d'où il résulte que, les conditions étant semblables, le rapport sera constant, et le phénomène identique, et que, les conditions venant à changer, le rapport sera autre, et le phénomène différent. En un mot, pour faire apparaître un phénomène nouveau, l'expérimentateur ne fait que *réaliser* des conditions nouvelles, mais il ne *crée* rien, ni comme force ni comme matière. A la fin du siècle dernier, la science a proclamé une grande vérité, à savoir, qu'en fait de matière rien ne se perd ni rien ne se crée dans la nature; tous les corps dont les propriétés varient sans cesse sous nos yeux ne sont que des transmutations d'agrégation de matière équivalente en poids. Dans ces derniers temps, la science a proclamé une seconde vérité dont elle poursuit encore la démonstration et qui est en quelque sorte le complément de la première, à savoir, qu'en fait de *forces*, rien ne se perd ni rien ne se crée dans la nature; d'où il suit que toutes les formes des phénomènes de l'univers, variées

à l'infini, ne sont que des transformations équivalentes de forces les unes dans les autres. Je me
réserve de traiter ailleurs la question de savoir s'il y
a des différences qui séparent les forces des corps
vivants de celles des corps bruts; qu'il me suffise de
dire pour le moment que les deux vérités qui précèdent sont universelles et qu'elles embrassent les
phénomènes des corps vivants aussi bien que ceux
des corps bruts.

Tous les phénomènes, de quelque ordre qu'ils soient,
existent virtuellement dans les lois immuables de la
nature, et ils ne se manifestent que lorsque leurs
conditions d'existence sont réalisées. Les corps et les
êtres qui sont à la surface de notre terre expriment
le rapport harmonieux des conditions cosmiques de
notre planète et de notre atmosphère avec les êtres et
les phénomènes dont elles permettent l'existence.
D'autres conditions cosmiques feraient nécessairement apparaître un autre monde dans lequel se mani-
festeraient tous les phénomènes qui y rencontreraient
leurs conditions d'existence, et dans lequel disparaî-
traient tous ceux qui ne pourraient s'y développer.
Mais, quelles que soient les variétés de phénomènes
infinies que nous concevions sur la terre, en nous plaçant par la pensée dans toutes les conditions cosmiques que notre imagination peut enfanter, nous
sommes toujours obligés d'admettre que tout cela se
passera d'après les lois de la physique, de la chimie
et de la physiologie, qui existent à notre insu de toute
éternité, et que dans tout ce qui arriverait il n'y
aurait rien de créé ni en force ni en matière; qu'il
y aurait seulement production de rapports différents,
et par suite *création* d'êtres et de phénomènes nouveaux.

Quand un chimiste fait apparaître un corps nouveau dans la nature, il ne saurait se flatter d'avoir
créé les lois qui l'ont fait naître; il n'a fait que réa-

liser les conditions qu'exigeait la loi créatrice pour se manifester. Il en est de même pour les corps organisés. Un chimiste et un physiologiste ne pourraient faire apparaître des êtres vivants nouveaux dans leurs expériences qu'en obéissant à des lois de la nature, qu'ils ne sauraient en aucune façon modifier.

Il n'est pas donné à l'homme de pouvoir modifier les phénomènes cosmiques de l'univers entier ni même ceux de la terre; mais la science qu'il acquiert lui permet cependant de faire varier et de modifier les conditions des phénomènes qui sont à sa portée. L'homme a déjà gagné ainsi sur la nature minérale une puissance qui se révèle avec éclat dans les applications des sciences modernes, bien qu'elle paraisse n'être encore qu'à son aurore. La science expérimentale appliquée aux corps vivants doit avoir également pour résultat de modifier les phénomènes de la vie en agissant uniquement sur les conditions de ces phénomènes. Mais ici les difficultés se multiplient à raison de la délicatesse des conditions des phénomènes vitaux, de la complexité et de la solidarité de toutes les parties qui se groupent pour constituer un être organisé. C'est ce qui fait que probablement jamais l'homme ne pourra agir aussi facilement sur les espèces animales ou végétales que sur les espèces minérales. Sa puissance restera plus bornée dans les êtres vivants, et d'autant plus qu'ils constitueront des organismes plus élevés, c'est-à-dire plus compliqués. Néanmoins les entraves qui arrêtent la puissance du physiologiste ne résident point dans la nature même des phénomènes de la vie, mais seulement dans leur complexité. Le physiologiste commencera d'abord par atteindre les phénomènes des végétaux et ceux des animaux qui sont en relation plus facile avec le milieu cosmique extérieur. L'homme et les animaux élevés paraissent au premier abord devoir échapper à son action modificatrice, parce qu'ils semblent s'affranchir de l'influence directe de ce milieu extérieur. Mais nous savons que les phénomènes vitaux chez l'homme, ainsi que chez les animaux qui s'en rapprochent, sont liés aux conditions physico-chimiques d'un milieu organique intérieur. C'est ce milieu intérieur qu'il nous faudra d'abord chercher à connaître, parce que c'est lui qui doit devenir le champ d'action réel de la physiologie et de la médecine expérimentale.

CHAPITRE DEUXIEME

CONSIDERATIONS EXPERIMENTALES
SPECIALES AUX ETRES VIVANTS

DANS L'ORGANISME DES ÊTRES VIVANTS, IL Y A A CONSIDÉRER UN ENSEMBLE HARMONIQUE DES PHÉNOMÈNES

Jusqu'à présent nous avons développé des considérations expérimentales qui s'appliquaient aux corps vivants comme aux corps bruts; la différence pour les corps vivants résidait seulement dans une complexité beaucoup plus grande des phénomènes, ce qui rendait l'analyse expérimentale et le déterminisme des conditions incomparablement plus difficiles. Mais il existe dans les manifestations des corps vivants une solidarité de phénomènes toute spéciale sur laquelle nous devons appeler l'attention de l'expérimentateur; car, si ce point de vue physiologique était négligé dans l'étude des fonctions de la vie, on serait conduit, même en expérimentant bien, aux idées les plus fausses et aux conséquences les plus erronées.

Nous avons vu dans le chapitre précédent que le

but de la méthode expérimentale est d'atteindre au déterminisme des phénomènes, de quelque nature qu'ils soient, vitaux ou minéraux. Nous savons de plus que ce que nous appelons *déterminisme* d'un phénomène ne signifie rien autre chose que la *cause déterminante* ou la *cause prochaine* qui détermine l'apparition des phénomènes. On obtient nécessairement ainsi les *conditions d'existence* des phénomènes sur lesquels l'expérimentateur doit agir pour faire varier les phénomènes. Nous regardons donc comme équivalentes les diverses expressions qui précèdent, et le mot déterminisme les résume toutes.

Il est très vrai, comme nous l'avons dit, que la vie n'introduit absolument aucune différence dans la méthode scientifique expérimentale qui doit être appliquée à l'étude des phénomènes physiologiques, et que, sous ce rapport, les sciences physiologiques et les sciences physico-chimiques reposent exactement sur les mêmes principes d'investigation. Mais cependant il faut reconnaître que le déterminisme dans les phénomènes de la vie est non seulement un déterminisme très complexe, mais que c'est en même temps un déterminisme qui est harmonieusement hiérarchisé. De telle sorte que les phénomènes physiologiques complexes sont constitués par une série de phénomènes plus simples qui se déterminent les uns les autres en s'associant ou se combinant pour un but final commun. Or l'objet essentiel pour le physiologiste est de déterminer les conditions élémentaires des phénomènes physiologiques et de saisir leur subordination naturelle, afin d'en comprendre et d'en suivre ensuite les diverses combinaisons dans le mécanisme si varié des organismes des animaux. L'emblème antique qui représente la vie par un cercle formé par un serpent qui se mord la queue donne une image assez juste des choses. En effet, dans les organismes complexes, l'organisme de la vie forme bien un cercle fermé, mais un cercle qui a une tête et une queue, en ce sens que tous les phénomènes vitaux n'ont pas la même importance quoiqu'ils se fassent suite dans l'accomplissement du *circulus* vital. Ainsi les organes musculaires et nerveux entretiennent l'activité des organes qui préparent le sang; mais le sang à son tour nourrit les organes qui le produisent. Il y a là une solidarité organique ou sociale qui entretient une sorte de mouvement perpétuel, jusqu'à ce que le dérangement ou la cessation d'action d'un élément vital nécessaire ait rompu l'équilibre ou amené un trouble ou un arrêt dans le jeu de la machine animale. Le problème du médecin expérimentateur consiste donc à trouver le *déterminisme simple* d'un dérangement organique, c'est-à-dire à saisir le phénomène initial qui amène tous les autres à sa suite par un *déterminisme complexe*, mais aussi nécessaire dans sa condition que l'a été le déterminisme initial. Ce déterminisme initial sera comme le fil d'Ariane qui dirigera l'expérimentateur dans le labyrinthe obscur des phénomènes physiologiques et pathologiques, et qui lui permettra d'en comprendre les mécanismes variés, mais toujours reliés par des déterminismes absolus. Nous verrons, par des exemples rapportés plus loin, comment une dislocation de l'organisme ou un dérangement des plus complexes en apparence peut être ramené à un *déterminisme simple* initial qui provoque ensuite des déterminismes plus complexes. Tel est le cas de l'empoisonnement par l'oxyde de carbone (voy. III⁰ partie). J'ai consacré tout mon enseignement de cette année au Collège de France à l'étude du curare, non pour faire l'histoire de cette substance pour elle-même, mais parce que cette étude nous montre comment un déterminisme unique des plus simples, tel que la lésion d'une extrémité nerveuse motrice, retentit successivement sur tous les autres éléments vitaux pour amener des déterminismes secondaires qui vont en se compliquant de plus en plus jusqu'à la mort. J'ai voulu établir ainsi

expérimentalement l'existence de ces déterminismes
intraorganiques, sur lesquels je reviendrai plus tard,
parce que je considère leur étude comme la véritable
base de la pathologie et de la thérapeutique scientifiques.

Le physiologiste et le médecin ne doivent donc
jamais oublier que l'être vivant forme un organisme
et une individualité. Le physicien et le chimiste, ne
pouvant se placer en dehors de l'univers, étudient les
corps et les phénomènes isolément pour eux-mêmes,
sans être obligés de les rapporter nécessairement à
l'ensemble de la nature. Mais le physiologiste, se
trouvant au contraire placé en dehors de l'organisme
animal dont il voit l'ensemble, doit tenir compte de
l'harmonie de cet ensemble, en même temps qu'il
cherche à pénétrer dans son intérieur pour comprendre le mécanisme de chacune de ses parties. De
là il résulte que le physicien et le chimiste peuvent
repousser toute idée de causes finales dans les faits
qu'ils observent; tandis que le physiologiste est porté
à admettre une finalité harmonique et préétablie dans
le corps organisé dont toutes les actions partielles
sont solidaires et génératrices les unes des autres. Il
faut donc bien savoir que, si l'on décompose l'organisme vivant en isolant ses diverses parties, ce n'est
que pour la facilité de l'analyse expérimentale, et
non point pour les concevoir séparément. En effet,
quand on veut donner à une propriété physiologique
sa valeur et sa véritable signification, il faut toujours
la rapporter à l'ensemble et ne tirer de conclusion
définitive que relativement à ses effets dans cet
ensemble. C'est sans doute pour avoir senti cette
solidarité nécessaire de toutes les parties d'un organisme que Cuvier a dit que l'expérimentation n'était
pas applicable aux êtres vivants, parce qu'elle sépa-
rait des parties organisées qui devaient rester réunies. C'est dans le même sens que d'autres physiologistes ou médecins dits vitalistes ont proscrit ou

proscrivent encore l'expérimentation en médecine. Ces vues, qui ont un côté juste, sont néanmoins restées fausses dans leurs conclusions générales, et elles ont nui considérablement à l'avancement de la science. Il est juste de dire, sans doute, que les parties constituantes de l'organisme sont inséparables physiologiquement les unes des autres, et que toutes concourent à un résultat vital commun; mais on ne saurait conclure de là qu'il ne faut pas analyser la machine vivante comme on analyse une machine brute dont toutes les parties ont également un rôle à remplir dans un ensemble. Nous devons, autant que nous le pouvons, à l'aide des analyses expérimentales, transporter les actes physiologiques en dehors de l'organisme; cet isolement nous permet de voir et de mieux saisir les conditions intimes des phénomènes, afin de les poursuivre ensuite dans l'organisme pour interpréter leur rôle vital. C'est ainsi que nous instituons les digestions et les fécondations artificielles pour mieux connaître les digestions et les fécondations naturelles. Nous pouvons encore, à raison des autonomies organiques, séparer les tissus vivants et les placer, au moyen de la circulation artificielle ou autrement, dans des conditions où nous pouvons mieux étudier leurs propriétés. On isole parfois un organe en détruisant par des anesthésiques les réactions du consensus général; on arrive au même résultat en divisant les nerfs qui se rendent à une partie tout en conservant les vaisseaux sanguins. A l'aide de l'expérimentation analytique, j'ai pu transformer en quelque sorte des animaux à sang chaud en animaux à sang froid, pour mieux étudier les propriétés de leurs éléments histologiques; j'ai réussi à empoisonner des glandes séparément ou à les faire fonctionner à l'aide de leurs nerfs divisés d'une manière tout à fait indépendante de l'organisme. Dans ce dernier cas, on peut avoir à volonté la glande successivement à l'état de repos absolu ou dans un état de fonction exagérée;

les deux extrêmes du phénomène étant connus, on saisit ensuite facilement tous les intermédiaires, et l'on comprend alors comment une fonction toute chimique peut être réglée par le système nerveux, de manière à fournir les liquides organiques dans des conditions toujours identiques. Nous ne nous étendrons pas davantage sur ces indications d'analyse expérimentale; nous nous résumerons en disant que proscrire l'analyse des organismes, au moyen de l'expérience, c'est arrêter la science et nier la méthode expérimentale; mais que, d'un autre côté, pratiquer l'analyse physiologique, en perdant de vue l'unité harmonique de l'organisme, c'est méconnaître la science vitale et lui enlever tout son caractère.

Il faudra donc toujours, après avoir pratiqué l'analyse des phénomènes, refaire la synthèse physiologique, afin de voir l'action réunie de toutes les parties que l'on avait isolées. A propos de ce mot *synthèse physiologique*, il importe que nous développions notre pensée. Il est admis en général que la synthèse reconstitue ce que l'analyse avait séparé, et qu'à ce titre la synthèse vérifie l'analyse dont elle n'est que la *contre-épreuve* ou le complément nécessaire. Cette définition est absolument vraie pour les analyses et les synthèses de la matière. En chimie, la synthèse donne poids pour poids le même corps composé de matières identiques, unies dans les mêmes proportions; mais quand il s'agit de faire l'analyse de la synthèse des propriétés des corps, c'est-à-dire la synthèse des phénomènes, cela devient beaucoup plus difficile. En effet, les propriétés des corps ne résultent pas seulement de la nature et des proportions de la matière, mais encore de l'arrangement de cette même matière. En outre, il arrive, comme on sait, que les propriétés qui apparaissent ou disparaissent dans la synthèse et dans l'analyse, ne peuvent pas être considérées comme une simple addition ou une pure soustraction des propriétés des corps composants. C'est ainsi, par exemple, que les propriétés de l'oxygène et de l'hydrogène ne nous rendent pas compte des propriétés de l'eau, qui résulte cependant de leur combinaison.

Je ne veux pas examiner ces questions ardues, mais cependant fondamentales, des propriétés relatives des corps composés ou composants; elles trouveront mieux leur place ailleurs. Je rappellerai seulement ici que les phénomènes ne sont que l'expression des relations des corps, d'où il résulte qu'en dissociant les parties d'un tout, on doit faire cesser des phénomènes par cela seul qu'on détruit des relations. Il en résulte encore qu'en physiologie, l'analyse qui nous apprend les propriétés des parties organisées élémentaires isolées ne nous donnerait cependant jamais qu'une synthèse idéale très incomplète; de même que la connaissance de l'homme isolé ne nous apporterait pas la connaissance de toutes les institutions qui résultent de son association et qui ne peuvent se manifester que par la vie sociale. En un mot, quand on réunit des éléments physiologiques, on voit apparaître des propriétés qui n'étaient pas appréciables dans ces éléments séparés. Il faut donc toujours procéder expérimentalement dans la synthèse vitale, parce que des phénomènes tout à fait spéciaux peuvent être le résultat de l'union ou de l'association de plus en plus complexe des éléments organisés. Tout cela prouve que ces éléments, quoique distincts et autonomes, ne jouent pas pour cela le rôle de simples associés, et que leur union exprime plus que l'addition de leurs propriétés séparées. Je suis persuadé que les obstacles qui entourent l'étude expérimentale de phénomènes psychologiques sont en grande partie dus à des difficultés de cet ordre; car, malgré leur nature merveilleuse et la délicatesse de leurs manifestations, il est impossible, selon moi, de ne pas faire rentrer les phénomènes cérébraux, comme tous les autres phénomènes des corps vivants, dans les lois d'un déterminisme scientifique.

Le physiologiste et le médecin doivent toujours considérer en même temps les organismes dans leur ensemble et dans leurs détails, sans jamais perdre de vue les conditions spéciales de tous les phénomènes particuliers dont la résultante constitue l'*individu*. Toutefois les faits particuliers ne sont jamais scientifiques : la généralisation seule peut constituer la science. Mais il y a là un double écueil à éviter ; car si l'excès des particularités est antiscientifique, l'excès des généralités crée une science idéale qui n'a plus de lien avec la réalité. Cet écueil, qui est minime pour le naturaliste contemplatif, devient très grand pour le médecin, qui doit surtout recherher les vérités objectives et pratiques. Il faut admirer sans doute ces vastes horizons entrevus par le génie de Gœthe, Oken, Carus, Geoffroy Saint-Hilaire, Darwin, dans lesquels une conception générale nous montre tous les êtres vivants comme étant l'expression de types qui se transforment sans cesse dans l'évolution des organismes et des espèces, et dans lesquels chaque être vivant disparaît individuellement comme un reflet de l'ensemble auquel il appartient. En médecine, on peut aussi s'élever aux généralités les plus abstraites, soit que, se plaçant au point de vue du naturaliste, on regarde les maladies comme des espèces morbides qu'il s'agit de définir et de classer nosologiquement, soit que, partant du point de vue physiologique, on considère que la maladie n'existe pas en ce sens qu'elle ne serait qu'un cas particuliter de l'état physiologique. Sans doute toutes ces vues sont des clartés qui nous dirigent et nous sont utiles. Mais si l'on se livrait exclusivement à cette contemplation hypothétique, on tournerait bientôt le dos à la réalité ; et ce serait, suivant moi, mal comprendre la vraie philosophie scientifique que d'établir une sorte d'opposition ou d'exclusion entre la pratique, qui exige la connaissance des particularités, et les généralisations précédentes, qui tendent à confondre tout dans tout.

En effet, le médecin n'est point le médecin des êtres vivants en général, pas même le médecin du genre humain, mais bien le médecin de l'*individu* humain, et de plus le médecin d'un individu dans certaines conditions morbides qui lui sont spéciales et qui constituent ce que l'on a appelé son idiosyncrasie. D'où il semblerait résulter que la médecine, à l'encontre des autres scienes, doit se constituer en particularisant de plus en plus. Cette opinion serait une erreur; il n'y a là que des apparences, car pour toutes les sciences, c'est la généralisation qui conduit à la loi des phénomènes et au vrai but scientifique. Seulement il faut savoir que toutes les généralisations morphologiques auxquelles nous avons fait allusion plus haut, et qui servent de point d'appui au naturaliste, sont trop superficielles et dès lors insuffisantes pour le physiologiste et pour le médecin. Le naturaliste, le physiologiste et le médecin ont en vue des problèmes tout différents, ce qui fait que leurs recherches ne marchent point parallèlement et qu'on ne peut pas, par exemple, établir une échelle physiologique exactement superposée à l'échelle zoologique. Le physiologiste et le médecin descendent dans le problème biologique beaucoup plus profondément que le zoologiste; le physiologiste considère les conditions générales d'existence des phénomènes de la vie ainsi que les diverses modifications que ces conditions peuvent subir. Mais le médecin ne se contente pas de savoir que tous les phénomènes vitaux ont des conditions identiques chez tous les êtres vivants, il faut qu'il aille encore plus loin dans l'étude des détails de ces conditions chez chaque individu considéré dans les circonstances morbides données. Ce ne sera donc qu'après être descendus aussi profondément que possible dans l'intimité des phénomènes vitaux à l'état normal et à l'état pathologique, que le physiologiste et le médecin pourront remonter à des généralités lumineuses et fécondes.

La vie a son essence primitive dans la force de développement organique, force qui constituait la nature médicatrice d'Hippocrate et l'*archeus faber* de Van Helmont. Mais, quelle que soit l'idée que l'on ait de la nature de cette force, elle se manifeste toujours concurremment et parallèlement avec des conditions physico-chimiques propres aux phénomènes vitaux. C'est donc par l'étude des particularités physico-chimiques que le médecin comprendra les individualités comme des cas spéciaux contenus dans la loi générale, et retrouvera là, comme partout, une généralisation harmonique de la variété dans l'unité. Mais le médecin traitant la variété, il doit toujours chercher à la déterminer dans ses études et la comprendre dans ses généralisations.

S'il fallait définir la vie d'un seul mot, qui, en exprimant bien ma pensée, mît en relief le seul caractère qui, suivant moi, distingue nettement la science biologique, je dirais : la vie c'est la création. En effet, l'organisme créé est une machine qui fonctionne nécessairement en vertu des propriétés physico-chimiques de ses éléments constituants. Nous distinguons aujourd'hui trois ordres de propriétés manifestées dans les phénomènes des êtres vivants : propriétés physiques, propriétés chimiques et propriétés vitales. Cette dernière dénomination de propriétés vitales n'est, elle-même, que provisoire; car nous appelons vitales les propriétés organiques que nous n'avons pas encore pu réduire à des considérations physico-chimiques; mais il n'est pas douteux qu'on y arrivera un jour. De sorte que ce qui caractérise la machine vivante, ce n'est pas la nature de ses propriétés physico-chimiques, si complexes qu'elles soient, mais bien la création de cette machine qui se développe sous nos yeux dans les conditions qui lui sont propres et d'après une idée définie qui exprime la nature de l'être vivant et l'essence même de la vie.

Quand un poulet se développe dans un œuf, ce n'est

point la formation du corps animal, en tant que groupement d'éléments chimiques, qui caractérise essentiellement la force vitale. Ce groupement ne se fait que par suite des lois qui régissent les propriétés physico-chimiques de la matière; mais ce qui est essentiellement du domaine de la vie et ce qui n'appartient ni à la chimie, ni à la physique, ni à rien autre chose, c'est l'*idée* directrice de cette évolution vitale. Dans tout germe vivant, il y a une idée créatrice qui se développe et se manifeste par l'organisation. Pendant toute sa durée, l'être vivant reste sous l'influence de cette même force vitale créatrice, et la mort arrive lorsqu'elle ne peut plus se réaliser. Ici, comme partout, tout dérive de l'idée qui elle seule crée et dirige; les moyens de manifestation physico-chimiques sont communs à tous les phénomènes de la nature et restent confondus pêle-mêle, comme les caractères de l'alphabet dans une boîte où une force va les chercher pour exprimer les pensées ou les mécanismes les plus divers. C'est toujours cette même idée vitale qui conserve l'être, en reconstituant les parties vivantes désorganisées par l'exercice ou détruites par les accidents et par les maladies; de sorte que c'est aux conditions physico-chimiques de ce développement primitif qu'il faudra toujours faire remonter les explications vitales, soit à l'état normal, soit à l'état pathologique. Nous verrons en effet que le physiologiste et le médecin ne peuvent réellement agir que par l'intermédiaire de la physico-chimie animale, c'est-à-dire par une physique et une chimie qui s'accomplissent sur le terrain vital spécial où se développent, se créent et s'entretiennent, d'après une idée définie et suivant des déterminismes rigoureux, les conditions d'existence de tous les phénomènes de l'organisme.

DE LA PRATIQUE EXPÉRIMENTALE SUR LES ÊTRES VIVANTS

La méthode expérimentale et les principes de l'expérimentation sont, ainsi que nous l'avons dit, identiques dans les phénomènes des corps bruts et dans les phénomènes des corps vivants. Mais il ne saurait en être de même de la pratique expérimentale, et il est facile de concevoir que l'organisation spéciale des corps vivants doive exiger, pour être analysée, des procédés d'une nature particulière et nous présenter des difficultés *sui generis*. Toutefois, les considérations et les préceptes spéciaux que nous allons avoir à donner pour prémunir le physiologiste contre les causes d'erreur de la pratique expérimentale ne se rapportent qu'à la délicatesse, à la mobilité et à la fugacité des propriétés vitales, ainsi qu'à la complexité des phénomènes de la vie. Il ne s'agit en effet pour le physiologiste que de décomposer la machine vivante, afin d'étudier et de mesurer, à l'aide d'instruments et de procédés empruntés à la physique et à la chimie, les divers phénomènes vitaux dont il cherche à découvrir les lois.

Les sciences possèdent chacune sinon une méthode propre, au moins des procédés spéciaux, et, de plus, elles se servent réciproquement d'instruments les unes aux autres. Les mathématiques servent d'instrument à la physique, à la chimie et à la biologie dans des limites diverses; la physique et la chimie servent d'instruments puissants à la physiologie et à la médecine. Dans ce secours mutuel que se prêtent les sciences, il faut bien distinguer le savant qui fait avancer chaque science de celui qui s'en sert. Le physicien et le chimiste ne sont pas mathématiciens parce qu'ils emploient le calcul; le physiologiste n'est pas chimiste ni physicien parce qu'il fait usage de réactifs chimiques ou d'instruments de physique, pas plus

que le chimiste et le physicien ne sont physiologistes
parce qu'ils étudient la composition ou les propriétés
de certains liquides et tissus animaux ou végétaux.
Chaque science a son problème et son point de vue
qu'on ne peut point confondre sans s'exposer à égarer
la recherche scientifique. Cette confusion s'est pourtant fréquemment présentée dans la science biologique, qui, à raison de sa complexité, a besoin du
secours de toutes les autres sciences. On a vu et l'on
voit souvent encore des chimistes et des physiciens
qui, au lieu de se borner à demander aux phénomènes
des corps vivants de leur fournir des moyens ou des
arguments propres à établir certains principes de
leur science, veulent encore absorber la physiologie et
la réduire à de simples phénomènes physico-chimiques. Ils donnent de la vie des explications ou des
systèmes qui parfois séduisent par leur trompeuse
simplicité, mais qui dans tous les cas nuisent à la
science biologique en y introduisant une fausse direction et des erreurs qu'il faut ensuite longtemps pour
dissiper. En un mot, la biologie a son problème spécial et son point de vue déterminé ; elle n'emprunte
aux autres sciences que leur secours et leurs méthodes, mais non leurs théories. Ce secours des autres
sciences est si puissant que sans lui le développement de la science des phénomènes de la vie est
impossible. La connaissance préalable des sciences
physico-chimiques n'est donc point accessoire à la
biologie comme on le dit ordinairement, mais au
contraire elle lui est essentielle et fondamentale.
C'est pourquoi je pense qu'il convient d'appeler
les sciences physico-chimiques les *sciences auxiliaires*, et non les sciences nécessaires de la physiologie. Nous verrons que l'anatomie devient aussi une
science auxiliaire de la physiologie, de même que la
physiologie elle-même, qui exige le secours de l'anatomie et de toutes les sciences physico-chimiques,
devient la science la plus immédiatement auxiliaire

de la médecine et constitue sa vraie base scientifique.

L'application des sciences physico-chimiques à la physiologie et l'emploi de leurs procédés comme instruments propres à analyser les phénomènes de la vie offrent un grand nombre de difficultés, inhérentes, ainsi que nous l'avons dit, à la mobilité et à la fugacité des phénomènes de la vie. C'est là une cause de la spontanéité et de la mobilité dont jouissent les êtres vivants, et c'est une circonstance qui rend les propriétés des corps organisés très difficiles à fixer et à étudier. Il importe de revenir ici un instant sur la nature de ces difficultés ainsi que j'ai déjà eu l'occasion de le faire souvent dans mes cours. [1]

Pour tout le monde, un corps vivant diffère essentiellement dès l'abord d'un corps brut au point de vue de l'expérimentation. D'un côté, le corps brut n'a en lui aucune spontanéité ; ses propriétés s'équilibrant avec les conditions extérieures, il tombe bientôt, comme on le dit, en indifférence physico-chimique, c'est-à-dire dans un équilibre stable avec ce qui l'entoure. Dès lors toutes les modifications de phénomènes qu'il éprouvera proviendront nécessairement de changements survenus dans les circonstances ambiantes, et l'on conçoit qu'en tenant compte exactement de ces circonstances, on soit sûr de posséder les conditions expérimentales qui sont nécessaires à la conception d'une bonne expérience. Le corps vivant, surtout chez les animaux élevés, ne tombe jamais en indifférence chimico-physique avec le milieu extérieur ; il possède un mouvement incessant, une évolution organique en apparence spontanée et constante, et, bien que cette évolution ait besoin des circonstances extérieures pour se manifester, elle en est

---

(1) Cl. Bernard, *Leçons sur les propriétés physiologiques des altérations pathologiques des liquides de l'organisme.* Paris, 1859, t. Ier. Leçon d'ouverture, 9 décembre 1867.

ependant indépendante dans sa marche et dans sa
modalité. Ce qui le prouve, c'est qu'on voit un être
vivant naître, se développer, devenir malade et mou-
ir, sans que cependant les conditions du monde exté-
ieur changent pour l'observateur.

De ce qui précède il résulte que celui qui expérimente sur les corps bruts peut, à l'aide de certains
instruments, tels que le baromètre, le thermomètre,
'hygromètre, se placer dans des conditions identiques
et obtenir par conséquent des expériences bien définies et semblables. Les physiologistes et les médecins, avec raison, ont imité les physiciens et cherché
à rendre leurs expériences plus exactes en se servant
des mêmes instruments qu'eux. Mais on voit aussi-
ôt que ces conditions extérieures, dont le changement importe tant au physicien et au chimiste, sont
d'une beaucoup plus faible valeur pour le médecin.
En effet, les modifications sont toujours sollicitées
dans les phénomènes des corps bruts par un changement cosmique extérieur, et il arrive parfois qu'une
très légère modification dans la température ambiante
ou dans la pression barométrique amène des changements importants dans les phénomènes des corps
bruts. Mais les phénomènes de la vie, chez l'homme et
chez les animaux élevés, peuvent se modifier sans qu'il
arrive aucun changement cosmique extérieur appré-
ciable, et de légères modifications thermométriques
et barométriques n'exercent souvent aucune influence
réelle sur les manifestations vitales; et, bien qu'on ne
puisse pas dire que ces influences cosmiques extérieures soient essentiellement nulles, il arrive des circonstances où il serait presque ridicule d'en tenir
compte. Tel est le cas d'un expérimentateur qui, répétant mes expériences de la piqûre du plancher du
quatrième ventricule pour produire le diabète artificiel, a cru faire preuve d'une plus grande exactitude
en notant avec soin la pression barométrique au
moment où il pratiquait l'expérience !

Cependant si, au lieu d'expérimenter sur l'homme ou sur les animaux supérieurs, nous expérimentons sur des êtres vivants inférieurs, animaux ou végétaux, nous verrons que ces indications thermométriques, barométriques et hygrométriques, qui avaient si peu d'importance pour les premiers, doivent, au contraire, être tenues en très sérieuse considération pour les seconds. En effet, si pour des infusoires nous faisons varier les conditions d'humidité, de chaleur et de pression atmosphérique, nous verrons les manifestations vitales de ces êtres se modifier ou s'anéantir, suivant les variations plus ou moins considérables que nous introduirons dans les influences cosmiques citées plus haut. Chez les végétaux et chez les animaux à sang froid, nous voyons encore les conditions de température et d'humidité du milieu cosmique jouer un très grand rôle dans les manifestations de la vie. C'est ce qu'on appelle l'influence des saisons, que tout le monde connaît. Il n'y aurait donc en définitive que les animaux à sang chaud et l'homme qui sembleraient se soustraire à ces influences cosmiques et avoir des manifestations libres et indépendantes. Nous avons déjà dit ailleurs que cette sorte d'indépendance des manifestations vitales de l'homme et des animaux supérieurs est le résultat d'une perfection plus grande de leur organisme, mais non la preuve que les manifestations de la vie chez ces êtres, physiologiquement plus parfaits, se trouvent soumises à d'autres lois ou à d'autres causes. En effet, nous savons que ce sont les éléments histologiques de nos organes qui expriment les phénomènes de la vie; or si ces éléments ne subissent pas de variations dans leurs fonctions, sous l'influence des variations de température, d'humidité et de pression de l'atmosphère extérieure, c'est qu'ils se trouvent plongés dans un milieu organique ou dans une atmosphère intérieure dont les conditions de température, d'humidité et de pression ne changent pas avec les **varia-**

ions du milieu cosmique. D'où il faut conclure qu'au
fond les manifestations vitales chez les animaux à
sang chaud et chez l'homme sont également soumises
à des conditions physico-chimiques précises et déterminées.

En récapitulant tout ce que nous avons dit précédemment, on voit qu'il y a dans tous les phénomènes
naturels des conditions de milieu qui règlent leurs
manifestations phénoménales. Les conditions de notre
milieu cosmique règlent en général les phénomènes
minéraux qui se passent à la surface de la terre ; mais
les êtres organisés renferment en eux les conditions
particulières de leurs manifestations vitales, et, à
mesure que l'organisme, c'est-à-dire la machine vivante
se perfectionne, ses éléments organisés devenant plus
délicats, elle crée les conditions spéciales d'un milieu
organique qui s'isole de plus en plus du milieu cosmique. Nous retombons ainsi dans la distinction que
j'ai établie depuis longtemps et que je crois très
féconde, à savoir qu'il y a en physiologie deux milieux
à considérer : le milieu *macrocosmique*, général, et le
milieu *microcosmique*, particulier à l'être vivant ; le
dernier se trouve plus ou moins indépendant du
premier suivant le degré de perfectionnement de l'organisme. D'ailleurs, ce que nous voyons ici pour la
machine vivante se conçoit facilement, puisqu'il en
est de même pour les machines brutes que l'homme
crée. Ainsi les modifications climatériques n'ont
aucune influence sur la marche d'une machine à
vapeur, quoique tout le monde sache que dans l'intérieur de cette machine il y a des conditions précises
de température, de pression et d'humidité qui règlent
mathématiquement tous ses mouvements. Nous pourrions donc aussi, pour les machines brutes, distinguer
un milieu macrocosmique et un milieu microcosmique. Dans tous les cas, la perfection de la machine
consistera à être de plus en plus libre et indépendante, de façon à subir de moins en moins les

influences du milieu extérieur. La machine humaine
sera d'autant plus parfaite qu'elle se défendra mieux
contre la pénétration des influences du milieu extérieur ; quand l'organisme vieillit et qu'il s'affaiblit, il
devient plus sensible aux influences extérieures du
froid, du chaud, de l'humide, ainsi qu'à toutes les
autres influences climatériques en général.

En résumé, si nous voulons atteindre les conditions
exactes des manifestations vitales chez l'homme et
chez les animaux supérieurs, ce n'est point réellement
dans le milieu cosmique extérieur qu'il faut chercher,
mais bien dans le milieu organique intérieur. C'est,
en effet, dans l'étude de ces conditions organiques
intérieures, ainsi que nous l'avons dit souvent, que se
trouve l'explication directe et vraie des phénomènes
de la vie, de la santé, de la maladie et de la mort de
l'organisme. Nous ne voyons à l'extérieur que la résultante de toutes les actions intérieures du corps, qui
nous apparaissent alors comme le résultat d'une force
vitale distincte, n'ayant que des rapports éloignés
avec les conditions physico-chimiques du milieu extérieur et se manifestant toujours comme une sorte de
personnification organique douée de tendances spécifiques. Nous avons dit ailleurs que la médecine
antique considéra l'influence du milieu cosmique, des
eaux, des airs et des lieux ; on peut, en effet, tirer de
là d'utiles indications pour l'hygiène et pour les modifications morbides. Mais ce qui distinguera la *médecine expérimentale moderne*, ce sera d'être fondée
surtout sur la connaissance du milieu intérieur dans
lequel viennent agir les influences normales et morbides ainsi que les influences médicamenteuses. Mais
comment connaître ce milieu intérieur de l'organisme
si complexe chez l'homme et chez les animaux supérieurs, si ce n'est en y descendant en quelque sorte
et en y pénétrant au moyen de l'expérimentation appliquée aux corps vivants ? Ce qui veut dire que, pour
analyser les phénomènes de la vie, il faut nécessaire-

ment pénétrer dans les organismes vivants à l'aide
les procédés de vivisection.

En résumé, c'est seulement dans les conditions phy-
ico-chimiques du milieu intérieur que nous trouve-
ons le déterminisme des phénomènes extérieurs de
a vie. La vie de l'organisme n'est qu'une résultante
e toutes les actions intimes; elle peut se montrer
lus ou moins vive et plus ou moins affaiblie et lan-
uissante, sans que rien dans le milieu extérieur
uisse nous l'expliquer, parce qu'elle est réglée par
es conditions du milieu intérieur. C'est donc dans les
ropriétés physico-chimiques du milieu intérieur que
ous devons chercher les véritables bases de la phy-
ique et de la chimie animales. Toutefois, nous ver-
ons plus loin qu'il y a à considérer, outre les condi-
ions physico-chimiques indispensables à la manifes-
ation de la vie, des conditions physiologiques évolu-
ives spéciales qui sont le *quid proprium* de la science
iologique. J'ai toujours beaucoup insisté sur cette
istinction, parce que je crois qu'elle est fondamen-
ale, et que les considérations physiologiques doivent
tre prédominantes dans un traité d'expérimentation
ppliquée à la médecine. En effet, c'est là que nous
rouverons les différences dues aux influences de
âge, du sexe, de l'espèce, de la race, de l'état d'absti-
ence ou de digestion, etc. Cela nous amènera à con-
idérer dans l'organisme des réactions réciproques et
imultanées du milieu intérieur sur les organes, et
es organes sur le milieu intérieur.

DE LA VIVISECTION

On n'a pu découvrir les lois de la matière brute qu'en pénétrant dans les corps ou dans les machines inertes; de même on ne pourra arriver à connaître les lois et les propriétés de la matière vivante qu'en disloquant les organismes vivants pour s'introduire dans leur milieu intérieur. Il faut donc nécessairement, après avoir disséqué sur le mort, disséquer sur le vif, pour mettre à découvert et voir fonctionner les parties intérieures ou cachées de l'organisme; c'est à ces sortes d'opérations qu'on donne le nom de *vivisections*, et sans ce mode d'investigation il n'y a pas de physiologie ni de médecine scientifique possibles pour apprendre comment l'homme et les animaux vivent, il est indispensable d'en voir mourir un grand nombre, parce que les mécanismes de la vie ne peuvent se dévoiler et se prouver que par la connaissance des mécanismes de la mort.

A toutes les époques on a senti cette vérité et dès les temps les plus anciens, on a pratiqué, dans la médecine, non seulement des expériences thérapeutiques, mais même des vivisections. On raconte que des rois de Perse livraient les condamnés à mort aux médecins afin qu'ils fissent sur eux des vivisections utiles à la médecine. Au dire de Galien, Attale III Philométor, qui régnait cent trente-sept ans avant Jésus-Christ, à Pergame, expérimentait les poisons et les contre-poisons sur des criminels condamnés à mort. [1] Celse rappelle et approuve les vivisections d'Hérophile et d'Erasistrate pratiquées sur des criminels, par le consentement des Ptolémées. Il n'est pas cruel, dit-il, d'imposer des supplices à quelques

---

(1) Daniel Leclerq, *Histoire de la médecine*, p. 338.

upables, supplices qui doivent profiter à des multudes d'innocents pendant le cours de tous les ècles.[1] Le grand-duc de Toscane fit remettre à Falpe, professeur d'anatomie à Pise, un criminel avec rmission qu'il le fît mourir ou qu'il le disséquât à n gré. Le condamné ayant une fièvre quarte, Falpe voulut expérimenter l'influence des effets de pium sur les paroxysmes. Il administra deux gros opium pendant l'intermission; la mort survint à la uxième expérimentation.[2] De semblables exemples sont retrouvés plusieurs fois, et l'on connaît l'hisire de l'archer de Meudon[3] qui reçut sa grâce parce 1'on pratiqua sur lui la néphrotomie avec succès. s vivisections sur les animaux remontent également ès loin. On peut considérer Galien comme le fondaur des vivisections sur les animaux. Il institua ses périences en particulier sur des singes ou sur de unes porcs, et il décrivit les instruments et les prodés employés pour l'expérimentation. Galien ne praqua guère que des expériences du genre de celles ue nous avons appelées expériences perturbatrices, qui consistent à blesser, à détruire ou à enlever ue partie afin de juger de son usage par le trouble ue sa soustraction produit. Galien a résumé les périences faites avant lui, et il a étudié par luiême les effets de la destruction de la moelle épière à des hauteurs diverses, ceux de la perforation la poitrine d'un côté ou des deux côtés à la fois; s effets de la section des nerfs qui se rendent aux uscles intercostaux et de celle du nerf récurrent. a lié les artères, institué des expériences sur le

---

(1) Celsus, *De Medicina*, in præfatione, édit. Elzévir de n der Linden, p. 6 et 7.
(2) Astruc, *De Morbis venereis*, t. II, p. 748 et 749.
(3) Rayer, *Traité des maladies des reins*, t. III, p. 213. ris 1841.

mécanisme de la déglutition.[1] Depuis Galien, il y
toujours eu, de loin en loin, au milieu des système
médicaux, des vivisecteurs éminents. C'est à ce titr
que les noms des Graaf, Harvey, Aselli, Pecque
Haller, etc., se sont transmis jusqu'à nous. De notr
temps, et surtout sous l'influence de Magendie, l
vivisection est entrée définitivement dans la physi
logie et dans la médecine comme un procédé d'étud
habituel et indispensable.

Les préjugés qui sont attachés au respect de
cadavres ont pendant très longtemps arrêté les pr
grès de l'anatomie. De même, la vivisection a rei
contré dans tous les temps des préjugés et des détra
teurs. Nous n'avons pas la prétention de détruire tou
les préjugés dans le monde; nous n'avons pas no
plus à nous occuper ici de répondre aux argumen
des détracteurs des vivisections, puisque par-là mêm
ils nient la médecine expérimentale, c'est-à-dire l
médecine scientifique. Toutefois nous examinero
quelques questions générales et nous poserons ensui
le but scientifique que se proposent les vivisections.

D'abord, a-t-on le droit de pratiquer des expérienc
et des vivisections sur l'homme ? Tous les jours l
médecin fait des expériences thérapeutiques sur s
malades, et tous les jours le chirurgien pratique d
vivisections sur ses opérés. On peut donc expérime
ter sur l'homme, mais dans quelles limites ? On a
devoir et par conséquent le droit de pratiquer su
l'homme une expérience toutes les fois qu'elle pe
lui sauver la vie, le guérir ou lui procurer un avanta
personnel. Le principe de moralité médicale et ch
rurgicale consiste donc à ne jamais pratiquer su

---

(1) Dezeimeris. *Dictionnaire historique*, t. II, p. 444.
Daremberg. *Exposition des connaissances de Galien s*
l'anatomie pathologique et la pathologie du système n
veux. Thèse, 1841, p. 13 et 80.

un homme une expérience qui ne pourrait que lui être nuisible à un degré quelconque, bien que le résultat pût intéresser beaucoup la science, c'est-à-dire la santé des autres. Mais cela n'empêche pas qu'en faisant les expériences et les opérations toujours exclusivement au point de vue de l'intérêt du malade qui les subit, elles ne tournent en même temps au profit de la science. En effet il ne saurait en être autrement; un vieux médecin qui a souvent administré les médicaments et qui a beaucoup traité de malades sera plus expérimenté, c'est-à-dire expérimentera mieux sur ses nouveaux malades, parce qu'il s'est instruit par les expériences qu'il a faites sur d'autres. Le chirurgien qui a souvent pratiqué des opérations dans des cas divers s'instruira et se perfectionnera expérimentalement. Donc, on le voit, l'instruction n'arrive jamais que par l'expérience, et cela entre tout à fait dans les définitions que nous avons données au commencement de cette introduction.

Peut-on faire des expériences ou des vivisections sur les condamnés à mort ? On a cité des exemples analogues à celui que nous avons rappelé plus haut, et dans lesquels on s'était permis des opérations dangereuses en offrant aux condamnés leur grâce en échange. Les idées de la morale moderne réprouvent ces tentatives; je partage complètement ces idées; cependant, je considère comme très utile à la science et comme parfaitement permis de faire des recherches sur les propriétés des tissus aussitôt après la décapitation chez les suppliciés. Un helminthologiste fit avaler à une femme condamnée à mort des larves de vers intestinaux, sans qu'elle le sût, afin de voir après sa mort si les vers s'étaient développés dans ses intestins.[1] D'autres ont fait des expériences ana-

---

(1) Davaine, *Traité des entozoaires*. Paris, 1860, *Synopsis*, XXVII.

logues sur des malades phtisiques devant bientôt suc-
comber; il en est qui ont fait les expériences sur
eux-mêmes. Ces sortes d'expériences étant très intéressantes pour la science, et ne pouvant être concluantes que sur l'homme, me semblent très permises
quand elles n'entraînent aucune souffrance ni aucun
inconvénient chez le sujet expérimenté. Car, il ne faut
pas s'y tromper, la morale ne défend pas de faire des
expériences sur son prochain ni sur soi-même; dans
la pratique de la vie, les hommes ne font que faire
des expériences les uns sur les autres. La morale
chrétienne ne défend qu'une seule chose, c'est de faire
du mal à son prochain. Donc, parmi les expériences
qu'on peut tenter sur l'homme, celles qui ne peuvent
que nuire sont défendues, celles qui sont innocentes
sont permises, et celles qui peuvent faire du bien sont
recommandées.

Maintenant se présente cette autre question. A-t-on
le droit de faire des expériences et des vivisections
sur les animaux? Quant à moi, je pense qu'on a ce
droit d'une manière entière et absolue. Il serait bien
étrange, en effet, qu'on reconnût que l'homme a le
droit de se servir des animaux pour tous les usages
de la vie, pour ses services domestiques, pour son
alimentation, et qu'on lui défendît de s'en servir pour
s'instruire dans une des sciences les plus utiles à
l'humanité. Il n'y a pas à hésiter; la science de la vie
ne peut se constituer que par des expériences, et l'on
ne peut sauver de la mort des êtres vivants qu'après
en avoir sacrifié d'autres. Il faut faire les expériences
sur les hommes ou sur les animaux. Or je trouve que
les médecins font déjà trop d'expériences dangereuses
sur les hommes avant de les avoir étudiées soigneusement sur les animaux. Je n'admets pas qu'il soit
moral d'essayer sur les malades dans les hôpitaux
des remèdes plus ou moins dangereux ou actifs, sans
qu'on les ait préalablement expérimentés sur des
chiens; car je prouverai plus loin que tout ce que

'on obtient chez les animaux peut parfaitement être concluant pour l'homme quand on sait bien expérimenter. Donc, s'il est immoral de faire sur un homme une expérience dès qu'elle est dangereuse pour lui, quoique le résultat puisse être utile aux autres, il est essentiellement moral de faire sur un animal des expériences, quoique douloureuses et dangereuses pour lui, dès qu'elles peuvent être utiles pour l'homme.

Après tout cela, faudra-t-il se laisser émouvoir par les cris de sensibilité qu'ont pu pousser les gens du monde, ou par les objections qu'ont pu faire les hommes étrangers aux idées scientifiques ? Tous les sentiments sont respectables, et je me garderai bien d'en jamais froisser aucun. Je les explique très bien, et c'est pour cela qu'ils ne m'arrêtent pas. Je comprends parfaitement que les médecins, qui se trouvent sous l'influence de certaines idées fausses et à qui le sens scientifique manque, ne puissent pas se rendre compte de la nécessité des expériences et des vivisections pour constituer la science biologique. Je comprends parfaitement aussi que les gens du monde, qui sont mus par des idées tout à fait différentes de celles qui animent le physiologiste, jugent tout autrement que lui les vivisections. Il ne saurait en être autrement. Nous avons dit quelque part dans cette introduction que, dans la science, c'est l'idée qui donne aux faits leur valeur et leur signification. Il en est de même dans la morale, il en est de même partout. Des faits identiques matériellement peuvent avoir une signification morale opposée, suivant les idées auxquelles ils se rattachent. Le lâche assassin, le héros et le guerrier plongent également le poignard dans le sein de leur semblable. Qu'est-ce qui les distingue, si ce n'est l'idée qui dirige le bras ? Le chirurgien, le physiologiste et Néron se livrent également à des mutilations sur des êtres vivants. Qu'est-ce qui les distingue encore, si ce n'est l'idée ? Je n'essayerai donc pas, à l'exemple de Le Gallois [1], de justifier les physiologistes du reproche de cruauté que leur adressent les gens étrangers à la science; la différence des idées explique tout. Le physiologiste n'est pas un homme du monde, c'est un savant, c'est un homme qui est saisi et absorbé par une idée scientifique qu'il poursuit : il n'entend plus les cris des animaux, il ne voit plus le sang qui coule, il ne voit que son idée et n'aperçoit que des organismes qui lui cachent des problèmes qu'il veut découvrir. De même, le chirurgien n'est pas arrêté par les cris et les sanglots les plus émouvants, parce qu'il ne voit que son idée et le but de son opération. De même encore, l'anatomiste ne sent pas qu'il est dans un charnier horrible; sous l'influence d'une idée scientifique, il poursuit avec délices un filet nerveux dans des chairs puantes et livides qui seraient pour tout autre homme un objet de dégoût et d'horreur. D'après ce qui précède, nous considérons comme oiseuses ou absurdes toutes discussions sur les vivisections. Il est impossible que des hommes qui jugent les faits avec des idées si différentes puissent jamais s'entendre; et comme il est impossible de satisfaire tout le monde le savant ne doit avoir souci que de l'opinion des savants qui le comprennent, et ne tirer de règle de conduite que de sa propre conscience.

Le principe scientifique de la vivisection est d'ailleurs facile à saisir. Il s'agit toujours, en effet, de séparer ou de modifier certaines parties de la machine vivante, afin de les étudier, et de juger ainsi de leur usage ou de leur utilité. La vivisection, considérée comme méthode analytique d'investigation sur le vivant, comprend un grand nombre de degrés successifs, car on peut avoir à agir soit sur les appareils

_____

(1) Le Gallois, *Œuvres*. Paris, 1824. Avant-propos p. XXX.

organiques, soit sur les organes, soit sur les tissus ou sur les éléments histologiques eux-mêmes. Il y a des vivisections extemporanées et d'autres vivisections dans lesquelles on produit ces mutilations dont on étudie les suites en conservant les animaux. D'autres fois la vivisection n'est qu'une autopsie faite sur le vif, ou une étude des propriétés des tissus immédiatement après la mort. Ces procédés divers d'étude analytique des mécanismes de la vie, chez l'animal vivant, sont indispensables, ainsi que nous le verrons, à la physiologie, à la pathologie et à la thérapeutique. Toutefois, il ne faudrait pas croire que la vivisection puisse constituer à elle seule toute la méthode expérimentale appliquée à l'étude des phénomènes de la vie. La vivisection n'est qu'une dissection anatomique sur le vivant; elle se combine nécessairement avec tous les autres moyens physico-chimiques d'investigation qu'il s'agit de porter dans l'organisme. Réduite à elle-même, la vivisection n'aurait qu'une portée restreinte et pourrait même, dans certains cas, nous induire en erreur sur le véritable rôle des organes. Par ces réserves je ne nie pas l'utilité ni même la nécessité absolue de la vivisection dans l'étude des phénomènes de la vie; je la déclare seulement insuffisante. En effet, nos instruments de vivisection sont tellement grossiers et nos sens si imparfaits que nous ne pouvons atteindre dans l'organisme que des parties grossières et complexes. La vivisection sous le microscope arriverait à une analyse bien plus fine, mais elle offre de très grandes difficultés et n'est applicable qu'à de très petits animaux.

Mais quand nous sommes arrivés aux limites de la vivisection, nous avons d'autres moyens de pénétrer plus loin et de nous adresser même aux parties élémentaires de l'organisme dans lesquelles siègent les propriétés élémentaires des phénomènes vitaux. Ces moyens sont les poisons que nous pouvons introduire dans la circulation et qui vont porter leur

action spécifique sur tel ou tel élément histologique.
Les empoisonnements localisés, ainsi que les ont déjà
employés Fontana et J. Muller, constituent de précieux moyens d'analyse physiologique. Les poisons
sont de véritables réactifs de la vie, des instruments
d'une délicatesse extrême qui vont disséquer les
éléments vitaux. Je crois avoir été le premier à
considérer l'étude des poisons à ce point de vue, car
je pense que l'étude attentive des modificateurs
histologiques doit former la base commune de la
physiologie générale, de la pathologie et de la thérapeutique. En effet, c'est toujours aux éléments organiques qu'il faut remonter pour trouver les explications vitales les plus simples.

En résumé, la vivisection est la dislocation de l'organisme vivant à l'aide d'instruments et de procédés
qui peuvent en isoler les différentes parties. Il est
facile de comprendre que cette dissection sur le
vivant suppose la dissection préalable sur le mort.

DE L'ANATOMIE NORMALE
DANS SES RAPPORTS AVEC LA VIVISECTION

L'anatomie est la base nécessaire de toutes les
recherches médicales théoriques et pratiques. Le
cadavre est l'organisme privé du mouvement vital, et
c'est naturellement dans l'étude des organes morts
que l'on a cherché la première explication des phénomènes de la vie, de même que c'est dans l'étude des
organes d'une machine en repos que l'on cherche
l'explication du jeu de la machine en mouvement.
L'anatomie de l'homme semblait donc devoir être la
base de la physiologie et de la médecine humaines.
Cependant les préjugés s'opposèrent à la dissection
des cadavres, et l'on disséqua, à défaut de corps

humains, des cadavres d'animaux aussi rapprochés de l'homme que possible par les organisations : c'est ainsi que toute l'anatomie et la physiologie de Galien furent faites principalement sur des singes. Galien pratiquait en même temps des dissections cadavériques et des expériences sur des animaux vivants, ce qui prouve qu'il avait parfaitement compris que la dissection cadavérique n'a d'intérêt qu'autant qu'on la met en comparaison avec la dissection sur le vivant. De cette manière, en effet, l'anatomie n'est que le premier pas de la physiologie. L'anatomie est une science stérile par elle-même ; elle n'a de raison d'être que parce qu'il y a des hommes et des animaux vivants, sains et malades, et qu'elle peut être utile à la physiologie et à la pathologie. Nous nous bornerons à examiner ici les genres de services que, dans l'état actuel de nos connaissances, l'anatomie, soit de l'homme, soit des animaux, peut rendre à la physiologie et à la médecine. Cela m'a paru d'autant plus nécessaire qu'il règne à ce sujet dans la science des idées différentes ; il est bien entendu que, pour juger ces questions, nous nous plaçons toujours à notre point de vue de la physiologie et de la médecine expérimentales, qui forment la science médicale vraiment active. Dans la biologie on peut admettre des points de vue divers qui constituent en quelque sorte autant de sous-sciences distinctives. En effet, chaque science n'est séparée d'une autre science que parce qu'elle a un point de vue particulier et un problème spécial. On peut distinguer dans la biologie normale le point de vue zoologique, le point de vue anatomique simple et comparatif, le point de vue physiologique spécial et général. La zoologie, donnant la description et la classification des espèces, n'est qu'une science d'observation qui sert de vestibule à la vraie science des animaux. Le zoologiste ne fait que cataloguer les animaux d'après les caractères extérieurs et intérieurs de forme, suivant les types et les lois que la nature lui présente dans la formation de ces types. Le but du zoologiste est la classification des êtres d'après une sorte de plan de création, et le problème se résume pour lui à trouver la place exacte que doit occuper un animal dans une classification donnée.

L'anatomie, ou science de l'organisation des animaux, a une relation plus intime et plus nécessaire avec la physiologie. Cependant le point de vue anatomique diffère du point de vue physiologique, en ce que l'anatomiste veut expliquer l'anatomie par la physiologie, tandis que le physiologiste cherche à expliquer la physiologie par l'anatomie, ce qui est bien différent. Le point de vue anatomique a dominé la science depuis son début jusqu'à nos jours, et il compte encore beaucoup de partisans. Tous les grands anatomistes qui se sont placés à ce point de vue ont cependant contribué puissamment au développement de la science physiologique, et Haller a résumé cette idée de subordination de la physiologie à l'anatomie en définissant la physiologie : *anatomia animata*. Je comprends facilement que le principe anatomique devait se présenter nécessairement le premier, mais je crois que ce principe est faux en voulant être exclusif, et qu'il est devenu aujourd'hui nuisible à la physiologie, après lui avoir rendu de très grands services, que je ne conteste pas plus que personne. En effet, l'anatomie est une science plus simple que la physiologie, et, par conséquent, elle doit lui être subordonnée au lieu de la dominer. Toute explication des phénomènes de la vie basée exclusivement sur des considérations anatomiques est nécessairement incomplète. Le grand Haller, qui a résumé cette grande période anatomique de la physiologie dans ses immenses et admirables écrits, a été conduit à fonder une physiologie réduite à la fibre irritable et à la fibre sensitive. Toute la partie humorale ou physico-chimique de la physiologie, qui ne se dissèque pas et qui constitue ce que nous appelons notre milieu intérieur, a été négligée et mise dans l'ombre. Le reproche que j'adresse ici aux anatomistes qui veulent subordonner la physiologie à leur point de vue, je l'adresserai de même aux chimistes et aux physiciens, qui ont voulu en faire autant. Ils ont le même tort de vouloir subordonner la physiologie, science plus complexe, à la chimie ou à la physique, qui sont des sciences plus simples. Ce qui n'empêche pas que beaucoup de travaux de chimie et de physique physiologiques, conçus d'après ce faux point de vue, n'aient pu rendre de grands services à la physiologie.

En un mot, je considère que la physiologie, la plus complexe de toutes les sciences, ne peut pas être expliquée complètement par l'anatomie. L'anatomie n'est qu'une science auxiliaire de la physiologie, la plus immédiatement nécessaire, j'en conviens, mais insuffisante à elle seule; à moins de vouloir supposer que l'anatomie comprend tout, et que l'oxygène, le chlorure de sodium et le fer qui se trouvent dans le corps sont des éléments anatomiques de l'organisme. Des tentatives de ce genre ont été renouvelées de nos jours par des anatomistes histologistes éminents. Je ne partage pas ces vues, parce que c'est, ce me semble, établir une confusion dans les sciences et amener l'obscurité au lieu de la clarté.

L'anatomiste, avons-nous dit plus haut, veut expliquer l'anatomie par la physiologie; c'est-à-dire qu'il prend l'anatomie pour point de départ exclusif et prétend en déduire directement toutes les fonctions, par la logique seule et sans expériences. Je me suis déjà élevé contre les prétentions de ces déductions anatomiques [1], en montrant qu'elles reposent sur une illusion dont l'anatomiste ne se rend pas compte. En

---

(1) Voy. Cl. Bernard, *Leçons de physiologie expérimentale*. Paris, 1856, t. II. Leçon d'ouverture, 2 mai 1855.

effet, il faut distinguer dans l'anatomie deux ordres de choses : 1° les dispositions mécaniques passives des divers organes et appareils qui, à ce point de vue, ne sont que de véritables instruments de mécanique animale; 2° les éléments actifs ou vitaux qui mettent en jeu ces divers appareils. L'anatomie cadavérique peut bien rendre compte des dispositions mécaniques de l'organisme animal; l'inspection du squelette montre bien un ensemble de leviers dont on comprend l'action uniquement par leur arrangement. De même pour le système de canaux ou de tubes qui conduisent les liquides; et c'est ainsi que les valvules des veines ont des usages mécaniques qui mirent Harvey sur les traces de la découverte de la circulation du sang. Les réservoirs, les vessies, les poches diverses, dans lesquels séjournent des liquides secrétés ou excrétés, présentent des dispositions mécaniques qui nous indiquent plus ou moins clairement les usages qu'ils doivent remplir, sans que nous soyons obligés de recourir à des expériences sur le vivant pour le savoir. Mais il faut remarquer que ces déductions mécaniques n'ont rien qui soit absolument spécial aux fonctions d'un être vivant; partout nous déduirons de même que des tuyaux sont destinés à conduire, que des réservoirs sont destinés à contenir, que des leviers sont destinés à mouvoir.

Mais quand nous arrivons aux éléments actifs ou vitaux qui mettent en jeu tous ces instruments passifs de l'organisation, alors l'anatomie cadavérique n'apprend rien et ne peut rien apprendre. Toutes nos connaissances à ce sujet nous arrivent nécessairement de l'expérience ou de l'observation sur le vivant; et quand alors l'anatomiste croit faire des déductions physiologiques par l'anatomie seule et sans expériences, il oublie qu'il prend son point de départ dans cette même physiologie expérimentale qu'il a l'air de dédaigner. Lorsqu'un anatomiste déduit, comme il le dit, les fonctions des organes de leur texture, il ne fait qu'appliquer des connaissances acquises sur le vivant pour interpréter ce qu'il voit sur le mort; mais l'anatomie ne lui apprend rien en réalité; elle lui fournit seulement un caractère de tissu. Ainsi, quand un anatomiste rencontre dans une partie du corps des fibres musculaires, il en conclut qu'il y a un mouvement contractile; quand il rencontre des cellules glandulaires, il en conclut qu'il y a sécrétion; quand il rencontre des fibres nerveuses, il en conclut qu'il y a sensibilité ou mouvement. Mais qu'est-ce qui lui a appris que la fibre musculaire se contracte, que la cellule glandulaire sécrète, que le nerf est sensible ou moteur, si ce n'est l'observation sur le vivant ou la vivisection ? Seulement, ayant remarqué que ces tissus contractiles, sécrétoires ou nerveux, ont des formes anatomiques déterminées, il a établi un rapport entre la forme de l'élément anatomique et ses fonctions; de telle sorte que, quand il rencontre l'une, il conclut à l'autre. Mais, je le répète, dans tout cela l'anatomie cadavérique n'apprend rien, elle n'a fait que s'appuyer sur ce que la physiologie expérimentale lui enseigne; ce qui le prouve clairement, c'est que là où la physiologie expérimentale n'a encore rien appris, l'anatomiste ne sait rien interpréter par l'anatomie seule. Ainsi, l'anatomie de la rate, des capsules surrénales et de la thyroïde est aussi bien connue que l'anatomie d'un muscle ou d'un nerf, et cependant l'anatomiste est muet sur les usages de ces parties. Mais dès que le physiologiste aura découvert quelque chose sur les fonctions de ces organes, alors l'anatomiste mettra les propriétés physiologiques constatées en rapport avec les forces anatomiques déterminées des éléments. Je dois en outre faire remarquer que, dans ces localisations, l'anatomiste ne peut jamais aller au-delà de ce que lui apprend la physiologie, sous peine de tomber dans l'erreur. Ainsi, si l'anatomiste avance, d'après ce que lui a appris la physiologie, que, quand il y a des fibres musculaires, il y a contraction et mouvement, il ne saurait en inférer que, là où il ne voit pas de fibres musculaires, il n'y a jamais contraction ni mouvement. La physiologie expérimentale a prouvé, en effet, que l'élément contractile a des formes variées, parmi lesquelles il en est que l'anatomiste n'a pas encore pu préciser.

En un mot, pour savoir quelque chose des fonctions de la vie, il faut les étudier sur le vivant. L'anatomie ne donne que des caractères pour reconnaître les tissus, mais elle n'apprend rien par elle-même sur leurs propriétés vitales. Comment, en effet, la forme d'un élément nerveux nous indiquerait-elle les propriétés nerveuses qu'il transmet ? Comment la forme d'une cellule du foie nous montrerait-elle qu'il s'y fait du sucre; comment la forme d'un élément musculaire nous ferait-elle connaître la contraction musculaire? Il n'y a là qu'une relation empirique que nous établissons par l'observation comparative faite sur le vivant et sur le mort. Je me rappelle avoir souvent entendu Blainville s'efforcer dans ses cours de distinguer ce qu'il fallait, suivant lui, appeler un *substratum* de ce qu'il fallait au contraire nommer un *organe*. Dans un organe, suivant Blainville, on devait pouvoir comprendre un rapport mécanique nécessaire entre la structure et la fonction. Ainsi, disait-il, d'après la forme des leviers osseux, on conçoit un mouvement déterminé; d'après la disposition des produits sanguins, des réservoirs de liquides, des conduits excréteurs des glandes, on comprend que des fluides soient mis en circulation ou retenus par des dispositions mécaniques que l'on explique. Mais, pour l'encéphale, ajoutait-il, il n'y a aucun rapport matériel à établir entre la structure du cerveau et la nature des phénomènes intellectuels. Donc, concluait Blainville, le cerveau n'est pas l'organe de la pensée, il en est seulement le *substratum*. On pourrait, si l'on veut, admettre la distinction de Blainville, mais

elle serait générale et non limitée au cerveau. Si, en
effet, nous comprenons qu'un muscle inséré sur deux
os puisse faire l'office mécanique d'une puissance qui
les rapproche, nous ne comprenons pas du tout comment le muscle se contracte, et nous pouvons tout
aussi bien dire que le muscle est le substratum de la
contraction. Si nous comprenons comment un liquide
sécrété s'écoule par les conduits d'une glande, nous
ne pouvons avoir aucune idée sur l'essence des phénomènes sécréteurs, et nous pouvons tout aussi bien
dire que la glande est le substratum de la sécrétion.

En résumé, le point de vue anatomique est entièrement subordonné au point de vue physiologique expérimental en tant qu'explication des phénomènes de
la vie. Mais, ainsi que nous l'avons dit plus haut, il
y a deux choses dans l'anatomie : les instruments de
l'organisme et les agents essentiels de la vie. Les
agents essentiels de la vie résident dans les propriétés
vitales de nos tissus, qui ne peuvent être déterminés
que par l'observation ou par l'expérience sur le vivant.
Ces agents sont les mêmes chez tous les animaux,
sans distinction de classe, de genre ni d'espèce. C'est
là le domaine de l'anatomie et de la physiologie
générales. Ensuite viennent des instruments de la vie
qui ne sont autre chose que des appareils mécaniques
ou des armes dont la nature a pourvu chaque organisme d'une manière définie suivant sa classe, son
genre, son espèce. On pourrait même dire que ce
sont ces appareils spéciaux qui constituent l'espèce ;
car un lapin ne diffère d'un chien que parce que l'un
a des instruments organiques qui le forcent à manger
de l'herbe, et l'autre des organes qui l'obligent à
manger de la chair. Mais quant aux phénomènes
intimes de la vie, ce sont deux animaux identiques.
Le lapin est carnivore si on lui donne de la viande
toute préparée, et j'ai prouvé depuis longtemps qu'à
jeun tous les animaux sont carnivores.

L'anatomie comparée n'est qu'une zoologie intérieure; elle a pour objet de classer des appareils ou instruments de la vie. Ces classifications anatomiques doivent corroborer et rectifier les caractères tirés des formes extérieures. C'est ainsi que la baleine, qui pourrait être placée parmi les poissons en raison de sa forme extérieure, est rangée dans les mammifères à cause de son organisation intérieure. L'anatomie comparée nous montre encore que les dispositions des instruments de la vie sont entre eux dans des rapports nécessaires et harmoniques avec l'ensemble de l'organisme. Ainsi, un animal qui a des griffes doit avoir des mâchoires, les dents et les articulations des membres disposées d'une manière déterminée. Le génie de Cuvier a développé ces vues et en a tiré une science nouvelle, la paléontologie, qui reconstruit un animal entier d'après un fragment de son squelette. L'objet de l'anatomie comparée est donc de nous montrer l'harmonie fonctionnelle des instruments dont la nature a doué un animal, et de nous apprendre la modification nécessaire de ces instruments suivant les diverses circonstances de la vie animale. Mais au fond de toutes ces modifications, l'anatomie comparée nous montre toujours un plan uniforme de création; c'est ainsi qu'une foule d'organes existent, non comme utiles à la vie (souvent même ils sont nuisibles), mais comme caractères d'espèce ou comme vestiges d'un même plan de composition organique. Le bois du cerf n'a pas d'usage utile à la vie de l'animal; l'omoplate de l'orvet et la mamelle chez les mâles sont des vestiges d'organes devenus sans fonctions. La nature, comme l'a dit Gœthe, est un grand artiste; elle ajoute, pour l'ornementation de la forme, des organes souvent inutiles pour la vie en elle-même, de même qu'un architecte fait pour l'ornementation de son monument des frises, des corniches et des tourillons qui n'ont aucun usage pour l'habitation.

L'anatomie et la physiologie comparées ont donc

pour objet de trouver les lois morphologiques des appareils ou des organes dont l'ensemble constitue les organismes. La physiologie comparée, en tant qu'elle déduit les fonctions de la comparaison des organes, serait une science insuffisante et fausse si elle repoussait l'expérimentation. Sans doute, la comparaison des formes des membres ou des appareils mécaniques de la vie de relation peut nous donner des indications sur les usages de ces parties. Mais que peut nous dire la forme du foie, du pancréas, sur les fonctions de ces organes ? L'expérience n'a-t-elle pas montré l'erreur de cette assimilation du pancréas à une glande salivaire ?[1] Que peut nous apprendre la forme du cerveau et des nerfs sur leurs fonctions ? Tout ce qu'on en sait a été appris par l'expérimentation ou l'observation sur le vivant. Que pourra-t-on dire sur le cerveau des poissons, par exemple, tant que l'expérimentation n'aura pas débrouillé la question ? En un mot, la déduction anatomique a donné ce qu'elle pouvait donner, et vouloir rester dans cette voie exclusive, c'est rester en arrière du progrès de la science, et croire qu'on peut imposer des principes scientifiques sans vérification expérimentale; c'est, en un mot, un reste de la scolastique du moyen âge. Mais, d'un autre côté, la physiologie comparée, en tant que s'appuyant sur l'expérience et en tant que cherchant chez les animaux les propriétés des tissus ou des organes, ne me paraît pas avoir une existence distincte comme science. Elle retombe nécessairement dans la physiologie spéciale ou générale, puisque son but devient le même.

On ne distingue les diverses sciences biologiques

---

(1) Claude Bernard, *Mémoire sur le pancréas (Supplément aux Comptes rendus de l'Académie des sciences,* 1856, t. Ier).

entre elles que par le but que l'on se propose ou par l'idée que l'on poursuit en les étudiant. Le zoologiste et l'anatomiste comparateur voient l'ensemble des êtres vivants, et ils cherchent à découvrir par l'étude des caractères extérieurs et intérieurs de ces êtres les lois morphologiques de leur évolution et de leur transformation. Le physiologiste se place à un tout autre point de vue : il ne s'occupe que d'une seule chose, des propriétés de la matière vivante et du mécanisme de la vie, sous quelque forme qu'elle se manifeste. Pour lui, il n'y a plus ni genre, ni espèce, ni classe. Il n'y a que des êtres vivants, et s'il en choisit un pour ses études, c'est ordinairement pour la commodité de l'expérimentation. Le physiologiste suit encore une idée différente de celle de l'anatomiste. Ce dernier, ainsi que nous l'avons vu, veut déduire la vie exclusivement de l'anatomie ; il adopte, par conséquent, un plan anatomique. Le physiologiste adopte un autre plan et suit une conception différente : au lieu de procéder de l'organe pour arriver à la fonction, il doit partir du phénomène physiologique et en rechercher l'explication dans l'organisme. Alors le physiologiste appelle à son secours, pour résoudre le problème vital, toutes les sciences : l'anatomie, la physique, la chimie, qui sont toutes des auxiliaires qui servent d'instruments indispensables à l'investigation. Il faut donc nécessairement connaître assez ces diverses sciences pour savoir toutes les ressources qu'on en peut tirer. Ajoutons, en terminant, que de tous les points de vue de la biologie, la physiologie expérimentale constitue à elle seule la science vitale active, parce qu'en déterminant les conditions d'existence des phénomènes de la vie, elle arrivera à s'en rendre maître et à les régir par la connaissance des lois qui leur sont spéciales.

DE L'ANATOMIE PATHOLOGIQUE ET DES SECTIONS CADAVÉRIQUES DANS LEURS RAPPORTS AVEC LA VIVISECTION

Ce que nous avons dit dans le paragraphe précédent de l'anatomie et de la physiologie normales peut se répéter pour l'anatomie et la physiologie considérées dans l'état pathologique. Nous trouvons également les trois points de vue qui apparaissent successivement : le point de vue taxonomique ou nosologique, le point de vue anatomique et le point de vue physiologique. Nous ne pouvons entrer ici dans l'examen détaillé de ces questions, qui ne comprendraient ni plus ni moins que l'histoire entière de la science médicale. Nous nous bornerons à indiquer notre idée en quelques mots.

En même temps qu'on a observé et décrit les maladies, on a dû chercher à les classer, comme on a cherché à classer les animaux, et exactement d'après les mêmes principes des méthodes artificielles ou naturelles. Pinel a appliqué en pathologie la classification naturelle introduite en botanique par Jussieu et en zoologie par Cuvier. Il suffira de citer la première phrase de la *Nosographie* de Pinel : « Une maladie étant donnée, trouver sa place dans un cadre nosologique. » [1] Personne, je pense, ne considérera que ce but doive être celui de la médecine entière ; ce n'est donc là qu'un point de vue partiel, le point de vue taxonomique.

Après la nosologie est venu le point de vue anatomique, c'est-à-dire qu'après avoir considéré les maladies comme des espèces morbides, on a voulu les

---

(1) Pinel, *Nosographie philosophique.* 1800.

localiser anatomiquement. On a pensé que, de même qu'il y avait une organisation normale qui devait rendre compte des phénomènes vitaux à l'état normal, il devait y avoir une organisation anormale qui rendait compte des phénomènes morbides. Bien que le point de vue anatomo-pathologique puisse déjà être reconnu dans Morgagni et Bonnet, cependant c'est dans ce siècle surtout, sous l'influence de Broussais et de Laënnec, que l'anatomie pathologique a été créée systématiquement. On a fait l'anatomie pathologique comparée des maladies, et l'on a classé les altérations des tissus. Mais on a voulu de plus mettre les altérations en rapport avec les phénomènes morbides et déduire, en quelque sorte, les secondes des premières. Là se sont présentés les mêmes problèmes que pour l'anatomie comparée normale. Quand il s'est agi d'altérations morbides apportant des modifications physiques ou mécaniques dans une fonction, comme, par exemple, une compression vasculaire, une lésion mécanique d'un membre, on a pu comprendre la relation qui rattachait le symptôme morbide à sa cause et établir ce qu'on appelle le diagnostic rationnel. Laënnec, un de mes prédécesseurs dans la chaire de médecine du Collège de France, s'est immortalisé dans cette voie par la précision qu'il a donnée au diagnostic physique des maladies du cœur et du poumon. Mais ce diagnostic n'était plus possible quand il s'est agi de maladies dont les altérations étaient imperceptibles à nos moyens d'investigation et résidaient dans les éléments organiques. Alors, ne pouvant plus établir de rapport anatomique, on disait que la maladie était essentielle, c'est-à-dire sans lésion ; ce qui est absurde, car c'est admettre un effet sans cause. On a donc compris qu'il fallait, pour trouver l'explication des maladies, porter l'investigation dans les parties les plus déliées de l'organisme où siège la vie. Cette ère nouvelle de l'anatomie microscopique pathologique a été inaugurée en Alle-

magne par Johannes Muller [1], et un professeur illustre
de Berlin, Virchow, a systématisé dans ces derniers
temps la pathologie microscopique. [2] On a donc tiré
des altérations des tissus des caractères propres à
définir les maladies, mais on s'est servi aussi de ces
altérations pour expliquer les symptômes des maladies. On a créé, à ce propos, la dénomination de
physiologie pathologique pour désigner cette sorte de
fonction pathologique en rapport avec l'anatomie
anormale. Je n'examinerai pas ici si ces expressions
d'*anatomie pathologique* et de *physiologie pathologique* sont bien choisies, je dirai seulement que cette
anatomie pathologique dont on déduit les phénomènes pathologiques est sujette aux mêmes objections d'insuffisance que j'ai faites précédemment à
l'anatomie normale. D'abord, l'anatomo-pathologiste
suppose démontré que toutes les altérations anatomiques sont toujours primitives, ce que je n'admets
pas, croyant au contraire que très souvent l'altération
pathologique est consécutive, et qu'elle est la conséquence ou le fruit de la maladie au lieu d'en être le
germe ; ce qui n'empêche pas que ce produit ne puisse
devenir ensuite un germe morbide pour d'autres
symptômes. Je n'admettrai donc pas que les cellules
ou les fibres des tissus soient toujours primitivement
atteintes, une altération morbide physico-chimique
du milieu organique pouvant à elle seule amener le
phénomène morbide à la manière d'un symptôme
toxique qui survient sans lésion primitive des tissus,
et par la seule altération du milieu.

Le point de vue anatomique est donc tout à fait

---

(1) Muller, *De Glandularum secernentium structura
penitiori aeruumque prima formatione in homine atque
animalibus.* Leipzig, 1830.
(2) Virchow, *La Pathologie cellulaire basée sur l'étude
physiologique et pathologique des tissus,* trad. par P. Pic-
card. Paris, 1860.

insuffisant, et les altérations que l'on constate dans les cadavres après la mort donnent bien plutôt des caractères pour reconnaître et classer les maladies que les lésions capables d'expliquer la mort. Il est même singulier de voir combien les médecins en général se préoccupent peu de ce dernier point de vue, qui est le vrai point de vue physiologique. Quand un médecin fait une autopsie de fièvre typhoïde, par exemple, il constate les lésions intestinales et est satisfait. Mais, en réalité, cela ne lui explique absolument rien ni sur la cause de la maladie, ni sur l'action des médicaments, ni sur la raison de la mort. L'anatomie microscopique n'en apprend pas davantage, car, quand un individu meurt de tubercules, de pneumonie, de fièvre typhoïde, les lésions microscopiques qu'on trouve après la mort existaient avant et souvent depuis longtemps, la mort n'est pas expliquée par les éléments du tubercule ni par ceux des plaques intestinales, ni par ceux d'autres produits morbides ; la mort ne peut être en effet comprise que parce que quelque élément histologique a perdu ses *propriétés physiologiques*, ce qui a amené à sa suite la dislocation des phénomènes vitaux. Mais il faudrait, pour saisir les lésions physiologiques dans leurs rapports avec le mécanisme de la mort, faire des autopsies de cadavres aussitôt après la mort, ce qui n'est pas possible. C'est donc pourquoi il faut pratiquer des expériences sur les animaux, et placer nécessairement la médecine au point de vue expérimental si l'on veut fonder une médecine vraiment scientifique, qui embrasse logiquement la physiologie, la pathologie et la thérapeutique. Je m'efforce de marcher depuis un grand nombre d'années dans cette direction. [1] Mais le point de vue de la médecine expérimentale est très

---

(1) Claude Bernard, *Cours de pathologie expérimentale* (*Medical Times*, 1860).

complexe, en ce sens qu'il est physiologique et qu'il comprend l'explication des phénomènes pathologiques par la physique et par la chimie, aussi bien que par l'anatomie. Je reproduirai d'ailleurs, à propos de l'anatomie pathologique, ce que j'ai dit à propos de l'anatomie normale, à savoir que l'anatomie n'apprend rien par elle-même sans l'observation sur le vivant. Il faut donc instituer pour la pathologie une vivisection pathologique, c'est-à-dire qu'il faut créer des maladies chez les animaux et les sacrifier à diverses périodes de ces maladies. On pourra ainsi étudier sur le vivant les modifications des propriétés physiologiques des tissus, ainsi que les altérations des éléments ou des milieux. Quand l'animal mourra, il faudra faire l'autopsie immédiatement après la mort, absolument comme s'il s'agissait de ces maladies instantanées qu'on appelle des empoisonnements ; car, au fond, il n'y a pas de différences dans l'étude des actions physiologiques, morbides, toxiques, ou médicamenteuses. En un mot, le médecin ne doit pas s'en tenir à l'anatomie pathologique seule pour expliquer la maladie ; il part de l'observation du malade et explique ensuite la maladie par la physiologie aidée de l'anatomie pathologique et de toutes les sciences auxiliaires dont se sert l'investigateur des phénomènes biologiques.

DE LA DIVERSITÉ DES ANIMAUX SOUMIS A L'EXPÉRIMENTA-
TION ; DE LA VARIABILITÉ DES CONDITIONS ORGANIQUES
DANS LESQUELLES ILS S'OFFRENT A L'EXPÉRIMENTATEUR.

Tous les animaux peuvent servir aux recherches
physiologiques, parce que dans la vie et la maladie
se retrouve partout le résultat des mêmes propriétés
et des mêmes lésions, quoique les mécanismes des
manifestations vitales varient beaucoup. Toutefois les
animaux qui servent le plus au physiologiste sont
ceux qu'il peut se procurer le plus facilement, et à
ce titre il faut placer au premier rang les animaux
domestiques, tels que le chien, le chat, le cheval, le
lapin, le bœuf, le mouton, le porc, les oiseaux de
basse-cour, etc. Mais s'il fallait tenir compte des services rendus à la science, la grenouille mériterait la
première place. Aucun animal n'a servi à faire de
plus grandes et de plus nombreuses découvertes sur
tous les points de la science, et encore aujourd'hui,
sans la grenouille, la physiologie serait impossible.
Si la grenouille est, comme on l'a dit, le Job de la
physiologie, c'est-à-dire l'animal le plus maltraité par
l'expérimentateur, elle est l'animal qui, sans contredit,
s'est associé le plus directement à ses travaux et à sa
gloire scientifique. [1] A la liste des animaux cités
précédemment, il faut en ajouter encore un grand
nombre d'autres à sang chaud ou à sang froid, verté-
brés ou invertébrés, et même des infusoires, qui
peuvent être utilisés pour les recherches spéciales.
Mais la diversité spécifique ne constitue pas la seule
différence que présentent les animaux soumis à l'ex-

---

(1) C. Duméril, *Notice historique sur les découvertes
faites dans les sciences d'observation par l'étude de
l'organisme des grenouilles*, 1840.

périmentation par le physiologiste; ils offrent encore, par les conditions où ils se trouvent, un très grand nombre de différences qu'il importe d'examiner ici; car c'est dans la connaissance et l'appréciation de ces conditions individuelles que résident toute l'exactitude biologique et toute la précision de l'expérimentation.

La première condition pour instituer une expérience, c'est que les circonstances en soient assez bien connues et assez exactement déterminées pour qu'on puisse toujours s'y replacer et reproduire à volonté les mêmes phénomènes. Nous avons dit ailleurs que cette condition fondamentale de l'expérimentation est relativement très facile à remplir chez les êtres bruts, et qu'elle est entourée de très grandes difficultés chez les êtres vivants, particulièrement chez les animaux à sang chaud. En effet, il n'y a plus seulement à tenir compte des variations du milieu cosmique ambiant, mais il faut encore tenir compte des variations du milieu organique, c'est-à-dire de l'état actuel de l'organisme animal. On serait donc grandement dans l'erreur si l'on croyait qu'il suffit de faire une expérience sur deux animaux de la même espèce pour être placé exactement dans les mêmes conditions expérimentales. Il y a dans chaque animal des conditions physiologiques de milieu intérieur qui sont d'une variabilité extrême et qui, à un moment donné, introduisent des différences considérables au point de vue de l'expérimentation entre des animaux de la même espèce qui ont une apparence extérieure identique. Je crois avoir, plus qu'aucun autre, insisté sur la nécessité d'étudier ces diverses conditions physiologiques, et avoir montré qu'elles sont la base essentielle de la physiologie expérimentale.

En effet, il faut admettre que, chez un animal, les phénomènes vitaux ne varient que suivant des conditions de milieu intérieur précises et déterminées. On cherchera donc à trouver ces conditions physiolo-

giques expérimentales au lieu de faire des tableaux
des variations de phénomènes, et de prendre des
moyennes comme expression de la vérité; on arriverait ainsi à des conclusions qui, quoique fournies
par des statistiques exactes, n'auraient pas plus de
réalité scientifique que si elles étaient purement
arbitraires. Si en effet on voulait effacer la diversité
que présentent les liquides organiques en prenant
les moyennes de toutes les analyses d'urine ou de
sang faites même sur un animal de même espèce, on
aurait ainsi une composition idéale de ces humeurs
qui ne correspondrait à aucun état physiologique
déterminé de cet animal. J'ai montré, en effet, qu'à
jeun les urines ont toujours une composition déterminée et identique; j'ai montré que le sang qui sort
d'un organe est tout à fait différent suivant que
l'organe est à l'état de fonction ou de repos. Si l'on
recherchait le sucre dans le foie, par exemple, et qu'on
fît des tables d'absence et de présence, et qu'on prît
des moyennes pour savoir combien de fois sur cent
il y a du sucre ou de la matière glycogène dans cet
organe, on aurait un nombre qui ne signifierait rien,
quel qu'il fût, parce qu'en effet, j'ai montré qu'il y a
des conditions physiologiques dans lesquelles il y a
toujours du sucre, et d'autres conditions dans lesquelles ils n'y en a *jamais*. Si maintenant, se plaçant
à un autre point de vue, on voulait considérer comme
bonnes toutes les expériences dans lesquelles il y a
du sucre hépatique, et considérer comme mauvaises
toutes celles dans lesquelles on n'en rencontre pas,
on tomberait dans un autre genre d'erreur non moins
répréhensible. J'ai posé en effet en principe : *qu'il
n'y a jamais de mauvaises expériences;* elles sont
toutes bonnes dans leurs conditions déterminées, de
sorte que les résultats négatifs ne peuvent infirmer
les résultats positifs. Je reviendrai d'ailleurs plus loin
sur cet important sujet. Pour le moment je veux seulement rappeler l'attention des expérimentateurs sur

l'importance qu'il y a à préciser les conditions organiques, parce qu'elles sont, ainsi que je l'ai déjà dit,
la seule base de la physiologie et de la médecine
expérimentales. Il me suffira, dans ce qui va suivre,
de donner quelques indications, car c'est à propos de
chaque expérience en particulier qu'il s'agira ensuite
d'examiner ces conditions, aux trois points de vue
physiologique, pathologique et thérapeutique.

Dans toute expérience sur les animaux vivants, il y
a à considérer, indépendamment des conditions cosmiques générales, trois ordres de conditions physiologiques propres à l'animal, savoir : conditions anatomiques opératoires, conditions physico-chimiques du
milieu intérieur, conditions organiques élémentaires
des tissus.

1° CONDITIONS ANATOMIQUES OPÉRATOIRES. — L'anatomie est la base nécessaire de la physiologie, et jamais
on ne deviendra bon physiologiste si l'on n'est préalablement profondément versé dans les études anatomiques et rompu aux dissections délicates, de manière à pouvoir faire toutes les préparations que
nécessitent souvent les expériences physiologiques.
En effet, l'anatomie physiologique opératoire n'est
pas encore fondée : l'anatomie comparée des zoologistes est trop superficielle et trop vague pour que le
physiologiste y puisse trouver les connaissances topo-
graphiques précises dont il a besoin; l'anatomie des
animaux domestiques est faite par les vétérinaires à
un point de vue trop spécial et trop restreint, pour
être d'une grande utilité à l'expérimentateur. De sorte
que le physiologiste en est réduit à exécuter lui-même
le plus ordinairement les recherches anatomiques
dont il a besoin pour instituer ses expériences. On
comprendra en effet que, quand il s'agit de couper un
nerf, de lier un conduit ou d'injecter un vaisseau, il soit
absolument indispensable de connaître les dispositions anatomiques des parties sur l'animal opéré, afin
de comprendre et de préciser les résultats physiolo-

giques de l'expérience. Il y a des expériences qui
seraient impossibles chez certaines espèces animales,
et le choix intelligent d'un animal présentant une disposition anatomique heureuse est souvent la condition essentielle du succès d'une expérience et de la
solution d'un problème physiologique très important.
Les dispositions anatomiques peuvent parfois présenter des anomalies qu'il faut également bien connaître,
ainsi que les variétés qui s'observent d'un animal à
l'autre. J'aurai donc le soin, dans la suite de cet
ouvrage, de mettre toujours en regard la description
des procédés d'expérience avec les dispositions anatomiques, et je montrerai que plus d'une fois les
divergences d'opinions entre physiologistes ont eu
pour cause des différences anatomiques dont on
n'avait pas tenu compte dans l'interprétation des
résultats de l'expérience. La vie n'étant qu'un mécanisme, il y a des dispositions anatomiques spéciales
à certains animaux, qui au premier abord pourraient
paraître insignifiantes ou même des minuties futiles,
et qui suffisent souvent pour faire différer complètement les manifestations physiologiques et constituer
ce qu'on appelle une idiosyncrasie des plus importantes. Tel est le cas de la section des deux faciaux,
qui est mortelle chez le cheval, tandis qu'elle ne l'est
pas chez d'autres animaux très voisins.

2° CONDITIONS PHYSICO-CHIMIQUES DU MILIEU INTÉRIEUR.
— La vie est manifestée par l'action des excitants
extérieurs sur les tissus vivants qui sont irritables et
réagissent en manifestant leurs propriétés spéciales.
Les conditions physiologiques de la vie ne sont donc
rien autre chose que les excitants physico-chimiques
spéciaux qui mettent en activité les tissus vivants de
l'organisme. Ces excitants se rencontrent dans l'atmosphère ou dans le milieu qu'habite l'animal; mais
nous savons que les propriétés de l'atmosphère extérieure générale passent dans l'atmosphère organique
intérieure dans laquelle se rencontrent toutes les

conditions physiologiques de l'atmosphère extérieure, plus un certain nombre d'autres qui sont propres au milieu intérieur. Il nous suffira de nommer ici les conditions physico-chimiques principales du milieu intérieur sur lesquelles l'expérimentateur doit porter son attention. Ce ne sont d'ailleurs que les conditions que doit présenter tout milieu dans lequel la vie se manifeste.

L'*eau* est la condition première indispensable à toute manifestation vitale, comme à toutes manifestations des phénomènes physico-chimiques. On peut distinguer dans le milieu cosmique extérieur des animaux aquatiques et des animaux aériens; mais cette distinction ne peut plus se faire pour les éléments histologiques; plongés dans le milieu intérieur, ils sont aquatiques chez tous les êtres vivants, c'est-à-dire qu'ils vivent baignés par les liquides organiques qui renferment de très grandes quantités d'eau. La proportion d'eau atteint parfois de 90 à 99 pour 100 dans les liquides organiques, et quand cette proportion d'eau diminue notablement, il en résulte des troubles physiologiques spéciaux. C'est ainsi qu'en enlevant de l'eau aux grenouilles par l'exposition prolongée d'un air très sec, et par l'introduction dans le corps de substances douées d'un équivalent endosmotique très élevé on diminue la quantité d'eau du sang, et l'on voit survenir alors des cataractes et des phénomènes convulsifs qui cessent dès qu'on restitue au sang sa proportion d'eau normale. La soustraction totale de l'eau dans les corps vivants amène invariablement la mort chez les grands organismes pourvus d'éléments histologiques délicats; mais il est bien connu que pour de petits organismes inférieurs la soustraction d'eau ne fait que suspendre la vie. Les phénomènes vitaux réapparaissent dès qu'on rend aux tissus leur eau qui est une condition la plus indispensable à leur manifestation vitale. Tels sont les cas de reviviscence des rotifères, des tardigrades, les anguillules du blé

niellé. Il y a une foule de cas de vie latente dans les
végétaux et dans les animaux, qui sont dus à la soustraction de l'eau des organismes.

La *température* influe considérablement sur la vie.
L'élévation de la température rend plus actifs les
phénomènes vitaux aussi bien que la manifestation
des phénomènes physico-chimiques. L'abaissement de
la température diminue l'énergie des phénomènes
physico-chimiques et engourdit les manifestations de
la vie. Dans le milieu cosmique extérieur, les variations de température constituent les saisons, qui ne
sont en réalité caractérisées que par la variation des
manifestations de la vie animale ou végétale à la surface de la terre. Ces variations n'ont lieu que parce
que le milieu intérieur ou l'atmosphère organique des
plantes et de certains animaux se met en équilibre
avec l'atmosphère extérieure. Si l'on place des plantes
dans des serres chaudes, l'influence hivernale cesse
de se faire sentir ; il en est de même pour les animaux
à sang froid et hibernants. Mais les animaux à sang
chaud maintienent en quelque sorte leurs éléments
organiques en serre chaude ; aussi ne sentent-ils pas
l'influence de l'hibernation. Toutefois, comme ce n'est
ici qu'une résistance particulière du milieu intérieur
à se mettre en équilibre de température avec le milieu
extérieur, cette résistance peut être vaincue dans certains cas, et les animaux à sang chaud peuvent eux-
mêmes, dans quelques circonstances, s'échauffer ou se
refroidir. Les limites supérieures de température com-
patibles avec la vie ne montent pas en général au-delà
de 75 degrés. Les limites inférieures ne descendent
pas au-delà de la température capable de congeler les
liquides organiques, végétaux ou animaux. Toutefois
ces limites peuvent varier. Chez les animaux à sang
chaud, la température de l'atmosphère intérieure est
normalement de 38 à 40 degrés ; elle ne peut pas dépasser + 45 à 50 degrés, ni descendre au-dessous de 15 à
20 degrés sans amener des troubles physiologiques, ou

même la mort quand ces variations sont rapides. Chez les animaux hibernants l'abaissement de température, arrivant graduellement, peut descendre beaucoup plus bas en amenant la disparition progressive des manifestations de la vie, jusqu'à la léthargie ou la vie latente, qui peut durer quelquefois un temps très long, si la température ne varie pas.

L'*air* est nécessaire à la vie de tous les êtres végétaux ou animaux; l'air existe donc dans l'atmosphère organique intérieure. Les trois gaz de l'air extérieur : oxygène, azote et acide carbonique, sont en dissolution dans les liquides organiques, où les éléments histologiques respirent directement comme les poissons dans l'eau. La cessation de la vie par soustraction des gaz, et particulièrement de l'oxygène, est ce qu'on appelle la mort par asphyxie. Il y a chez les êtres vivants un échange constant entre les gaz du milieu intérieur et les gaz du milieu extérieur; toutefois les végétaux et les animaux, comme on sait, ne se ressemblent pas sous le rapport des altérations qu'ils produisent dans l'air ambiant.

La *pression* existe dans l'atmosphère extérieure; on sait que l'air exerce sur les êtres vivants à la surface de la terre une pression qui soulève une colonne de mercure à la hauteur de 0,76 m environ. Dans l'atmosphère intérieure des animaux à sang chaud, les liquides nourriciers circulent sous l'influence d'une pression supérieure à la pression atmosphérique extérieure, à peu près 150 mm, mais cela n'indique pas nécessairement que les éléments histologiques supportent réellement cette pression. L'influence des variations de pressions sur les manifestations de la vie des éléments organiques est d'ailleurs peu connue. On sait toutefois que la vie ne peut pas se produire dans un air trop raréfié, parce qu'alors non seulement les gaz de l'air ne peuvent pas se dissoudre dans le liquide nourricier, mais les gaz qui étaient dissous dans ce dernier se dégagent. C'est ce qu'on observe

quand on met un petit animal sous la machine pneu-
matique; ses poumons sont obstrués par les gaz
devenus libres dans le sang. Les animaux articulés
résistent beaucoup plus à cette raréfaction de l'air,
ainsi que l'ont prouvé diverses expériences. Les poissons, dans la profondeur des mers, vivent quelquefois sous une pression considérable.

La *composition chimique* du milieu cosmique ou
extérieur est très simple et constante. Elle est représentée par la composition de l'air qui reste identique,
sauf les proportions de vapeur d'eau et quelques
conditions électriques et ozonifiantes qui peuvent
varier. La composition chimique des milieux internes
ou organiques est plus complexe, et cette complica-
tion augmente à mesure que l'animal devient lui-
même plus élevé et plus complexe. Les milieux organiques, avons-nous dit, sont toujours aqueux; ils
tiennent en dissolution des matières salines et organiques déterminées; ils présentent des réactions fixes.
L'animal le plus inférieur a son milieu organique
propre; un infusoire possède un milieu qui lui appartient, en ce sens que, pas plus qu'un poisson, il n'est
imbibé par l'eau dans laquelle il nage. Dans le milieu
organique des animaux élevés, les éléments histologiques sont comme de véritables infusoires, c'est-à-
dire qu'ils sont encore pourvus d'un milieu propre,
qui n'est pas le milieu organique général. Ainsi le
globule du sang est imbibé par un liquide qui diffère de la liqueur sanguine dans laquelle il nage.

3° CONDITIONS ORGANIQUES. — Les conditions organiques sont celles qui répondent à l'évolution ou aux
modifications des propriétés vitales des éléments organiques. Les variations de ces conditions amènent
nécessairement un certain nombre de modifications
générales dont il importe de rappeler ici les traits
principaux. Les manifestations de la vie deviennent
plus variées, plus délicates et plus actives à mesure
que les êtres s'élèvent dans l'échelle de l'organisation.

Mais aussi, en même temps, les aptitudes aux maladies se manifestent plus multipliées. L'expérimentation, ainsi que nous l'avons déjà dit, se montre nécessairement d'autant plus difficile que l'organisation est plus complexe.

Les espèces animales et végétales sont séparées par des conditions spéciales qui les empêchent de se mélanger, en ce sens que les fécondations, les greffes et les transfusions ne peuvent pas s'opérer d'un être à l'autre. Ce sont là des problèmes du plus haut intérêt, mais que je crois abordables et susceptibles d'être réduits à des différences de propriétés physico-chimiques de milieu.

Dans la même espèce animale les races peuvent encore présenter un certain nombre de différences très intéressantes à connaître pour l'expérimentateur. J'ai constaté, dans les diverses races de chiens et de chevaux, des caractères physiologiques tout à fait particuliers qui sont relatifs à des degrés différents dans les propriétés de certains éléments histologiques, particulièrement du système nerveux. Enfin on peut trouver chez des individus de la même race des particularités physiologiques qui tiennent encore à des variations spéciales de propriétés dans certains éléments histologiques. C'est ce qu'on appelle alors des *idiosyncrasies*.

Le même individu ne se ressemble pas lui-même à toutes les périodes de son évolution; c'est ce qui amène les différences relatives à l'âge. Dès la naissance, les phénomènes de la vie sont peu intenses, puis ils deviennent bientôt très actifs, pour se ralentir de nouveau vers la vieillesse.

Le sexe et l'état physiologique des organes génitaux peuvent amener des modifications quelquefois très profondes, surtout chez des êtres inférieurs où les propriétés physiologiques des larves diffèrent dans certains cas complètement des propriétés des animaux parfaits et pourvus d'organes génitaux.

La mue amène des modifications organiques parfois
si profondes que les expériences pratiquées sur les
animaux dans ces divers états ne donnent pas du tout
les mêmes résultats. [1]

L'hibernation amène aussi de grandes différences
dans les phénomènes de la vie, et ce n'est pas du tout
la même chose d'opérer sur la grenouille ou sur le
crapaud pendant l'été ou pendant l'hiver. [2]

L'état de digestion ou d'abstinence, de santé ou de
maladie, amène aussi des modifications très grandes
dans l'intensité des phénomènes de la vie, et par
suite dans la résistance des animaux à l'influence de
certaines substances toxiques et dans l'aptitude à contracter telle ou telle maladie parasitique ou virulente.

L'habitude est encore une condition des plus puissantes pour modifier les organismes. Cette condition
est des plus importantes à tenir en considération, surtout quand on veut expérimenter l'action des substances toxiques ou médicamenteuses sur les organismes.

La taille des animaux amène aussi dans l'intensité
des phénomènes vitaux des modifications importantes.
En général, les phénomènes vitaux sont plus intenses
chez les petits animaux que chez les gros, ce qui fait,
comme on le verra plus loin, qu'on ne peut pas rigoureusement rapporter les phénomènes physiologiques
au kilogramme d'animal.

En résumé, d'après tout ce qui a été dit précédemment, on voit quelle énorme complexité présente
l'expérimentation chez les animaux, à raison des conditions innombrables dont le physiologiste est appelé

_____

(1) Voy. L. Ziegler, *Ueber die Brunst und den Embryo
der Rehe.* Hannover, 1843.
(2) Voy. Stannius, *Beobachtungen über Verjungungsvor-
gange im thierischen Organismus.* Rostoch und Schwerin,
1853.

à tenir compte. Néanmoins, on peut y parvenir quand on apporte, ainsi que nous venons de l'indiquer, une distinction et une subordination convenables dans l'appréciation de ces diverses conditions, et que l'on cherche à les rattacher à des circonstances physico-chimiques déterminées.

DU CHOIX DES ANIMAUX; DE L'UTILITÉ QUE L'ON PEUT TIRER
POUR LA MÉDECINE DES EXPÉRIENCES FAITES SUR LES
DIVERSES ESPÈCES ANIMALES

Parmi les objections que les médecins ont adressées à l'expérimentation, il en est une qu'il importe d'examiner sérieusement, parce qu'elle consisterait à mettre en doute l'utilité que la physiologie et la médecine de l'homme peuvent retirer des études expérimentales faites sur les animaux. On a dit, en effet, que les expériences pratiquées sur le chien ou sur la grenouille ne pouvaient, dans l'application, être concluantes que pour le chien et pour la grenouille, mais jamais pour l'homme, parce que l'homme aurait une nature physiologique et pathologique qui lui est propre et diffère de celle de tous les autres animaux. On a ajouté que, pour être réellement concluantes pour l'homme, il faudrait que les expériences fussent faites sur des hommes ou sur des animaux aussi rapprochés de lui que possible. C'est certainement dans cette vue que Galien avait choisi pour sujet de ses expériences le singe, et Vésale le porc, comme ressemblant davantage à l'homme en sa qualité d'omnivore. Aujourd'hui encore beaucoup de personnes choisissent le chien pour expérimenter, non seulement parce qu'il est plus facile de se procurer cet animal, mais aussi parce qu'elles pensent que les expériences que l'on pratique sur lui peuvent s'appliquer plus

convenablement à l'homme que celles qui se pratique-
raient sur la grenouille par exemple. Qu'est-ce qu'il
y a de fondé dans toutes ces opinions ? Quelle importance faut-il donner au choix des animaux relativement à l'utilité que les expériences peuvent avoir
pour le médecin ?

Il est bien certain que, pour les questions d'application immédiate à la pratique médicale, les expériences faites sur l'homme sont toujours les plus
concluantes. Jamais personne n'a dit le contraire ; seulement, comme il n'est pas permis par les lois de la
morale ni par celles de l'Etat de faire sur l'homme
les expériences qu'exige impérieusement l'intérêt de
la science, nous proclamons bien haut l'expérimentation sur les animaux, et nous ajoutons qu'au point
de vue théorique, les expériences sur toutes les
espèces d'animaux sont indispensables à la médecine,
et qu'au point de vue de la pratique immédiate, elles
lui sont très utiles. En effet, il y a, ainsi que nous
l'avons déjà souvent exprimé, deux choses à considérer dans les phénomènes de la vie : les propriétés
fondamentales des éléments vitaux qui sont générales,
puis des arrangements et des mécanismes d'organisations qui donnent les formes anatomiques et physiologiques spéciales à chaque espèce animale. Or, parmi
tous les animaux sur lesquels le physiologiste et le
médecin peuvent porter leur expérimentation, il en
est qui sont plus propres les uns que les autres aux
études qui dérivent de ces deux points de vue. Nous
dirons seulement ici d'une manière générale que,
pour l'étude des tissus, les animaux à sang froid ou
les jeunes mammifères sont plus convenables, parce
que, les propriétés des tissus vivants disparaissant
plus lentement, ils peuvent mieux être étudiés. Il est
aussi des expériences dans lesquelles il convient de
choisir certains animaux qui offrent des dispositions
anatomiques plus favorables ou une susceptiblité particulière à certaines influences. Nous aurons soin, à

chaque genre de recherches, d'indiquer le choix des animaux qu'il conviendra de faire. Cela est si important, que souvent la solution d'un problème physiologique ou pathologique résulte uniquement d'un choix plus convenable du sujet de l'expérience, qui rend le résultat plus clair ou plus probant.

La physiologie et la pathologie générales sont nécessairement fondées sur l'étude des tissus chez tous les animaux, car une pathologie générale qui ne s'appuyerait pas essentiellement sur des considérations tirées de la pathologie comparée des animaux, dans tous les degrés de l'organisation, ne peut constituer qu'un ensemble de généralités sur la pathologie humaine, mais jamais une pathologie générale dans le sens scientifique du mot. De même que l'organisme ne peut vivre que par le concours ou par la manifestation normale des propriétés d'un ou de plusieurs de ses éléments vitaux, de même l'organisme ne peut devenir malade que par la manifestation anormale des propriétés d'un ou de plusieurs de ses éléments vitaux. Or, les éléments vitaux étant de nature semblable dans tous les êtres vivants, ils sont soumis aux mêmes lois organiques, se développent, vivent, deviennent malades et meurent sous des influences de nature nécessairement semblables, quoique manifestées par des mécanismes variés à l'infini. Un poison ou une condition morbide, qui agirait sur un élément histologique déterminé, devrait l'atteindre dans les mêmes circonstances chez tous les animaux qui en sont pourvus; sans cela ces éléments e seraient plus de même nature; et si l'on continuait à considérer comme de même nature des éléments vitaux qui réagiraient d'une manière opposée ou différente sous l'influence des réactifs normaux ou pathologiques de la vie, ce serait non seulement nier la science en général, mais de plus introduire dans la biologie une confusion et une obscurité qui l'entraveraient absolument dans sa marche; car, dans la science de la vie, le caractère qui doit être placé au premier rang et qui doit dominer tous les autres, c'est le caractère vital. Sans doute ce caractère vital pourra présenter de grandes diversités dans son degré et dans son mode de manifestation, suivant les circonstances spéciales des milieux ou des mécanismes que présenteront les organismes sains ou malades. Les organismes inférieurs possèdent moins d'éléments vitaux distincts que les organismes supérieurs; d'où il résulte que ces êtres sont moins faciles à atteindre par les influences de mort ou de maladies. Mais dans les animaux de même classe, de même ordre ou de même espèce, il y a aussi des différences constantes ou passagères que le physiologiste médecin doit absolument connaître et expliquer, parce que, bien que ces différences ne reposent que sur des nuances, elles donnent aux phénomènes une expression essentiellement différente. C'est précisément là ce qui constituera le problème de la science : rechercher l'unité de nature des phénomènes physiologiques et pathologiques au milieu de la variété infinie de leurs manifestations spéciales. L'expérimentation sur les animaux est donc une des bases de la physiologie et de la pathologie comparées; et nous citerons plus loin des exemples qui prouveront combien il est important de ne point perdre de vue les idées qui précèdent.

L'expérimentation sur les animaux élevés fournit tous les jours des lumières sur les questions de physiologie et de pathologie spéciales qui sont applicables à la pratique, c'est-à-dire à l'hygiène ou à la médecine; les études sur la digestion faites chez les animaux sont évidemment comparables aux mêmes phénomènes chez l'homme, et les observations de W. Beaumont sur son Canadien, comparées à celles que l'on a faites à l'aide des fistules gastriques chez le chien, l'ont surabondamment prouvé. Les expériences faites chez les animaux, soit sur les nerfs cérébro-spinaux, soit sur les nerfs vaso-moteurs et sécréteurs du grand sympathique, de même que les expériences sur la circulation, sont en tout point, applicables à la physiologie et à la pathologie de l'homme. Les expériences faites sur des animaux avec des substances délétères, ou dans des conditions nuisibles, sont très utiles et parfaitement concluantes pour la toxicologie et l'hygiène de l'homme. Les recherches sur les substances médicamenteuses ou toxiques sont également tout à fait applicables à l'homme au point de vue thérapeutique; car, ainsi que je l'ai montré[1], les effets de ces substances sont les mêmes chez l'homme et les animaux, sauf des différences de degrés. Dans les recherches de physiologie pathologique sur la formation du cal, sur la production du pus, et dans beaucoup d'autres recherches de pathologie comparée, les expériences sur les animaux sont d'une utilité incontestable pour la médecine de l'homme.

Mais à côté de tous ces rapprochements que l'on peut établir entre l'homme et les animaux, il faut bien reconnaître aussi qu'il y a des différences. Ainsi, au point de vue physiologique, l'étude expérimentale des organes des sens et des fonctions cérébrales doit être faite sur l'homme, parce que, d'une part, l'homme est au-dessus des animaux pour des facultés dont les animaux sont dépourvus, et que, d'autre part, les animaux ne peuvent pas nous rendre compte directement des sensations qu'ils éprouvent. Au point de vue pathologique, on constate aussi des différences entre l'homme et les animaux; ainsi les animaux possèdent des maladies parasitiques ou autres qui sont inconnues à l'homme, *aut vice versa*. Parmi ces maladies, il en est qui sont transmissibles de l'homme aux animaux et des animaux à l'homme, et d'autres

_____

(1) Cl. Bernard, *Recherches sur l'opium et ses alcaloïdes* (*Comptes rendus de l'Académie des sciences*, 1864).

qui ne le sont pas. Enfin, il y a certaines susceptibilités inflammatoires du péritoine ou d'autres organes
qui ne se rencontrent pas développées au même degré
chez l'homme que chez les animaux des diverses
classes ou des diverses espèces. Mais, loin que ces
différences puissent être des motifs pour nous empêcher d'expérimenter et de conclure des recherches
pathologiques faites sur ces animaux à celles qui
sont observées sur l'homme, elles deviennent des raisons puissantes du contraire. Les diverses espèces
d'animaux nous offrent des différences d'aptitudes
pathologiques très nombreuses et très importantes;
j'ai déjà dit que parmi les animaux domestiques, ânes,
chiens et chevaux, il existe des races ou des variétés
qui nous offrent des susceptibilités physiologiques ou
pathologiques tout à fait spéciales; j'ai constaté
même des différences individuelles souvent assez
tranchées. Or l'étude expérimentale de ces diversités
peut seule nous donner l'explication des différences
individuelles que l'on observe chez l'homme soit dans
les différentes races, soit chez les individus d'une
même race, et que les médecins appellent des prédispositions ou des *idiosyncrasies*. Au lieu de rester des
états indéterminés de l'organisme, les prédispositions,
étudiées expérimentalement, rentreront par la suite
dans des cas particuliers d'une loi générale physiologique, qui deviendra ainsi la base scientifique de la
médecine pratique.

En résumé, je conclus que les résultats des expériences faites sur les animaux aux points de vue physiologique, pathologique et thérapeutique, sont non
seulement applicables à la médecine théorique, mais
je pense que la médecine pratique ne pourra jamais,
sans cette étude comparative sur les animaux,
prendre le caractère d'une science. Je terminerai, à ce
sujet, par les mots de Buffon, auxquels on pourrait
donner une signification philosophique différente,
mais qui sont très vrais scientifiquement dans cette

circonstance : « S'il n'existait pas d'animaux, la nature de l'homme serait encore plus incompréhensible. »

DE LA COMPARAISON DES ANIMAUX ET DE L'EXPÉRIMENTATION COMPARATIVE

Dans les animaux, et particulièrement dans les animaux supérieurs, l'expérimentation est si complexe et entourée de causes d'erreurs prévues ou imprévues si nombreuses et si multipliées, qu'il importe, pour les éviter, de procéder avec la plus grande circonspection. En effet, pour porter l'expérimentation sur les parties de l'organisme que l'on veut explorer, il faut souvent faire des délabrements considérables et produire des désordres médiats ou immédiats qui masquent, altèrent ou détruisent les résultats de l'expérience. Ce sont ces difficultés très réelles qui ont si souvent entaché d'erreur les recherches expérimentales faites sur les êtres vivants, et qui ont fourni des arguments aux détracteurs de l'expérimentation. Mais la science n'avancerait jamais si l'on se croyait autorisé à renoncer aux méthodes scientifiques parce qu'elles sont imparfaites; la seule chose à faire en ce cas, c'est de les perfectionner. Or le perfectionnement de l'expérimentation physiologique consiste non seulement dans l'amélioration des instruments et des procédés opératoires, mais surtout et plus encore dans l'usage raisonné et bien réglé de l'*expérimentation comparative*.

Nous avons dit ailleurs [1] qu'il ne fallait pas confondre la contre-épreuve expérimentale avec l'expéri-

_____

(1) **Voir p. 96.**

mentation comparative. La contre-épreuve ne fait aucunement allusion aux causes d'erreurs qui peuvent se rencontrer dans l'observation du fait; elle les suppose toutes évitées, et elle ne s'adresse qu'au raisonnement expérimental; elle n'a en vue que de juger si la relation que l'on a établie entre un phénomène et sa cause prochaine est exacte et rationnelle. La contre-épreuve n'est donc qu'une synthèse qui vérifie une analyse, ou une analyse qui contrôle une synthèse.

L'expérimentation comparative, au contraire, ne porte que sur la constatation du fait et sur l'art de le dégager des circonstances ou des autres phénomènes avec lesquels il peut être mêlé. L'expérimentation comparative n'est pourtant pas précisément ce que les philosophes ont appelé la méthode par différence. Quand un expérimentateur est en face de phénomènes complexes dus aux propriétés réunies de divers corps, il procède par différenciation, c'est-à-dire qu'il sépare successivement chacun de ces corps un à un, et voit par différence ce qui appartient à chacun d'eux dans le phénomène total. Mais cette méthode d'exploration suppose deux choses : elle suppose d'abord que l'on sait quel est le nombre des corps qui concourent à l'expression de l'ensemble du phénomène; et ensuite elle admet que ces corps ne se combinent point de manière à confondre leur action dans une résultante harmonique finale. En physiologie la méthode des différences est rarement applicable, parce qu'on ne peut presque jamais se flatter de connaître tous les corps et toutes les conditions qui entrent dans l'expression d'un ensemble de phénomènes, et parce qu'ensuite, dans une infinité de cas, divers organes du corps peuvent se suppléer dans les phénomènes qui leur étaient en partie communs, et dissimuler plus ou moins ce qui résulte de l'ablation d'une partie limitée. Je suppose, par exemple, que l'on paralyse isolément et successivement tout le corps en n'agissant que sur un seul muscle à la fois; le désordre produit par le muscle paralysé sera plus ou moins remplacé et rétabli par les muscles voisins, et l'on arriverait finalement à conclure que chaque muscle en particulier entre pour peu de chose dans les mouvements du corps. On a très bien exprimé la nature de cette cause d'erreur en la comparant à ce qui arriverait à un expérimentateur qui supprimerait l'une après l'autre chacune des briques qui servent de base à une colonne. Il verrait, en effet, que la soustraction successive d'une seule brique à la fois ne fait pas chanceler la colonne, et il arriverait à en conclure logiquement, mais faussement, qu'aucune de ces briques ne sert à soutenir la colonne. L'expérimentation comparative en physiologie répond à une tout autre idée : car elle a pour objet de réduire à l'unité la recherche la plus complexe, et pour résultat d'éliminer en bloc toutes les causes d'erreurs connues ou inconnues.

Les phénomènes physiologiques sont tellement complexes qu'il ne serait jamais possible d'expérimenter avec quelque rigueur sur les animaux vivants, s'il fallait nécessairement déterminer toutes les modifications que l'on peut apporter dans l'organisme sur lequel on opère. Mais, heureusement, il nous suffira de bien isoler le seul phénomène, sur lequel doit porter notre examen, en le séparant, à l'aide de l'expérimentation comparative, de toutes les complications qui peuvent l'environner. Or l'expérimentation comparative atteint ce but en ajoutant dans un organisme semblable, qui doit servir de comparaison, toutes les modifications expérimentales, moins *une*, qui est celle que l'on veut dégager.

Si l'on veut savoir, par exemple, quel est le résultat de la section ou de l'ablation d'un organe profondément situé, et qui ne peut être atteint qu'en blessant beaucoup d'organes circonvoisins, on est nécessairement exposé à confondre dans le résultat total ce qui

appartient aux lésions produites par le procédé opératoire avec ce qui appartient proprement à la section
et à l'ablation de l'organe dont on veut juger le rôle
physiologique. Le seul moyen d'éviter l'erreur consiste à pratiquer sur un animal semblable une opération identique, mais sans faire la section ou l'ablation
de l'organe sur lequel on expérimente. On a alors deux
animaux chez lesquels toutes les conditions expérimentales sont les mêmes sauf une, l'ablation d'un
organe, dont les effets se trouvent alors dégagés et
exprimés par la différence que l'on observe entre les
deux animaux. L'expérimentation comparative est
une règle générale et absolue en médecine expérimentale, et elle s'applique à toute espèce de recherche,
soit qu'on veuille connaître les effets sur l'économie
des agents divers qui exercent une influence sur elle,
soit qu'on veuille reconnaître par des expériences de
vivisection le rôle physiologique des diverses parties
du corps.

Tantôt l'expérimentation comparative peut être
faite sur deux animaux de la même espèce et pris
dans des conditions aussi comparables que possible ;
tantôt il faut faire l'expérience sur le même animal.
Quand on agit sur deux animaux, il faut, ainsi que
nous venons de le dire, placer les deux animaux semblables dans les mêmes conditions moins *une*, celle
que l'on veut comparer. Cela suppose que les deux
animaux comparés sont assez semblables pour que
la différence que l'on constate sur eux, à la suite de
l'expérience, ne puisse pas être attribuée à une différence tenant à leur organisme même. Quand il s'agit
d'expérimenter sur des organes ou sur des tissus
dont les propriétés sont fixes et faciles à distinguer,
la comparaison faite sur deux animaux de la même
espèce suffit ; mais quand au contraire on veut comparer des propriétés mobiles et délicates, il faut alors
faire la comparaison sur le même animal, soit que la
nature de l'expérience permette d'expérimenter sur

lui successivement et à des reprises différentes, soit qu'il faille agir au même moment et simultanément sur des parties similaires du même individu. En effet, les différences sont plus difficiles à saisir à mesure que les phénomènes qu'on veut étudier deviennent plus mobiles et plus délicats; sous ce rapport, jamais aucun animal n'est absolument comparable à un autre, et de plus, ainsi que nous l'avons déjà dit, le même animal n'est pas non plus comparable à lui-même, dans les différents moments où on l'examine, soit parce qu'il est dans des conditions de nutrition différentes, soit parce que son organisme est devenu moins sensible en ayant pu s'habituer à la substance qu'on lui a donnée ou à l'opération qu'on lui fait subir.

Enfin, il arrive quelquefois qu'il faut étendre l'expérimentation comparative en dehors de l'animal, parce que les causes d'erreurs peuvent aussi se rencontrer dans les instruments que l'on emploie pour expérimenter.

Je me borne ici à signaler et à définir le principe de l'expérimentation comparative; il sera développé à propos des cas particuliers dans le cours de cet ouvrage. Je citerai, dans la troisième partie de cette introduction, des exemples propres à démontrer l'importance de l'expérimentation comparative, qui est la véritable base de la médecine expérimentale; il serait facile en effet de prouver que presque toutes les erreurs expérimentales viennent de ce qu'on a négligé de juger comparativement les faits, ou de ce que l'on a cru comparables des cas qui ne l'étaient pas.

De l'emploi du calcul dans l'étude des phénomènes des êtres vivants ; des moyennes et de la satistique

Dans les sciences expérimentales, la mesure des phénomènes est un point fondamental, puisque c'est par la détermination quantitative d'un effet relativement à une cause donnée que la loi des phénomènes peut être établie. Si en biologie on veut arriver à connaître les lois de la vie, il faut donc non seulement observer et constater les phénomènes vitaux, mais de plus il faut fixer numériquement les relations d'intensité dans lesquelles ils sont les uns par rapport aux autres.

Cette application des mathématiques aux phénomènes naturels est le but de toute science, parce que l'expression de la loi des phénomènes doit toujours être mathématique. Il faudrait pour cela que les données soumises au calcul fussent des résultats de faits suffisamment analysés, de manière à être sûr qu'on connaît complètement les conditions des phénomènes entre lesquels on veut établir une équation. Or je pense que les tentatives de ce genre sont prématurées dans la plupart des phénomènes de la vie, précisément parce que ces phénomènes sont tellement complexes qu'à côté de quelques-unes de leurs conditions que nous connaissons, nous devons non seulement supposer, mais être certain, qu'il en existe une foule d'autres qui nous sont encore absolument inconnues. Je crois qu'actuellement la voie la plus utile à suivre pour la physiologie et pour la médecine est de chercher à découvrir des faits nouveaux, au lieu d'essayer de réduire en équations ceux que la science possède. Ce n'est point que je condamne l'application mathématique dans les phénomènes biologiques, car c'est par elle seule que, dans la suite, la science se constituera ; seulement j'ai la conviction que l'équation générale est impossible pour le moment, l'étude *qualitative* des phénomènes devant nécessairement précéder leur étude *quantitative*.

Les physiciens et les chimistes ont déjà essayé bien souvent de réduire au calcul les phénomènes physico-chimiques des êtres vivants. Parmi les anciens, aussi bien que parmi les modernes, des physiciens et des chimistes les plus éminents ont voulu établir les principes d'une mécanique animale et les lois d'une statistique chimique des animaux. Bien que les progrès des sciences physico-chimiques aient rendu la solution de ces problèmes plus abordable de nos jours que par le passé, cependant il me paraît impossible d'arriver actuellement à des conclusions exactes, parce que les bases physiologiques manquent pour asseoir tous ces calculs. On peut bien sans doute établir le bilan de ce que consomme un organisme vivant en aliments et de ce qu'il rend en excrétions, mais ce ne seront là que de purs résultats de statistique incapables d'apporter la lumière sur les phénomènes intimes de la nutrition chez les êtres vivants. Ce serait, suivant l'expression d'un chimiste hollandais, vouloir raconter ce qui se passe dans une maison en regardant ce qui entre par la porte et ce qui sort par la cheminée. On peut fixer exactement les deux termes extrêmes de la nutrition; mais si l'on veut ensuite interpréter l'intermédiaire qui les sépare, on se trouve dans un inconnu dont l'imagination crée la plus grande partie, et d'autant plus facilement que les chiffres se prêtent souvent merveilleusement à la démonstration des hypothèses les plus diverses. Il y a vingt-cinq ans, à mon début dans la carrière physiologique, j'essayai, je crois, un des premiers, de porter l'expérimentation dans le milieu intérieur de l'organisme, afin de suivre pas à pas et expérimentalement toutes ces transformations de matières que les chimistes expliquaient théoriquement. J'instituai alors des expériences pour rechercher comment se détruit dans l'être vivant le sucre, un des principes alimentaires les mieux définis. Mais, au lieu de m'instruire sur la destruction du sucre, mes expériences me conduisirent à découvrir [1] qu'il se produit constamment du sucre dans les animaux, indépendamment de la nature de l'alimentation. De plus, ces recherches me donnèrent la conviction qu'il s'accomplit dans le milieu organique animal une infinité de phénomènes physico-chimiques très complexes qui donnent naissance à beaucoup d'autres produits que nous ignorons encore, et dont les chimistes ne tiennent par conséquent aucun compte dans leurs équations de statique.

Ce qui manque aux statiques chimiques de la vie ou aux diverses appréciations numériques que l'on donne des phénomènes physiologiques, ce ne sont certainement point les lumières chimiques ni la rigueur des calculs; mais ce sont leurs bases physiologiques qui, la plupart du temps, sont fausses par cela seul qu'elles sont incomplètes. On est ensuite conduit à l'erreur d'autant plus facilement qu'on part de ce résultat expérimental incomplet, et qu'on raisonne sans vérifier à chaque pas les déductions du raisonnement. Je vais citer des exemples de ces calculs que je condamne, en les prenant dans des ouvrages pour lesquels j'ai d'ailleurs la plus grande estime. MM. Bidder et Schmidt (de Dorpat) ont publié en 1852 des travaux très importants sur la digestion et la nutrition. Leurs recherches contiennent des matériaux bruts, excellents et très nombreux; mais les déductions de leurs calculs sont souvent, selon moi, hasardées ou erronées. Ainsi, par exemple, ces auteurs ont pris un chien pesant 16 kilogrammes, ils ont placé dans le conduit de la glande sous-maxillaire un tube par lequel s'écoulait la sécrétion, et ils ont

---

(1) Voyez la troisième partie de cette introduction.

obtenu en une heure 5,640 gr de salive; d'où ils concluent que pour les deux glandes cela doit faire 11,280 gr. Ils ont ensuite placé un autre tube dans le conduit d'une glande parotide du même animal, et ils ont obtenu en une heure 8,790 gr de salive, ce qui pour les deux glandes parotides équivaudrait à 17,580 gr. Maintenant, ajoutent-ils, si l'on veut appliquer ces nombres à l'homme, il faut établir que l'homme, étant environ quatre fois plus pesant que le chien en question, nous offre un poids de 64 kilogrammes; par conséquent le calcul établi sur ce rapport nous donne pour les glandes sous-maxillaires de l'homme 45 grammes de salive en une heure, soit par jour 1,082 kg. Pour les glandes parotides nous avons en une heure 70 grammes, soit par jour 1,687 kg; ce qui, réduction faite de moitié, donnerait environ 1,40 kg de salive sécrétée en vingt-quatre heures par les glandes salivaires d'un homme adulte, etc. [1]

Il n'y a dans ce qui précède, ainsi que le sentent bien les auteurs eux-mêmes, qu'une chose qui soit vraie : c'est le résultat brut qu'on a obtenu sur le chien; mais tous les calculs qu'on en déduit sont établis sur des bases fausses ou contestables; d'abord il n'est pas exact de doubler le produit d'une des glandes pour avoir celui des deux, parce que la physiologie apprend que le plus souvent les glandes doubles sécrètent alternativement, et que, quand l'une sécrète beaucoup, l'autre sécrète moins; ensuite, outre les deux glandes salivaires sous-maxillaire et parotide, il en existe encore d'autres dont il n'est pas fait mention. Il est ensuite inexact de croire qu'en multipliant par 24 le produit de la salive d'une heure, on ait la salive versée dans la bouche de l'animal en vingt-quatre heures. En effet, la sécrétion salivaire est émi-

_____

(1) Bidder et Schmidt, *Die Verdaungssäfte und der Stoffwechsel*. Mitau und Leipzig, 1852. S. 12.

nemment intermittente et n'a lieu qu'au moment du repas ou d'une excitation ; pendant tout le reste du temps, la sécrétion est nulle ou insignifiante. Enfin la quantité de salive qu'on a obtenue des glandes salivaires du chien mis en expérience n'est pas une quantité absolue ; elle aurait été nulle si l'on n'avait pas excité la membrane muqueuse buccale ; elle aurait pu être plus ou moins considérable si l'on avait employé une autre excitation, plus forte ou plus faible que celle du vinaigre.

Maintenant, quant à l'application des calculs précédents à l'homme, elle est encore plus discutable. Si l'on avait multiplié la quantité de salive obtenue par le poids des glandes salivaires, on aurait obtenu un rapport plus rapproché ; mais je n'admets pas qu'on puisse calculer la quantité de salive sur le poids de tout le corps pris en masse. L'appréciation d'un phénomène par kilo du corps de l'animal me paraît tout à fait inexacte, quand on y comprend des tissus de toute nature et étrangers à la production du phénomène sur lequel on calcule.

Dans la partie de leurs recherches qui concerne la nutrition, MM. Bidder et Schmidt ont donné une expérience très importante et peut-être une des plus laborieuses qui aient jamais été exécutées. Ils ont fait, au point de vue de l'analyse élémentaire, le bilan de tout ce qu'une chatte a pris et rendu pendant huit jours d'alimentation et dix-neuf jours d'abstinence. Mais cette chatte s'est trouvée dans des conditions physiologiques qu'ils ignoraient ; elle était pleine, et elle mit bas ses petits au dix-septième jour de l'expérience. Dans cette circonstance les auteurs ont considéré les petits comme des excréments et les ont calculé avec les substances éliminées comme une simple perte de poids. [1] Je crois qu'il faudrait justifier

_____

(I) Bidder et Schmidt, *loco cit.*, p. 397.

ces interprétations quand il s'agit de préciser des phénomènes aussi complexes.

En un mot, je considère que, si dans ces travaux de statique chimique appliqués aux phénomènes de la vie, les chiffres répondent à la réalité, ce n'est que par hasard ou parce que le sentiment des expérimentateurs dirige et redresse le calcul. Toutefois je répéterai que la critique que je viens de faire ne s'adresse pas en principe à l'emploi du calcul dans la physiologie, mais qu'elle est seulement relative à son application dans l'état actuel de complexité des phénomènes de la vie. Je suis d'ailleurs heureux de pouvoir ici m'appuyer sur l'opinion de physiciens et de chimistes les plus compétents en pareille matière. MM. Regnault et Reiset, dans leur beau travail sur la respiration, s'expriment ainsi à propos des calculs que l'on a donnés pour établir la théorie de la chaleur animale :

« Nous ne doutons pas que la chaleur animale ne soit produite *entièrement* par les réactions chimiques qui se passent dans l'économie; mais nous pensons que le phénomène est beaucoup trop complexe pour qu'il soit possible de le calculer d'après la quantité d'oxygène consommé. Les substances qui se brûlent par la respiration sont formées en général de carbone, d'hydrogène, d'azote ou d'oxygène, souvent en proportions considérables; lorsqu'elles se détruisent complètement par la respiration, l'oxygène qu'elles renferment contribue à la formation de l'eau et de l'acide carbonique, et la chaleur qui se dégage est alors nécessairement bien différente de celle que produiraient, en se brûlant, le carbone et l'hydrogène, supposés libres. Ces substances ne se détruisent d'ailleurs pas complètement, une portion se transforme en d'autres substances qui jouent des rôles spéciaux dans l'économie animale, ou qui s'échappent, dans des excrétions, à l'état de matières très oxydées (urée, acide urique). Or, dans toutes ces transformations et

dans les assimilations de substances qui ont lieu dans
les organes, il y a dégagement ou absorption de chaleur; mais les phénomènes sont évidemment tellement complexes qu'il est peu probable qu'on par-
vienne jamais à les soumettre au calcul.

» C'est donc par une coïncidence fortuite que les
quantités de chaleur dégagées par un animal se sont
trouvées, dans les expériences de Lavoisier, de Dulong
et de Despretz, à peu près égales à celles que donne-
raient en brûlant le carbone contenu dans l'acide
carbonique produit, et l'hydrogène dont on détermine
la quantité par une hypothèse *bien gratuite,* en admettant que la portion de l'oxygène consommée qui ne
se retrouve pas dans l'acide carbonique a servi à
transformer cet oxygène en eau. »[1]

Les phénomènes chimico-physiques de l'organisme
vivant sont donc encore aujourd'hui trop complexes
pour pouvoir être embrassés dans leur ensemble autrement que par des hypothèses. Pour arriver à la solution exacte de problèmes aussi vastes, il faut commencer par analyser les résultantes de ces réactions
compliquées, et les décomposer au moyen de l'expérimentation, en questions simples et distinctes.

J'ai déjà fait quelques tentatives dans cette voie
analytique, en montrant qu'au lieu d'embrasser le
problème de la nutrition en bloc, il importe d'abord
de déterminer la nature des phénomènes physico-
chimiques qui se passent dans un organe formé d'un
tissu défini, tel qu'un muscle, une glande, un nerf;
qu'il est nécessaire en même temps de tenir compte
de l'état de fonction ou de repos de l'organe. J'ai
montré de plus que l'on peut régler à volonté l'état de
repos et de fonction d'un organe à l'aide de ses nerfs,

---

(1) Voy. Regnault et Reiset, *Recherches chimiques sur
la respiration des animaux des diverses classes,* (*Ann. de
chimie et de physique,* IIe série, t. XXVI, p. 217).

et que l'on peut même agir sur lui localement en se mettant à l'abri du retentissement sur l'organisme, quand on a préalablement séparé les nerfs périphériques des centres nerveux. [1] Quand on aura ainsi analysé les phénomènes physico-chimiques propres à chaque tissu, à chaque organe, alors seulement on pourra essayer de comprendre l'ensemble de la nutrition et de faire une statique chimique fondée sur une base solide, c'est-à-dire sur l'étude de faits physiologiques précis, complets et comparables.

Une autre forme d'application très fréquente des mathématiques à la biologie se trouve dans l'usage des moyennes ou dans l'emploi de la statistique, qui, en médecine et en physiologie, conduisent pour ainsi dire nécessairement à l'erreur. Il y a sans doute plusieurs raisons pour cela; mais le plus grand écueil de l'application du calcul aux phénomènes physiologiques est toujours au fond leur trop grande complexité, qui les empêche d'être définis et suffisamment comparables entre eux. L'emploi des *moyennes* en physiologie et en médecine ne donne le plus souvent qu'une fausse précision aux résultats, en détruisant le caractère biologique des phénomènes. On pourrait distinguer, à notre point de vue, plusieurs espèces de moyennes : les moyennes physiques, les moyennes chimiques et les moyennes physiologiques ou pathologiques. Si l'on observe, par exemple, le nombre des pulsations et l'intensité de la pression sanguine par les oscillations d'un instrument hémométrique pendant toute une journée et qu'on prenne la moyenne de tous ces chiffres pour avoir la pression vraie ou moyenne du sang, ou pour connaître le nombre vrai ou moyen de pulsations, on aura précisément des

---

(1) Claude Bernard. *Sur le changement de couleur du sang dans l'état de fonction et de repos des glandes.* — *Analyse du sang des muscles au repos et en contraction.* *Leçons sur les liquides de l'organisme.* Paris, 1859.

nombres faux. En effet, la pulsation diminue de nombre et d'intensité à jeun et augmente pendant la digestion ou sous d'autres influences de mouvement ou de repos; tous ces caractères biologiques du phénomène disparaissent dans la moyenne. On fait aussi très souvent usage des moyennes chimiques. Si l'on recueille l'urine d'un homme pendant vingt-quatre heures et qu'on mélange toutes les urines pour avoir l'analyse de l'urine moyenne, on a précisément l'analyse d'une urine qui n'existe pas; car à jeun l'urine diffère de celle de la digestion, et ces différences disparaissent dans le mélange. Le sublime du genre a été imaginé par un physiologiste qui, ayant pris de l'urine dans un urinoir de la gare d'un chemin de fer où passaient des gens de toutes les nations, crut pouvoir donner ainsi l'analyse de l'urine *moyenne* européenne ! A côté de ces moyennes physiques et chimiques, il y a les moyennes physiologiques, ou ce qu'on pourrait appeler les descriptions moyennes de phénomènes, qui sont encore plus fausses. Je suppose qu'un médecin recueille un grand nombre d'observations particulières sur une maladie, et qu'il fasse ensuite une description moyenne de tous les symptômes observés dans les cas particuliers; il aura ainsi une description qui ne se trouvera jamais dans la nature. De même en physiologie, il ne faut jamais donner des descriptions moyennes d'expériences, parce que les vrais rapports des phénomènes disparaissent dans cette moyenne; quand on a affaire à des expériences complexes et variables, il faut en étudier les diverses circonstances et ensuite donner l'expérience la plus parfaite comme type, mais qui représentera toujours un fait vrai. Les moyennes, dans les cas où nous venons de les considérer, doivent donc être repoussées, parce qu'elles confondent en voulant réunir, et faussent en voulant simplifier. Les moyennes ne sont applicables qu'à la réduction de données numériques variant très peu et se rapportant des cas parfaitement déterminés et *absolument simples*.

Je signalerai encore comme entachée de nombreuses causes d'erreurs la réduction des phénomènes physiologiques au kilo d'animal. Cette méthode est fort employée par les physiologistes depuis un certain nombre d'années dans l'étude des phénomènes de la nutrition. [1] On observe, par exemple, ce qu'un animal consomme d'oxygène ou d'un aliment quelconque en un jour; puis on divise par le poids de l'animal et l'on en tire la consommation d'aliment ou d'oxygène par kilo d'animal. On peut aussi appliquer cette méthode pour doser l'action des substances toxiques ou médicamenteuses. On empoisonne un animal avec une dose limite de strychnine ou de curare, et l'on divise la quantité de poison administrée par le poids du corps pour avoir la quantité de poison par kilo. Il faudrait, pour être plus exact, dans les expériences que nous venons de citer, calculer non par kilo du corps de l'animal, pris en masse, mais par kilo du sang et de l'élément sur lequel agit le poison; sans cela on ne saurait tirer de ces réductions aucune loi directe. Mais il resterait encore d'autres conditions qu'il faudrait de même établir expérimentalement et qui varient avec l'âge, la taille, l'état de digestion, etc.; telles sont toutes les conditions physiologiques qui, dans ces mesures, doivent toujours tenir le premier rang.

En résumé, toutes les applications du calcul seraient excellentes si les conditions physiologiques étaient bien exactement déterminées. C'est donc sur la détermination de ces conditions que le physiologiste et le médecin doivent concentrer pour le moment tous leurs efforts. Il faut d'abord déterminer exactement les conditions de chaque phénomène; c'est là la véritable exactitude biologique, et sans cette première

---

(1) Voir p. 212.

étude, toutes les données numériques sont inexactes
et d'autant plus inexactes qu'elles donnent des chiffres
qui trompent et en imposent par une fausse apparence d'exactitude.

Quant à la *statistique* on lui fait jouer un grand
rôle en médecine, et dès lors elle constitue une question médicale qu'il importe d'examiner ici. La première condition pour employer la statistique, c'est que
les faits auxquels on l'applique soient exactement
observés, afin de pouvoir être ramenés à des unités
comparables entre elles. Or cela ne se rencontre pas
le plus souvent en médecine. Tous ceux qui connaissent les hôpitaux savent de quelles causes d'erreurs grossières ont pu être empreintes les détermi-
nations qui servent de base à la statistique. Très
souvent le nom des maladies a été donné au hasard
soit parce que le diagnostic était obscur, soit parce
que la cause de mort a été inscrite, sans y attacher
aucune importance scientifique, par un élève qui
n'avait pas vu le malade, ou par une personne de l'administration étrangère à la médecine. Sous ce rapport
il ne pourrait y avoir de statistique pathologique
valable que celle qui est faite avec des résultats
recueillis par le statisticien lui-même. Mais dans ce
cas même, jamais deux malades ne se ressemblent
exactement; l'âge, le sexe, le tempérament et une
foule d'autres circonstances apporteront toujours des
différences, d'où il résulte que la moyenne ou le rapport que l'on déduira de la comparaison des faits
sera toujours sujet à contestation. Mais, même par
hypothèse, je ne saurais admettre que les faits
puissent jamais être absolument identiques et comparables dans la statistique; il faut nécessairement
qu'ils diffèrent par quelque point, car sans cela la
statistique conduirait à un résultat scientifique absolu,
tandis qu'elle ne peut donner qu'une *probabilité*, mais
jamais une *certitude*. J'avoue que je ne comprends
pas pourquoi on appelle *lois* les résultats qu'on peut

tirer de la statistique; car la loi scientifique, suivant moi, ne peut être fondée que sur une certitude et sur un déterminisme absolu et non sur une probabilité. Ce serait sortir de mon sujet que d'aller m'égarer dans toutes les explications qu'on pourrait donner sur la valeur des méthodes de statistique fondées sur le calcul des probabilités; mais cependant il est indispensable que je dise ici ce que je pense de l'application de la statistique aux sciences physiologiques en général, et à la médecine en particulier.

Il faut reconnaître dans toute science deux classes de phénomènes, les uns dont la cause est actuellement *déterminée*, les autres dont la cause est encore *indéterminée*. Pour tous les phénomènes dont la cause est déterminée, la statistique n'a rien à faire; elle serait même absurde. Ainsi, dès que les circonstances de l'expérience sont bien établies, on ne peut plus faire de statistique : on n'ira pas, par exemple, rassembler les cas pour savoir combien de fois il arrivera que l'eau soit formée d'oxygène et d'hydrogène; pour savoir combien de fois il arrivera qu'en coupant le nerf sciatique on ait la paralysie des muscles auxquels il se rend. Les effets arriveront toujours sans exception et nécessairement, parce que la cause du phénomène est exactement déterminée. Ce n'est donc que lorsqu'un phénomène renferme des conditions encore indéterminées qu'on pourrait faire de la statistique; mais ce qu'il faut savoir, c'est qu'on ne fait de la statistique que parce qu'on est dans l'impossibilité de faire autrement; car jamais la statistique, suivant moi, ne peut donner la vérité scientifique et ne peut constituer par conséquent une méthode scientifique définitive. Un exemple expliquera ma pensée. Des expérimentateurs, ainsi que nous le verrons plus loin, ont donné des expériences dans lesquelles ils ont trouvé que les racines rachidiennes antérieures étaient insensibles; d'autres expérimentateurs ont donné des expériences dans lesquelles ils ont trouvé que les mêmes racines étaient sensibles. Ici les cas paraissaient aussi comparables que possible; il s'agissait de la même opération faite par le même procédé, sur les mêmes animaux, sur les mêmes racines rachidiennes. Fallait-il alors compter les cas positifs et négatifs et dire : la loi est que les racines antérieures sont sensibles, par exemple : 25 fois sur 100 ? Ou bien fallait-il admettre, d'après la théorie de ce qu'on appelle la loi des grands nombres, que dans un nombre immense d'expériences on serait arrivé à trouver que les racines sont aussi souvent sensibles qu'insensibles ? Une pareille statistique eût été ridicule, car il y a une raison pour que les racines soient insensibles et une autre raison pour qu'elles soient sensibles; c'est cette raison qu'il fallait déterminer : je l'ai cherchée et je l'ai trouvée; de sorte qu'on peut dire maintenant : les racines rachidiennes antérieures sont *toujours sensibles* dans des conditions données, et *toujours insensibles* dans d'autres conditions également déterminées.

Je citerai encore un autre exemple emprunté à la chirurgie. Un grand chirurgien fait des opérations de taille par le même procédé; il fait ensuite un relevé statistique des cas de mort et des cas de guérison, et il conclut, d'après la statistique, que la loi de la mortalité dans cette opération est de deux sur cinq. Eh bien, je dis que ce rapport ne signifie absolument rien scientifiquement et ne donne aucune certitude pour faire une nouvelle opération, car on ne sait pas si ce nouveau cas devra être dans les guéris ou dans les morts. Ce qu'il y a réellement à faire, au lieu de rassembler empiriquement les faits, c'est de les étudier plus exactement et chacun dans leur déterminisme spécial. Il faut examiner les cas de mort avec grand soin, chercher à y découvrir la cause des accidents mortels, afin de s'en rendre maître et d'éviter les accidents. Alors, si l'on connaît exactement la cause de la guérison et la cause de la mort, on aura tou-

DE LA MÉDECINE EXPÉRIMENTALE   223

ours la guérison dans un cas déterminé. On ne sau-
ait admettre, en effet, que les cas qui ont eu des
erminaisons différentes fussent identiques en tous
cints. Il y a évidemment quelque chose qui a été
ause de la mort chez le malade qui a succombé, et
ui ne s'est pas rencontré chez le malade qui a guéri;
'est ce quelque chose qu'il faut déterminer, et alors
n pourra agir sur ces phénomènes ou les reconnaître
t les prévoir exactement; alors seulement on aura
tteint le déterminisme scientifique. Mais ce n'est pas
l'aide de la statistique qu'on y arrivera; jamais la
tatistique n'a rien appris ni ne peut rien apprendre
ur la nature des phénomènes. J'appliquerai encore
e que je viens de dire à toutes les statistiques faites
our connaître l'efficacité de certains remèdes dans
a guérison des maladies. Outre qu'on ne peut pas
aire le dénombrement des malades qui guérissent
out seuls, malgré le remède, la statistique n'apprend
bsolument rien sur le mode d'action du médicament
i sur le mécanisme de la guérison chez ceux où le
emède aurait pu avoir une action.

Les coïncidences, dit-on, peuvent jouer dans les
auses d'erreurs de la statistique un si grand rôle
u'il ne faut conclure que d'après des grands nombres.
Mais le médecin n'a que faire de ce qu'on appelle la
oi des grands nombres, loi qui, suivant l'expression
d'un grand mathématicien, est toujours vraie en
général et fausse en particulier. Ce qui veut dire que
a loi des grands nombres n'apprend jamais rien pour
n cas particulier. Or ce qu'il faut au médecin, c'est
le savoir si son malade guérira, et la recherche du
léterminisme scientifique seul peut le conduire à
cette connaissance. Je ne comprends pas qu'on puisse
arriver à une science pratique et précise en se fondant sur la statistique. En effet, les résultats de la
statistique, même ceux qui sont fournis par les grands
nombres, semblent indiquer qu'il y a dans les variations des phénomènes une compensation qui amène

la loi; mais comme cette compensation est illimitée
cela ne peut jamais rien nous apprendre sur un ca
particulier, même de l'aveu des mathématiciens; ca
ils admettent que, si la boule rouge est sortie cin
quante fois de suite, ce n'est pas une raison pou
qu'une boule blanche ait plus de chance de sortir la
cinquante et unième fois.

La statistique ne saurait donc enfanter que le
sciences conjecturales; elle ne produira jamais le
sciences actives et expérimentales, c'est-à-dire le
sciences qui règlent les phénomènes d'après des loi
déterminées. On obtiendra par la statistique une con
jecture avec une probabilité plus ou moins grande
sur un cas donné, mais jamais une certitude, jamai
une détermination absolue. Sans doute la statistiqu
peut guider le pronostic du médecin, et en cela ell
lui est utile. Je ne repousse donc pas l'emploi de la
statistique en médecine, mais je blâme qu'on ne
cherche pas à aller au-delà et qu'on croie que la sta
tistique doive servir de base à la science médicale ;
c'est cette idée fausse qui porte certains médecins à
penser que la médecine ne peut être que conjecturale; et ils en concluent que le médecin est un artiste
qui doit suppléer à l'indéterminisme des cas particuliers par son génie, par son tact médical. Ce sont là
des idées antiscientifiques contre lesquelles il faut
s'élever de toutes ses forces, parce que ce sont elles
qui contribuent à faire croupir la médecine dans
l'état où elle est depuis si longtemps. Toutes les
sciences ont nécessairement commencé par être conjecturales : il y a encore aujourd'hui dans chaque
science des parties conjecturales. La médecine est
encore partout conjecturale, je ne le nie pas; mais
je veux dire seulement que la science moderne doit
faire ses efforts pour sortir de cet état provisoire qui
ne constitue pas un état scientifique définitif, pas plus
pour la médecine que pour les autres sciences. L'état
scientifique sera plus long à se constituer et plus

difficile à obtenir en médecine, à cause de la complexité des phénomènes; mais le but du médecin savant est de ramener dans sa science comme dans toutes les autres l'indéterminé au déterminé. La statistique ne s'applique donc qu'à des cas dans lesquels il y a encore indétermination dans la cause du phénomène observé. Dans ces circonstances, la statistique ne peut servir, suivant moi, qu'à diriger l'observateur vers la recherche de cette cause indéterminée, mais elle ne peut jamais conduire à aucune loi réelle. J'insiste sur ce point, parce que beaucoup de médecins ont grande confiance dans la statistique, et ils croient que, lorsqu'elle est établie sur des faits bien observés qu'ils considèrent comme comparables entre eux, elle peut conduire à la connaissance de la loi des phénomènes. J'ai dit plus haut que jamais les faits ne sont identiques; dès lors la statistique n'est qu'un dénombrement empirique d'observations.

En un mot, en se fondant sur la statistique, la médecine ne pourrait être jamais qu'une science conjecturale; c'est seulement en se fondant sur le déterminisme expérimental qu'elle deviendra une science vraie, c'est-à-dire une science certaine. Je considère cette idée comme le pivot de la médecine expérimentale, et, sous ce rapport, le médecin expérimentateur se place à un tout autre point de vue que le médecin dit observateur. En effet il suffit qu'un phénomène se soit montré une seule fois avec une certaine apparence, pour admettre que dans les mêmes conditions il doive se montrer toujours de la même manière. Si donc il diffère dans ses manifestations, c'est que les conditions diffèrent. Mais il n'y a pas de lois dans l'indéterminisme; il n'y en a que dans le déterminisme expérimental, et sans cette dernière condition, il ne saurait y avoir de science. Les médecins en général semblent croire qu'en médecine il y a des lois élastiques et indéterminées. Ce sont là des idées fausses qu'il faut faire disparaître si l'on veut fonder la médecine scientifique. La médecine, en tant que science, a nécessairement des lois qui sont précises et déterminées, qui, comme celles de toutes les sciences, dérivent du critérium expérimental. C'est au développement de ces idées que sera spécialement consacré mon ouvrage, et je l'ai intitulé *Principes de médecine expérimentale*, pour indiquer que ma pensée est simplement d'appliquer à la médecine les principes de la méthode expérimentale, afin qu'au lieu de rester science conjecturale fondée sur la statistique, elle puisse devenir une science exacte fondée sur le déterminisme expérimental. En effet, une science conjecturale peut reposer sur l'indéterminé ; mais une science expérimentale n'admet que des phénomènes déterminés ou déterminables.

Le déterminisme dans l'expérience donne seul la loi absolue, et celui qui connaît la loi véritable n'est plus libre de prévoir le phénomène autrement. L'indéterminisme dans la statistique laisse à la pensée une certaine liberté limitée par les nombres eux-mêmes, et c'est dans ce sens que les philosophes ont pu dire que la liberté commence où le déterminisme finit. Mais quand l'indéterminisme augmente, la statistique ne peut plus le saisir et l'enfermer dans une limite de variations. On sort alors de la science, car c'est le *hasard* ou une cause occulte quelconque qu'on est obligé d'invoquer pour régir les phénomènes. Certainement nous n'arriverons jamais au déterminisme absolu de toute chose ; l'homme ne pourrait plus exister. Il y aura donc toujours de l'indéterminisme dans toutes les sciences, et dans la médecine plus que dans toute autre. Mais la conquête intellectuelle de l'homme consiste à faire diminuer et à refouler l'indéterminisme à mesure qu'à l'aide de la méthode expérimentale il gagne du terrain sur le déterminisme. Cela seul doit satisfaire son ambition, car c'est par cela qu'il étend et qu'il étendra de plus en plus sa puissance sur la nature.

Du laboratoire du physiologiste et des divers moyens nécessaires a l'étude de la médecine expérimentale

Toute science expérimentale exige un laboratoire. C'est là que le savant se retire pour chercher à comprendre, au moyen de l'analyse expérimentale, les phénomènes qu'il a observés dans la nature.

Le sujet d'étude du médecin est nécessairement le malade, et son premier champ d'observation est par conséquent l'hôpital. Mais si l'observation clinique peut lui apprendre à connaître la forme et la marche des maladies, elle est insuffisante pour lui en faire comprendre la nature; il lui faut pour cela pénétrer dans l'intérieur du corps et chercher quelles sont les parties internes qui sont lésées dans leurs fonctions. C'est pourquoi on joignit bientôt à l'observation clinique des maladies leur étude nécropsique et les dissections cadavériques. Mais aujourd'hui ces divers moyens ne suffisent plus; il faut pousser plus loin l'investigation et analyser sur le vivant les phénomènes élémentaires des corps organisés en comparant l'état normal à l'état pathologique. Nous avons montré ailleurs l'insuffisance de l'anatomie seule pour rendre compte des phénomènes de la vie, et nous avons vu qu'il faut encore y ajouter l'étude de toutes les conditions physico-chimiques qui entrent comme éléments nécessaires des manifestations vitales, normales ou pathologiques. Cette simple indication fait déjà pressentir que le laboratoire du physiologiste médecin doit être le plus compliqué de tous les laboratoires, parce qu'il a à expérimenter les phénomènes de la vie, qui sont les plus complexes de tous les phénomènes naturels.

Les bibliothèques pourraient encore être considérées comme faisant partie du laboratoire du savant et du médecin expérimentateur. Mais c'est à la condition qu'il lise, pour connaître et contrôler sur la nature, les observations, les expériences ou les théories de ses devanciers, et non pour trouver dans les livres des opinions toutes faites qui le dispenseront de travailler et de chercher à pousser plus loin l'investigation des phénomènes naturels. L'érudition mal comprise a été et est encore un des plus grands obstacles à l'avancement des sciences expérimentales. C'est cette fausse érudition qui, mettant l'autorité des hommes à la place des faits, arrêta la science aux idées de Galien pendant plusieurs siècles, sans que personne osât y toucher, et cette superstition scientifique était telle que Mundini et Vésale, qui vinrent les premiers contredire Galien en confrontant ses opinions avec leurs dissections sur nature, furent considérés comme des novateurs et comme de vrais révolutionnaires. C'est pourtant toujours ainsi que l'érudition scientifique devrait se pratiquer. Il faudrait toujours l'accompagner de recherches critiques faites sur la nature, destinées à contrôler les faits dont on parle et à juger les opinions qu'on discute. De cette manière, la science, en avançant, se simplifierait en s'épurant par une bonne critique expérimentale, au lieu de s'encombrer par l'exhumation et l'accumulation de faits et d'opinions innombrables, parmi lesquelles il n'est bientôt plus possible de distinguer le vrai du faux. Il serait hors de propos de m'étendre ici sur les erreurs et sur la fausse direction de la plupart de ces études de littérature médicale que l'on qualifie d'études historiques ou philosophiques de la médecine. Peut-être aurai-je occasion de m'expliquer ailleurs sur ce sujet. Pour le moment je me bornerai à dire que, suivant moi, toutes ces erreurs ont leur origine dans une confusion perpétuelle que l'on fait entre les productions littéraires ou artistiques et les productions de la science, entre la critique d'art et la critique scientifique, entre l'histoire de la science et l'histoire des hommes.

Les productions littéraires et artistiques ne vieillissent jamais, en ce sens qu'elles sont des expressions de sentiments immuables comme la nature humaine. On peut ajouter que les idées philosophiques représentent des aspirations de l'esprit humain qui sont également de tous les temps. Il y a donc là grand intérêt à rechercher ce que les anciens nous ont laissé, parce que sous ce rapport ils peuvent encore nous servir de modèle. Mais la science, qui représente ce que l'homme a appris, est essentiellement mobile dans son expression; elle varie et se perfectionne à mesure que les connaissances acquises augmentent. La science du présent est donc nécessairement au-dessus de celle du passé, et il n'y a aucune espèce de raison d'aller chercher un accroissement de la science moderne dans les connaissances des anciens. Leurs théories, nécessairement fausses, puisqu'elles ne renferment pas les faits découverts depuis, ne sauraient avoir aucun profit réel pour les sciences actuelles. Toute science expérimentale ne peut donc faire de progrès qu'en avançant et en poursuivant son œuvre dans l'avenir. Ce serait absurde de croire qu'on doit aller la chercher dans l'étude des livres que nous a légués le passé. On ne peut trouver là que l'histoire de l'esprit humain, ce qui est tout autre chose.

Il faut sans doute connaître ce qu'on appelle la littérature scientifique et savoir ce qui a été fait par les devanciers. Mais la critique scientifique, faite littéralement, ne saurait avoir aucune utilité pour la science. En effet, si, pour juger une œuvre littéraire ou artistique, il n'est pas nécessaire d'être soi-même poète ou artiste, il n'en est pas de même pour les sciences expérimentales. On ne saurait juger un mémoire de chimie sans être chimiste, ni un mémoire de physiologie si l'on n'est pas physiologiste. S'il s'agit de décider entre deux opinions scientifiques différentes, il ne suffit pas d'être bon philosophe ou bon traducteur, il faut surtout être profondément versé

dans la science technique, il faut même être maître
dans cette science et être capable d'expérimenter par
soi-même et de faire mieux que ceux dont on discute
les opinions. J'ai eu autrefois à discuter une question
anatomique relativement aux anastomoses du pneu-
mogastrique et du spinal.[1] Willis, Scarpa, Bischoff,
avaient émis à ce sujet des opinions différentes et
même opposées. Un érudit n'aurait pu que rapporter
ces diverses opinions et collationner les textes avec
plus ou moins d'exactitude, mais cela n'aurait pas
résolu la question scientifique. Il fallait donc disséquer et perfectionner les moyens de dissection pour
mieux suivre les anastomoses nerveuses, et collationner sur la nature la description de chaque anatomiste : c'est ce que je fis, et je trouvai que la diver-
gence des auteurs venait de ce qu'ils n'avaient pas
assigné aux deux nerfs les mêmes délimitations. Dès
lors, c'est l'anatomie, poussée plus loin, qui a pu expliquer les dissidences anatomiques. Je n'admets donc
pas qu'il puisse y avoir dans les sciences des hommes
qui fassent leur spécialité de la critique, comme il y
en a dans les lettres et dans les arts. La critique dans
chaque science, pour être vraiment utile, doit être
faite par les savants eux-mêmes, et par les maîtres
les plus éminents.

Une autre erreur assez fréquente est celle qui consiste à confondre l'histoire des hommes avec l'histoire d'une science. L'évolution logique et didactique
d'une science expérimentale n'est pas du tout représentée par l'histoire chronologique des hommes qui
s'en sont occupés. Toutefois il faut excepter les
sciences mathématiques et astronomiques; mais cela
ne saurait exister pour les sciences expérimentales

---

(1) Claude Bernard, *Recherches expérimentales sur les
fonctions du nerf spinal (Mémoires présentés par divers
savants étrangers à l'Académie des sciences*, t. X, 1851)

physico-chimiques et pour la médecine en particulier. La médecine est née du besoin, a dit Baglivi, c'est-à-dire que, dès qu'il a existé un malade, on lui a porté secours et l'on a cherché à le guérir. La médecine s'est donc trouvée à son berceau une science appliquée mêlée à la religion et aux sentiments de commisération que les hommes éprouvent les uns pour les autres. Mais la médecine existait-elle comme science ? Evidemment non. C'était un empirisme aveugle qui s'est succédé pendant des siècles en s'enrichissant peu à peu et comme par hasard d'observations et de recherches faites dans des directions isolées. La physiologie, la pathologie et la thérapeutique se sont développées comme des sciences distinctes les unes des autres, ce qui est une fausse voie. Aujourd'hui seulement on peut entrevoir la conception d'une médecine scientifique expérimentale par la fusion de ces trois points de vue en un seul.

Le point de vue expérimental est le couronnement d'une science achevée ; car il ne faut pas s'y tromper, la science vraie n'existe que lorsque l'homme est arrivé à prévoir exactement les phénomènes de la nature et à les maîtriser. La constatation et le classement des corps ou des phénomènes naturels ne constituent point la science complète. La vraie science agit et explique son action ou sa puissance : c'est là son caractère, c'est là son but. Il est nécessaire ici de développer ma pensée. J'ai souvent entendu dire à des médecins que la physiologie, c'est-à-dire l'explication des phénomènes de la vie, soit à l'état physiologique, soit à l'état pathologique, n'était qu'une partie de la médecine, parce que la médecine était la connaissance générale des maladies. J'ai également entendu dire à des zoologistes que la physiologie, c'est-à-dire l'explication des phénomènes de la vie dans toutes leurs variétés, n'était qu'un démembrement ou une spécialité de la zoologie, parce que la zoologie était la connaissance générale des animaux. En parlant dans

le même sens, un géologue ou un minéralogiste pourraient dire que la physique et la chimie ne sont que des
démembrements de la géologie et de la minéralogie, qui
comprennent la connaissance générale de la terre et
des minéraux. Il y a là des erreurs ou au moins des
malentendus qu'il importe d'expliquer. D'abord il faut
savoir que toutes nos divisions de sciences ne sont
pas dans la nature; elles n'existent que dans notre
esprit qui, à raison de son infirmité, est obligé de
créer des catégories de corps et de phénomènes afin
de mieux les comprendre en étudiant leurs qualités ou
propriétés sous des points de vue spéciaux. Il en
résulte qu'un même corps peut être étudié minéralo-
giquement, physiologiquement, pathologiquement, phy-
siquement, chimiquement, etc.; mais au fond, il n'y a
dans la nature ni chimie, ni physique, ni zoologie, ni
physiologie, ni pathologie : il n'y a que des corps qu'il
s'agit de classer, et des phénomènes qu'il s'agit de
connaître et de maîtriser. Or la science qui donne à
l'homme le moyen d'analyser et de maîtriser expérimentalement les phénomènes est la science la plus
avancée et la plus difficile à atteindre. Elle doit nécessairement arriver à être constituée la dernière; mais
on ne saurait pour cela la considérer comme un
démembrement des sciences qui l'ont précédée. Sous
ce rapport, la physiologie, qui est la science des êtres
vivants la plus difficile et la plus élevée, ne saurait
être regardée comme un démembrement de la médecine ou de la zoologie, pas plus que la physique et la
chimie ne sont un démembrement de la géologie ou
de la minéralogie. La physique et la chimie sont les
deux sciences minérales actives par l'intermédiaire
desquelles l'homme peut maîtriser les phénomènes
des corps bruts. La physiologie est la science vitale
active à l'aide de laquelle l'homme pourra agir sur les
animaux et sur l'homme, soit à l'état sain, soit à l'état
malade. Ce serait une grande illusion du médecin que
de croire qu'il connaît les maladies pour leur avoir

donné un nom, pour les avoir classées et décrites, de même que ce serait une illusion du zoologiste et du botaniste que de croire qu'ils connaissent les animaux et les végétaux parce qu'ils les ont dénommés, catalogués, disséqués et renfermés dans un musée après les avoir empaillés, préparés ou desséchés. Un médecin ne connaîtra les maladies que lorsqu'il pourra agir rationnellement et expérimentalement sur elles; de même le zoologiste ne connaîtra les animaux que lorsqu'il expliquera et réglera les phénomènes de la vie. En résumé, il ne faut pas devenir des dupes de nos propres œuvres; on ne saurait donner aucune valeur absolue aux classifications scientifiques, ni dans les livres ni dans les académies. Ceux qui sortent des cadres tracés sont les novateurs, et ceux qui y persistent aveuglément s'opposent aux progrès scientifiques. L'évolution même des connaissances humaines veut que les sciences expérimentales soient le but, et cette évolution exige que les sciences de classification qui les précèdent perdent de leur importance à mesure que les sciences expérimentales se développent.

L'esprit de l'homme suit une marche logique et nécessaire dans la recherche de la vérité scientifique. Il observe les faits, les rapproche, en déduit des conséquences qu'il contrôle par l'expérience pour s'élever à des propositions ou à des vérités de plus en plus générales. Il faut sans doute que, dans ce travail successif, le savant connaisse ce qu'ont fait ses devanciers et en tienne compte. Mais il faut qu'il sache bien que ce ne sont là que des points d'appui pour aller ensuite plus loin, et que toutes les vérités scientifiques nouvelles ne se trouvent pas dans l'étude du passé, mais bien dans des études nouvelles faites sur la nature, c'est-à-dire dans les laboratoires. La littérature scientifique utile est donc surtout la littérature scientifique des travaux modernes, afin d'être au courant du progrès scientifique, et encore ne doit-elle pas être poussée trop loin, car elle dessèche l'esprit, étouffe l'invention et l'originalité scientifique. Mais quelle utilité pourrions-nous retirer de l'exhumation de théories vermoulues ou d'observations faites en l'absence de moyens d'investigation convenables ? Sans doute cela peut être intéressant pour connaître les erreurs par lesquelles passe l'esprit humain dans son évolution, mais cela est du temps perdu pour la science proprement dite. Je pense qu'il importe beaucoup de diriger de bonne heure l'esprit des élèves vers la science active expérimentale, en leur faisant comprendre qu'elle se développe dans les laboratoires, au lieu de laisser croire qu'elle réside dans les livres et dans l'interprétation des écrits des anciens. Nous savons par l'histoire la stérilité de cette voie scolastique, et les sciences n'ont pris leur essor que lorsqu'on a substitué à l'autorité des livres l'autorité des faits précisés dans la nature à l'aide de moyens d'expérimentation de plus en plus perfectionnés ; le plus grand mérite de Bacon est d'avoir proclamé bien haut cette vérité. Je considère, quant à moi, que reporter aujourd'hui la médecine vers ces commentaires attardés et vieillis de l'antiquité, c'est rétrograder et retourner vers la scolastique, tandis que la diriger vers les laboratoires et vers l'étude analytique expérimentale des maladies, c'est marcher dans la voie du véritable progrès, c'est-à-dire vers la fondation d'une science médicale expérimentale. C'est chez moi une conviction profonde que je chercherai toujours à faire prévaloir, soit par mon enseignement, soit par mes travaux.

Le laboratoire physiologique doit donc être, actuellement, l'objet culminant des études du médecin scientifique ; mais il importe encore ici de m'expliquer afin d'éviter les malentendus. L'hôpital, ou plutôt la salle de malades, n'est pas le laboratoire du médecin comme on le croit souvent ; ce n'est, ainsi que nous l'avons dit plus haut, que son champ d'observation ;

c'est là que doit se faire ce qu'on appelle la clinique, c'est-à-dire l'étude aussi complète que possible de la maladie au lit du malade. La médecine débute nécessairement par la clinique, puisque c'est elle qui détermine et définit l'objet de la médecine, c'est-à-dire le problème médical ; mais, pour être la première étude du médecin, la clinique n'est pas pour cela la base de la médecine scientifique : c'est la physiologie qui est la cause de la médecine scientifique, parce que c'est elle qui doit donner l'explication des phénomènes morbides en montrant les rapports qu'ils ont avec l'état normal. Il n'y aura jamais de science médicale tant que l'on séparera l'explication des phénomènes de la vie à l'état pathologique de l'explication des phénomènes de la vie normale.

C'est donc là que gît réellement le problème médical, c'est la base sur laquelle la médecine scientifique moderne s'édifiera. On le voit, la médecine expérimentale n'exclut pas la médecine clinique d'observation ; au contraire, elle ne vient qu'après elle. Mais elle constitue une science plus élevée et nécessairement plus vaste et plus générale. On conçoit qu'un médecin observateur ou empirique, qui ne sort jamais de son hôpital, considère que la médecine s'y renferme tout entière comme une science qui est distincte de la physiologie, dont il ne sent pas le besoin. Mais, pour le savant, il n'y a ni médecine ni physiologie distinctes, il n'y a qu'une science de la vie, il n'y a que des phénomènes de la vie qu'il s'agit d'expliquer aussi bien à l'état pathologique qu'à l'état physiologique. En introduisant cette idée fondamentale et cette conception générale de la médecine dans l'esprit des jeunes gens dès de début de leurs études médicales, on leur montrerait que les sciences physico-chimiques qu'ils ont dû apprendre sont des instruments qui les aideront à analyser les phénomènes de la vie à l'état normal et pathologique. Quand ils fréquenteront l'hôpital, les amphithéâtres et les labora-

toires, ils saisiront facilement le lien général qui unit
toutes les sciences médicales, au lieu de les apprendre
comme des fragments de connaissances détachées
n'ayant aucun rapport entre elles.

En un mot, je considère l'hôpital seulement comme
le vestibule de la médecine scientifique; c'est le premier champ d'observation dans lequel doit entrer le
médecin, mais c'est le laboratoire qui est le vrai sanctuaire de la science médicale; c'est là seulement qu'il
cherche les explications de la vie à l'état normal et
pathologique au moyen de l'analyse expérimentale. Je
n'aurai pas ici à m'occuper de la partie clinique de
la médecine, je la suppose connue ou continuant à se
perfectionner dans les hôpitaux avec les moyens nouveaux de diagnostic que la physique et la chimie
offrent sans cesse à la sémiotique. Je pense que la
médecine ne finit pas à l'hôpital comme on le croit
souvent, mais qu'elle ne fait qu'y commencer. Le
médecin qui est jaloux de mériter ce nom dans le
sens scientifique doit, en sortant de l'hôpital, aller
dans son laboratoire, et c'est là qu'il cherchera, par
des expériences sur les animaux, à se rendre compte
de ce qu'il a observé chez ses malades, soit relativement au mécanisme des maladies, soit relativement à
l'action des médicaments, soit relativement à l'origine
des lésions morbides des organes ou des tissus. C'est
là, en un mot, qu'il fera de la vraie science médicale.
Tout médecin savant doit donc avoir un laboratoire
physiologique, et cet ouvrage est spécialement destiné à donner aux médecins les règles et les principes
d'expérimentation qui devront les diriger dans l'étude
de la médecine expérimentale, c'est-à-dire dans l'étude
analytique et expérimentale des maladies. Les principes de la médecine expérimentale seront donc simplement les principes de l'analyse expérimentale
appliqués aux phénomènes de la vie à l'état sain et à
l'état morbide.

Aujourd'hui les sciences biologiques n'en sont plus

à chercher leur voie. Après avoir, à cause de leur nature complexe, oscillé plus longtemps que les autres sciences plus simples dans les régions philosophiques et systématiques, elles ont fini par prendre leur essor dans la voie expérimentale, et elles y sont aujourd'hui pleinement entrées. Il ne leur faut donc plus qu'une chose, ce sont des moyens de développement ; or ces moyens, ce sont des laboratoires et toutes les conditions et instruments nécessaires à la culture du champ scientifique de la biologie.

Il faut dire à l'honneur de la science française qu'elle a eu la gloire d'inaugurer d'une manière définitive la méthode expérimentale dans la science des phénomènes de la vie. Vers la fin du siècle dernier, la rénovation de la chimie exerça une action puissante sur la marche des sciences physiologiques, et les travaux de Lavoisier et de Laplace sur la respiration ouvrirent une voie féconde d'expérimentation physico-chimique analytique pour les phénomènes de la vie. Magendie, mon maître, poussé dans la carrière médicale par la même influence, a consacré sa vie à proclamer l'expérimentation dans l'étude des phénomènes physiologiques. Toutefois l'application de la méthode expérimentale aux animaux s'est trouvée entravée à son début par l'absence de laboratoires appropriés et par des difficultés de tout genre qui disparaissent aujourd'hui, mais que j'ai souvent ressenties moi-même dans ma jeunesse. L'impulsion scientifique partie de la France s'est répandue en Europe, et peu à peu la méthode analytique expérimentale est entrée comme méthode générale d'investigation dans le domaine des sciences biologiques, Mais cette méthode s'est perfectionnée davantage et a donné plus de fruits dans les pays où elle a trouvé des conditions de développement plus favorables. Aujourd'hui, dans toute l'Allemagne, il existe des laboratoires auxquels on donne le nom d'*instituts physiologiques*, qui sont admirablement dotés et organisés

pour l'étude expérimentale des phénomènes de la vie.
En Russie il en existe également, et l'on en construit
actuellement de nouveaux sur des proportions gigan-
tesques. Il est tout naturel que la production scientifique soit en harmonie avec les moyens de culture
que possède la science, et il n'y a rien d'étonnant dès
lors que l'Allemagne, où se trouvent installés le plus
largement les moyens de culture des science physiologiques, devance les autres pays par le nombre de ses
produits scientifiques. Sans doute le génie de l'homme
dans les sciences a une suprématie qui ne perd jamais
ses droits. Cependant, pour les sciences expérimentales, le savant se trouve captif dans ses idées s'il
n'apprend à interroger la nature par lui-même et s'il
ne possède pour cela les moyens convenables et nécessaires. On ne concevrait pas un physicien ou un chimiste sans laboratoire. Mais, pour le médecin, on
n'est pas encore assez habitué à croire qu'un laboratoire lui soit nécessaire ; on croit que l'hôpital et les
livres lui suffisent. C'est là une erreur : la connaissance clinique ne suffit pas plus au médecin que la
connaissance des minéraux ne suffirait au chimiste
ou au physicien. Il faut que le physiologiste médecin
analyse expérimentalement les phénomènes de la
matière vivante, comme le physicien et le chimiste
analysent expérimentalement les phénomènes de la
matière brute. Le laboratoire est donc la condition
sine que non du développement de la médecine expérimentale, comme il l'a été pour toutes les autres
sciences physico-chimiques. Sans cela l'expérimentateur et la science expérimentale ne sauraient exister.

Je ne m'étendrai pas plus longtemps sur un sujet
aussi important et qu'il serait impossible de développer ici suffisamment ; je terminerai en disant qu'il
est une vérité bien établie dans la science moderne,
c'est que les cours scientifiques ne peuvent que faire
naître le goût des sciences et leur servir d'introduction. Le professeur, en indiquant dans une chaire

didactique les résultats acquis d'une science ainsi que sa méthode, forme l'esprit de ses auditeurs, les rend aptes à apprendre et à choisir leur direction, mais il ne saurait jamais prétendre en faire des savants. C'est dans le laboratoire que se trouve la pépinière réelle du vrai savant expérimentateur, c'est-à-dire de celui qui crée la science que d'autres pourront ensuite vulgariser. Or, si l'on veut avoir beaucoup de fruits, la première chose est de soigner les pépinières des arbres à fruits. L'évidence de cette vérité tend à amener et amènera nécessairement une réforme universelle et profonde dans l'enseignement scientifique. Car, je le répète, on a reconnu partout aujourd'hui que c'est dans le laboratoire que germe et s'élabore la science pure pour se répandre ensuite et couvrir le monde de ses applications utiles. C'est donc de la source scientifique qu'il faut avant tout se préoccuper, puisque la science appliquée procède nécessairement de la science pure.

La science et les savants sont cosmopolites, et il semble peu important qu'une vérité scientifique se développe sur un point quelconque du globe dès que tous les hommes, par suite de la diffusion générale des sciences, peuvent y participer. Cependant je ne saurais m'empêcher de faire des vœux pour que mon pays, qui se montre le promoteur et le protecteur de tout progrès scientifique et qui a été le point de départ de cette ère brillante que parcourent aujourd'hui les sciences physiologiques expérimentales [1],

---

(1) En 1771, un cours de physiologie expérimentale était professé par A. Portal au Collège de France; les expériences furent recueillies par M. Collomb, qui les publia sous forme de lettres en 1771; elles ont reparu en 1808 avec quelques additions dans l'ouvrage de Portal, intitulé : *Mémoires sur la nature et le traitement de plusieurs maladies, avec le précis d'expériences sur les animaux vivants.* Paris, 1800-1825.

possède le plus tôt possible des laboratoires physiologiques vastes et publiquement organisés de manière à former des pléiades de physiologistes et de jeunes médecins expérimentateurs. Le laboratoire seul apprend les difficultés réelles de la science à ceux qui le fréquentent; il leur montre que la science pure a toujours été la source de toutes les richesses que l'homme acquiert et de toutes les conquêtes réelles qu'il fait sur les phénomènes de la nature. C'est là en outre une excellente éducation pour la jeunesse, parce qu'elle lui fait comprendre que les applications actuelles si brillantes des sciences ne sont que l'épanouissement de travaux antérieurs, et que ceux qui, aujourd'hui, profitent de leurs bienfaits, doivent un tribut de reconnaissance à leurs devanciers qui ont péniblement cultivé l'arbre de la science sans le voir fructifier.

Je ne saurais traiter ici de toutes les conditions qui sont nécessaires à l'installation d'un bon laboratoire de physiologie ou de médecine expérimentale. Ce serait, on le comprend, rassembler tout ce qui doit être développé plus tard dans cet ouvrage. Je me bornerai donc à ajouter un seul mot. J'ai dit plus haut que le laboratoire du physiologiste médecin doit être le plus complexe de tous les laboratoires, parce qu'il s'agit d'y faire l'analyse expérimentale la plus complexe de toutes, analyse pour laquelle l'expérimentateur a besoin du secours de toutes les autres sciences. Le laboratoire du médecin physiologiste doit être en rapport avec l'hôpital, de manière à en recevoir les divers produits pathologiques sur lesquels doit porter l'investigation scientifique. Il faut ensuite que ce laboratoire renferme des animaux sains ou malades pour l'étude des questions de physiologie normale ou pathologique. Mais comme c'est surtout par des moyens empruntés aux sciences physico-chimiques que se fait l'analyse des phénomènes vitaux, soit à l'état normal, soit à l'état pathologique, il faut nécessairement être pourvu d'un plus ou moins grand nombre d'instruments. Souvent même, certaines questions scientifiques exigent impérieusement, pour pouvoir être résolues, des instruments coûteux et compliqués, de sorte qu'on peut dire alors que la question scientifique est véritablement subordonnée à une question d'argent. Toutefois je n'approuve pas le luxe d'instruments dans lequel sont tombés certains physiologistes. Il faut, selon moi, chercher autant que possible à simplifier les instruments, non seulement pour des raisons pécuniaires, mais aussi pour des raisons scientifiques; car il faut bien savoir que plus un instrument est compliqué, plus il introduit de causes d'erreur dans les expériences. L'expérimentateur ne grandit pas par le nombre et la complexité de ses instruments; c'est le contraire. Berzelius et Spallanzani sont de grands expérimentateurs qui ont été grands par leurs découvertes et par la simplicité des instruments qu'ils ont mis en usage pour y arriver. Notre principe sera donc, dans le cours de cet ouvrage, de chercher autant que possible à simplifier les moyens d'étude, car il faut que l'instrument soit un auxiliaire et un moyen de travail pour l'expérimentateur, mais non une source d'erreur de plus en raison de ses complications.

Troisième partie

APPLICATION
DE LA MÉTHODE
EXPÉRIMENTALE
A L'ÉTUDE
DES PHÉNOMÈNES
DE LA VIE

CHAPITRE PREMIER

EXEMPLES D'INVESTIGATION
EXPERIMENTALE PHYSIOLOGIQUE

Les idées que nous avons développées dans les deux premières parties de cette introduction seront d'autant mieux comprises que nous pourrons en faire l'application aux recherches de physiologie et de médecine expérimentales et les montrer ainsi comme des préceptes faciles à retenir pour l'expérimentateur. C'est pourquoi j'ai réuni dans ce qui va suivre un certain nombre d'exemples qui m'ont paru les plus convenables pour atteindre mon but. Dans tous ces exemples, je me suis, autant que possible, cité moi-même, par cette seule raison qu'en fait de raisonnement et de procédés intellectuels, je serai bien plus sûr de ce que j'avancerai en racontant ce qui m'est arrivé qu'en interprétant ce qui a pu se passer dans l'esprit des autres. D'ailleurs je n'ai pas la prétention de donner ces exemples comme des modèles à suivre ; je ne les emploie que pour mieux exprimer mes idées et mieux faire saisir ma pensée.

Des circonstances très diverses peuvent servir de point de départ aux recherches d'investigations scientifiques; je ramènerai cependant toutes ces variétés à deux cas principaux :

1° Une recherche expérimentale a pour point de départ une observation;

2° Une recherche expérimentale a pour point de départ une hypothèse ou une théorie.

UNE RECHERCHE EXPÉRIMENTALE A POUR POINT DE DÉPART UNE OBSERVATION

Les idées expérimentales naissent très souvent par hasard et à l'occasion d'une observation fortuite. Rien n'est plus ordinaire, et c'est même le procédé le plus simple pour commencer un travail scientifique. On se promène, comme l'on dit, dans le domaine de la science, et l'on poursuit ce qui se présente par hasard devant les yeux. Bacon compare l'investigation scientifique à une chasse; les observations qui se présentent sont le gibier. En continuant la même comparaison, on peut ajouter que si le gibier se présente quand on le cherche, il arrive aussi qu'il se présente quand on ne le cherche pas, ou bien quand on en cherche un d'une autre espèce. Je vais citer un exemple dans lequel ces deux cas sont présentés successivement. J'aurai soin en même temps d'analyser chaque circonstance de cette investigation physiologique, afin de montrer l'application des principes que nous avons développés dans la première partie de cette introduction, et principalement dans les chapitres Ier et IIe.

PREMIER EXEMPLE. — On apporta un jour dans mon laboratoire des lapins venant du marché. On les plaça sur une table, où ils urinèrent, et j'observai par hasard que leur urine était claire et acide. Ce fait me frappa parce que les lapins ont ordinairement l'urine trouble et alcaline, en leur qualité d'herbivores, tandis que les carnivores, ainsi qu'on le sait, ont, au contraire, les urines claires et acides. Cette observation d'acidité de l'urine chez les lapins me fit venir la pensée que ces animaux devaient être dans la condition alimentaire des carnivores. Je supposai qu'ils n'avaient probablement pas mangé depuis longtemps et qu'ils se trouvaient ainsi transformés par l'abstinence en véritables animaux carnivores, vivant de leur propre sang. Rien n'était plus facile que de vérifier par l'expérience cette idée préconçue ou cette hypothèse. Je donnai à manger de l'herbe aux lapins, et quelques heures après leurs urines étaient devenues troubles et alcalines. On soumit ensuite les mêmes lapins à l'abstinence, et après vingt-quatre ou trente-six heures au plus, leurs urines étaient redevenues claires et fortement acides; puis elles devenaient de nouveau alcalines en leur donnant de l'herbe, etc. Je répétai cette expérience si simple un grand nombre de fois sur les lapins, et toujours avec le même résultat. Je la répétai ensuite chez le cheval, animal herbivore qui a également l'urine trouble et alcaline. Je trouvai que l'abstinence produit, comme chez le lapin, une prompte acidité de l'urine, avec un accroissement relativement très considérable de l'urée, au point qu'elle cristallise parfois spontanément dans l'urine refroidie. J'arrivai ainsi, à la suite de mes expériences, à cette proposition générale qui alors n'était pas connue, à savoir qu'*à jeun tous les animaux se nourrissent de viande*, de sorte que les herbivores ont alors des urines semblables à celles des carnivores.

Il s'agit ici d'un fait particulier bien simple qui permet de suivre facilement l'évolution du raisonnement expérimental. Quand on voit un phénomène qu'on n'a pas l'habitude de voir, il faut toujours se demander à quoi il peut tenir, ou, autrement dit, quelle en est la cause prochaine; alors il se présente à l'esprit une réponse ou une idée qu'il s'agit de sou-

mettre à l'expérience. En voyant l'urine acide chez
les lapins, je me suis demandé instinctivement quelle
pouvait en être la cause. L'*idée* expérimentale a con-
sisté dans le rapprochement que mon esprit a fait
spontanément entre l'acidité de l'urine chez le lapin
et l'état d'abstinence, que je considérai comme une
vraie alimentation de carnassier. Le *raisonnement*
inductif que j'ai fait implicitement est le syllogisme
suivant : les urines des carnivores sont acides; or les
lapins que j'ai sous les yeux ont les urines acides;
donc ils sont carnivores, c'est-à-dire à jeun. C'est ce
qu'il fallait établir par l'*expérience*.

Mais, pour prouver que mes lapins à jeun étaient
bien des carnivores, il y avait une contre-épreuve à
faire. Il fallait réaliser expérimentalement un lapin
carnivore en le nourrissant avec de la viande, afin de
voir si ses urines seraient alors claires, acides et relativement chargées d'urée comme pendant l'abstinence. C'est pourquoi je fis nourrir des lapins avec du
bœuf bouilli froid (nourriture qu'ils mangent très
bien quand on ne leur donne pas autre chose). Ma
prévision fut encore vérifiée, et pendant toute la
durée de cette alimentation animale, les lapins gar-
dèrent des urines claires et acides.

Pour achever mon expérience, je voulus en outre
voir par l'autopsie de mes animaux si la digestion de
la viande s'opérait chez le lapin comme chez un carnivore. Je trouvai, en effet, tous les phénomènes d'une
très bonne digestion dans les réactions intestinales,
et je constatai que tous les vaisseaux chylifères étaient
gorgés d'un chyle très abondant, blanc, laiteux, comme
chez les carnivores. Mais voici qu'à propos de ces
autopsies, qui m'offrirent la confirmation de mes
idées sur la digestion de la viande chez les lapins, il
se présenta un fait auquel je n'avais nullement pensé
et qui devint pour moi, comme on va le voir, le point
de départ d'un nouveau travail.

DEUXIÈME EXEMPLE (*suite du précédent*). — Il m'ar-

riva, en sacrifiant les lapins auxquels j'avais fait manger de la viande, de remarquer que des chylifères
blancs et laiteux commençaient à être visibles dans
l'intestin grêle, à la partie inférieure du duodénum,
environ à 30 centimètres au-dessous du pylore. Ce
fait attira mon attention parce que chez les chiens les
chylifères commencent à être visibles beaucoup plus
haut dans le duodénum et immédiatement après le
pylore. En examinant la chose de plus près, je constatai que cette particularité chez le lapin coïncidait
avec l'insertion du canal pancréatique situé dans un
point très bas, et précisément dans le voisinage du
lieu où les chylifères commençaient à contenir du
chyle rendu blanc et laiteux par l'émulsion des
matières grasses alimentaires.

L'*observation* fortuite de ce fait réveilla en moi une
idée et fit naître dans mon esprit la pensée que le suc
pancréatique pouvait bien être la cause de l'émulsion
des matières grasses, et par suite celle de leur
absorption par les vaisseaux chylifères. Je fis encore
instinctivement le syllogisme suivant : le chyle blanc
est dû à l'émulsion de la graisse ; or, chez le lapin, le
chyle blanc se forme au niveau du déversement du
suc pancréatique dans l'intestin ; donc c'est le suc
pancréatique qui émulsionne la graisse et forme le
chyle blanc. C'est ce qu'il fallait juger par l'expérience.

En vue de cette idée préconçue, j'imaginai et j'instituai aussitôt une *expérience* propre à vérifier la réalité ou la fausseté de ma supposition. Cette expérience consistait à essayer directement la propriété
du suc pancréatique sur les matières grasses neutres
ou alimentaires. Mais le suc pancréatique ne s'écoule
pas naturellement au-dehors, comme la salive ou
l'urine par exemple ; son organe sécréteur est, au
contraire, profondément situé dans la cavité abdo-
minale. Je fus donc obligé de mettre en usage des
procédés d'*expérimentation* pour me procurer chez

l'animal vivant ce liquide pancréatique dans des conditions physiologiques convenables et en quantité suffisante. C'est alors que je pus réaliser mon expérience, c'est-à-dire contrôler mon idée préconçue, et l'expérience me prouva que l'idée était juste. En effet, du suc pancréatique obtenu dans des conditions convenables, sur des chiens, des lapins et divers autres animaux, mêlé avec de l'huile ou de la graisse fondue, s'émulsionnait instantanément d'une manière persistante, et plus tard acidifiait ces corps gras en les décomposant, à l'aide d'un ferment particulier, en acide gras et glycérine, etc., etc.

Je ne poursuivrai pas plus loin ces expériences, que j'ai longuement développées dans un travail spécial. [1] J'ai voulu seulement montrer ici comment une première observation faite par hasard sur l'acidité de l'urine des lapins m'a donné l'idée de faire des expériences sur leur alimentation carnassière, et comment ensuite, en poursuivant ces expériences, j'ai fait naître, sans la chercher, une autre observation relative à la disposition spéciale de l'insertion du canal pancréatique chez le lapin. Cette seconde observation, survenue dans l'expérience et engendrée par elle, m'a donné à son tour l'idée de faire des expériences sur l'action du suc pancréatique.

On voit par les exemples précédents comment l'*observation* d'un fait ou phénomène, survenu par hasard, fait naître par anticipation une *idée* préconçue ou une hypothèse sur la cause probable du phénomène observé; comment l'idée préconçue engendre un raisonnement qui déduit l'expérience propre à la vérifier; comment, dans un cas, il a fallu pour opérer cette vérification recourir à l'expérimentation, c'est-à-dire

------

(1) Claude Bernard, *Mémoire sur le pancréas et sur le rôle du suc pancréatique dans les phénomènes digestifs.* Paris, 1856.

à l'emploi de procédés opératoires plus ou moins compliqués, etc. Dans le dernier exemple l'expérience a eu un double rôle : elle a d'abord jugé et confirmé les prévisions du raisonnement qui l'avait engendrée, mais de plus elle a provoqué une nouvelle observation. On peut donc appeler cette observation *une observation provoquée ou engendrée par l'expérience*. Cela prouve qu'il faut, comme nous l'avons dit, observer tous les résultats d'une expérience, ceux qui sont relatifs à l'idée préconçue et ceux mêmes qui n'ont aucun rapport avec elle. Si l'on ne voyait que les faits relatifs à son idée préconçue, on se priverait souvent de faire des découvertes. Car il arrive fréquemment qu'une mauvaise expérience peut provoquer une très bonne observation, comme le prouve l'exemple qui va suivre.

TROISIÈME EXEMPLE. — En 1857, j'entrepris une série d'expériences sur l'élimination des substances par l'urine, et cette fois les résultats de l'expérience ne confirmèrent pas, comme dans les exemples précédents, mes prévisions ou mes idées préconçues sur le mécanisme de l'élimination des substances par l'urine. Je fis donc ce qu'on appelle habituellement une mauvaise expérience ou de mauvaises expériences. Mais nous avons précédemment posé en principe qu'il n'y a pas de mauvaises expériences ; car quand elles ne répondent pas à la recherche pour laquelle on les avait instituées, il faut encore profiter des observations qu'elles peuvent fournir pour donner lieu à d'autres expériences.

En recherchant comment s'éliminaient par le sang qui sort du rein les substances que j'avais injectées j'observai par hasard que le sang de la veine rénale était rutilant, tandis que le sang des veines voisines était noir comme du sang veineux ordinaire. Cette particularité imprévue me frappa, et je fis ainsi l'*observation* d'un fait nouveau qu'avait engendré l'expérience et qui était étranger au but expérimental que

je poursuivais dans cette même expérience. Je renon-
çai donc à mon idée primitive qui n'avait pas été
vérifiée, et je portai toute mon attention sur cette
singulière coloration du sang veineux rénal ; et lorsque
je l'eus bien constatée et que je me fus assuré qu'il
n'y avait pas de cause d'erreur dans l'observation du
fait, je me demandai tout naturellement quelle pouvait en être la cause. Ensuite, examinant l'urine qui
coulait par l'uretère et en réfléchissant, l'idée me vint
que cette coloration rouge du sang veineux pourrait
bien être en rapport avec l'état sécrétoire ou fonction-
nel du rein. Dans cette hypothèse, en faisant cesser
la sécrétion rénale, le sang veineux devait devenir
noir : c'est ce qui arriva ; en rétablissant la sécrétion
rénale, le sang veineux devait redevenir rutilant :
c'est ce que je pus vérifier encore chaque fois que
j'excitais la sécrétion de l'urine. J'obtins ainsi la
preuve expérimentale qu'il y avait un rapport entre
la sécrétion de l'urine et la coloration du sang de la
veine rénale.

Mais ce n'est point encore tout. A l'état normal le
sang veineux du rein est à peu près constamment
rutilant, parce que l'organe urinaire sécrète d'une
manière à peu près continue, bien qu'alternativement
pour chaque rein. Or je voulus savoir si la couleur
rutilante du sang veineux constituait un fait général
propre aux autres glandes, et obtenir de cette manière
une contre-épreuve bien nette qui me démontrât que
c'était le phénomène sécrétoire par lui-même qui
amenait cette modification dans la coloration du sang
veineux. Voici comment je raisonnai : si, dis-je, c'est
la sécrétion qui entraîne, ainsi que cela paraît être,
la rutilance du sang veineux glandulaire, il arrivera
dans les organes glandulaires qui, comme les glandes
salivaires, secrètent d'une manière intermittente que
le sang veineux changera de couleur d'une manière
intermittente, et se montrera noir pendant le repos de
la glande et rouge pendant la sécrétion. Je mis donc à

découvert sur un chien la glande sous-maxillaire, ses conduits, ses nerfs et ses vaisseaux. Cette glande fournit à l'état normal une sécrétion intermittente que l'on peut exciter ou faire cesser à volonté. Or je constatai clairement que, pendant le repos de la glande, quand rien ne coulait par le conduit salivaire, le sang veineux offrait en effet une coloration noire, tandis qu'aussitôt que la sécrétion apparaissait, le sang devenait rutilant [1], pour reprendre la couleur noire quand la sécrétion s'arrêtait, puis restait noir pendant tout le temps que durait l'intermittence, etc.

Ces dernières observations ont ensuite été le point de départ de nouvelles idées qui m'ont guidé pour faire des recherches relatives à la cause chimique du changement de couleur du sang glandulaire pendant la sécrétion. Je ne poursuivrai pas ces expériences, dont j'ai d'ailleurs publié les détails. [2] Il me suffira d'avoir prouvé que les recherches scientifiques ou les idées expérimentales peuvent prendre naissance à l'occasion d'observations fortuites et en quelque sorte *involontaires* qui se présentent à nous, soit spontanément, soit à l'occasion d'une expérience faite dans un autre but.

Mais il arrive encore un autre cas : c'est celui dans lequel l'expérimentateur provoque et fait naître *volontairement* une observation. Ce cas rentre pour ainsi dire dans le précédent; seulement il en diffère en ce que, au lieu d'attendre que l'observation se présente par hasard dans une circonstance fortuite, on le provoque par une expérience. En reprenant la comparaison de Bacon, nous pourrions dire que l'ex-

---

(1) Claude Bernard, *Leçons sur les propriétés physiologiques et les altérations pathologiques des liquides de l'organisme.* Paris, 1859, t. II.
(2) Claude Bernard, *Sur la quantité d'oxygène que contient le sang veineux des organes glandulaires (Compt. rend. de l'Acad. des sciences, t. XLII, 6 septembre 1858).*

périmentateur ressemble dans ce cas à un chasseur qui, au lieu d'attendre tranquillement le gibier, cherche à le faire lever en pratiquant une battue dans les lieux où il suppose son existence. C'est ce que nous avons appelé l'*expérience* pour voir. [1] On met ce procédé en usage toutes les fois qu'on n'a pas d'idée préconçue pour entreprendre des recherches sur un sujet à l'occasion duquel des observations antérieures manquent. Alors on expérimente pour faire naître des observations qui puissent à leur tour faire naître des idées. C'est ce qui arrive habituellement en médecine quand on veut rechercher l'action d'un poison ou d'une substance médicamenteuse quelconque sur l'économie animale; on fait des expériences pour voir, et ensuite on se guide d'après ce qu'on a vu.

QUATRIÈME EXEMPLE. — En 1845, M. Pelouze me remit une substance toxique appelée *curare*, qui lui avait été rapportée d'Amérique. On ne connaissait alors rien sur le mode d'action physiologique de cette substance. On savait seulement, d'après d'anciennes observations et par les relations intéressantes d'Alexandre de Humboldt, de MM. Boussingault et Roulin, que cette substance, d'une préparation complexe et difficile à déterminer, tue très rapidement un animal quand on l'introduit sous la peau. Mais je ne pouvais point, par des observations antérieures, me faire une idée préconçue sur le mécanisme de la mort par le curare; il me fallait avoir pour cela des observations nouvelles relatives aux troubles organiques que ce poison pouvait amener. Dès lors je provoquai l'apparition de ces observations, c'est-à-dire que je fis des expériences *pour voir* des choses sur lesquelles je n'avais aucune idée préconçue. Je plaçai d'abord du curare sous la peau d'une grenouille : elle mourut

---

(1) Voir p. 46.

après quelques minutes; aussitôt je l'ouvris et j'examinai successivement, dans cette autopsie physiologique, ce qu'étaient devenues les propriétés physiologiques connues des divers tissus. Je dis à dessein *autopsie physiologique*, parce qu'il n'y a que celles-là qui soient réellement instructives. C'est la disparition des propriétés physiologiques qui explique la mort, et non pas les altérations anatomiques. En effet, dans l'état actuel de la science, nous voyons les propriétés physiologiques disparaître dans une foule de cas sans que nous puissions démontrer, à l'aide de nos moyens d'investigation, aucune altération anatomique correspondante; c'est le cas du curare, par exemple, tandis que nous trouverons, au contraire, des exemples où les propriétés physiologiques persistent, malgré des altérations anatomiques très marquées avec lesquelles les fonctions ne sont point incompatibles. Or, chez ma grenouille empoisonnée par le curare, le cœur continuait ses mouvements, les globules du sang n'étaient point altérées en apparence dans leurs propriétés physiologiques, non plus que les muscles, qui avaient conservé leur contractilité normale. Mais, bien que l'appareil nerveux eût conservé son apparence anatomique normale, les propriétés des nerfs avaient cependant complètement disparu. Il n'y avait plus de mouvements ni volontaires ni réflexes, et les nerfs moteurs excités directement ne déterminaient plus aucune contraction dans les muscles. Pour savoir s'il n'y avait rien d'accidentel et d'erroné dans cette première observation, je la répétai plusieurs fois et je la vérifiai de diverses manières; car la première chose indispensable quand on veut raisonner expérimentalement, c'est d'être bon observateur et de bien s'assurer qu'il n'y a pas d'erreur dans l'observation qui sert de point de départ au raisonnement. Or je trouvai chez les mammifères et chez les oiseaux les mêmes phénomènes que chez les grenouilles, et la disparition des propriétés physiologiques du système nerveux

moteur devint le fait constant. Partant de ce fait bien
établi, je pus alors pousser plus avant l'analyse des
phénomènes et déterminer le mécanisme de la mort
par le curare. Je procédai toujours par des raisonnements analogues à ceux signalés dans l'exemple
précédent, et d'idée en idée, d'expérience en expérience, je m'élevai à des faits de plus en plus précis.
J'arrivai finalement à cette proposition générale que
*le curare détermine la mort par la destruction de
tous les nerfs moteurs, sans intéresser les nerfs sensitifs.* [1]

Dans les cas où l'on fait une expérience *pour voir*,
l'idée préconçue et le raisonnement, avons-nous dit,
semblent manquer complètement, et cependant on a
nécessairement raisonné à son insu par syllogisme.
Dans le cas du curare, j'ai instinctivement raisonné
de la manière suivante : il n'y a pas de phénomène
sans cause, et par conséquent pas d'empoisonnement
sans une lésion physiologique qui sera particulière ou
spéciale au poison employé; or, pensai-je, le curare
doit produire la mort par une action qui lui est propre
et en agissant sur certaines parties organiques déterminées. Donc, en empoisonnant l'animal par le curare
et en examinant aussitôt après la mort les propriétés
de ses divers tissus, je pourrai peut-être trouver et
étudier une lésion spéciale à ce poison.

L'esprit ici est donc encore *actif*, et l'*expérience
pour voir*, qui paraît faite à l'aventure, rentre cependant dans notre définition générale de l'expérience. [2]
En effet, dans toute initiative, l'esprit raisonne toujours et, même quand nous semblons faire les choses
sans motifs, une logique instinctive dirige l'esprit.

---

(1) Voy. Claude Bernard, *Leçons sur les effets des
substances toxiques.* Paris, 1857. — *Du curare* (*Revue des
Deux Mondes*, 1er septembre 1864).
(2) Voir p. 25.

Seulement on ne s'en rend pas compte, par cette raison bien simple qu'on commence par raisonner avant de savoir et de dire qu'on raisonne, de même qu'on commence par parler avant d'observer que l'on parle, de même encore que l'on commence par voir et entendre avant de savoir ce que l'on voit et ce que l'on entend.

CINQUIÈME EXEMPLE. — Vers 1846, je voulus faire des expériences sur la cause de l'empoisonnement par l'oxyde de carbone. Je savais que ce gaz avait été signalé comme toxique, mais je ne savais absolument rien sur le mécanisme de cet empoisonnement; je ne pouvais donc pas avoir d'idée préconçue. Que fallait-il faire alors ? Il fallait faire naître une idée en faisant apparaître un fait, c'est-à-dire instituer encore là une expérience *pour voir*. En effet, j'empoisonnai un chien en lui faisant respirer de l'oxyde de carbone, et immédiatement après la mort je fis l'ouverture de son corps. Je regardai l'état des organes et des liquides. Ce qui fixa tout aussitôt mon attention, ce fut que le sang était rutilant dans tous les vaisseaux : dans les veines aussi bien que dans les artères, dans le cœur droit aussi bien que dans le cœur gauche. Je répétai cette expérience sur des lapins, sur des oiseaux, sur des grenouilles, et partout je trouvai la même coloration rutilante générale du sang. Mais je fus distrait de poursuivre cette recherche, et je gardai cette *observation* pendant longtemps sans m'en servir autrement que pour la citer dans mes cours à propos de la coloration du sang.

En 1856, personne n'avait poussé la question expérimentale plus loin, et dans mon cours au Collège de France sur les *substances toxiques et médicamenteuses*, je repris l'étude sur l'empoisonnement par l'oxyde de carbone que j'avais commencée en 1846. Je me trouvais alors dans un cas mixte; car, à cette époque, je savais déjà que l'empoisonnement par l'oxyde de carbone rend le sang rutilant dans tout le

système circulatoire. Il fallait faire des hypothèses et
établir une idée préconçue sur cette première observation afin d'aller plus avant. Or, en réfléchissant sur
ce fait de rutilance du sang, j'essayai de l'interpréter
avec des connaissances antérieures que j'avais sur la
cause de la couleur du sang, et alors toutes les
réflexions suivantes se présentèrent à mon esprit. La
couleur rutilante du sang, dis-je, est spéciale au sang
artériel et en rapport avec la présence de l'oxygène en
forte proportion, tandis que la coloration noire tient
à la disparition de l'oxygène et à la présence d'une
plus grande proportion d'acide carbonique; dès lors il
me vint à l'idée que l'oxyde de carbone, en faisant
persister la couleur rutilante dans le sang veineux,
aurait peut-être empêché l'oxygène de se changer en
acide carbonique dans les capillaires. Il semblait pourtant difficile de comprendre comment tout cela pouvait être la cause de la mort. Mais, continuant toujours
mon raisonnement intérieur et préconçu, j'ajoutai :
si tout cela était vrai, le sang pris dans les veines
des animaux empoisonnés par l'oxyde de carbone
devrait contenir de l'oxygène comme le sang artériel ;
c'est ce qu'il faut voir.

A la suite de ces raisonnements fondés sur l'interprétation de mon observation, j'instituai une *expérience* pour vérifier mon *hypothèse* relative à la persistance de l'oxygène dans le sang veineux. Je fis pour
cela passer un courant d'hydrogène dans du sang veineux rutilant pris sur un animal empoisonné par
l'oxyde de carbone, mais je ne pus déplacer, comme à
l'ordinaire, de l'oxygène. J'essayai d'agir de même sur
le sang artériel, je ne réussis pas davantage. Mon
idée préconçue était donc fausse. Mais cette impossibilité d'obtenir de l'oxygène du sang d'un chien empoisonné par l'oxyde de carbone fut pour moi une
deuxième *observation* qui me suggéra de nouvelles
idées d'après lesquelles je formai une nouvelle hypothèse. Que pouvait être devenu cet oxygène du sang ?

Il ne s'était pas changé en acide carbonique, car on ne déplaçait pas non plus de grandes quantités de ce gaz en faisant passer un courant d'hydrogène dans le sang des animaux empoisonnés. D'ailleurs cette supposition était en opposition avec la couleur du sang. Je m'épuisai en conjectures sur la manière dont l'oxyde de carbone pouvait faire disparaître l'oxygène du sang ; et comme les gaz se déplacent les uns par les autres, je dus naturellement penser que l'oxyde de carbone pouvait avoir déplacé l'oxygène et l'avoir chassé du sang. Pour le savoir, je résolus de varier l'expérimentation et de placer le sang dans des conditions artificielles qui me permissent de retrouver l'oxygène déplacé. J'étudiai alors l'action de l'oxyde de carbone sur le sang par l'*empoisonnement artificiel*. Pour cela, je pris une certaine quantité de sang artériel d'un animal sain, je plaçai ce sang sur le mercure dans une éprouvette contenant de l'oxyde de carbone, j'agitai ensuite le tout afin d'empoisonner le sang à l'abri du contact de l'air extérieur. Puis après un certain temps, j'examinai si l'air contenu dans l'éprouvette, en contact avec le sang empoisonné, avait été modifié, et je constatai que cet air en contact avec le sang s'était notablement enrichi en oxygène, en même temps que la proportion d'oxyde de carbone y avait diminué. Ces expériences, répétées dans les mêmes conditions, m'apprirent qu'il y avait eu là un simple échange volume à volume entre l'oxyde de carbone et l'oxygène du sang. Mais l'oxyde de carbone, en déplaçant l'oxygène qu'il avait expulsé du sang, était resté fixé dans le globule du sang et ne pouvait plus être déplacé par l'oxygène ni par d'autres gaz. De sorte que la mort arrivait par la mort des globules sanguins, ou autrement dit par la cessation de l'exercice de leur propriété physiologique qui est essentielle à la vie.

Ce dernier exemple, que je viens de rapporter d'une manière très succincte, est complet, et il montre d'un

bout à l'autre comment la méthode expérimentale
procède et réussit pour arriver à connaître la cause
prochaine des phénomènes. D'abord je ne savais absolument rien sur le mécanisme du phénomène empoisonnement par l'oxyde de carbone. Je fis une expérience *pour voir*, c'est-à-dire pour observer. Je
recueillis une première observation sur une modification spéciale de la couleur du sang. J'interprétai cette
observation, et je fis une *hypothèse* que l'expérience
prouva être fausse. Mais cette expérience me fournit
une deuxième *observation*, sur laquelle je raisonnai
de nouveau en m'en servant comme point de départ
pour faire une nouvelle hypothèse sur le mécanisme
de la soustraction de l'oxygène au sang. En construi-
sant des hypothèses successivement sur les faits à
mesure que je les observais, j'arrivai finalement à
démontrer que l'oxyde de carbone se substitue dans
le globule du sang à la place de l'oxygène, par suite
d'une combinaison avec la substance du globule du
sang.

Ici l'analyse expérimentale a atteint son but. C'est
un des rares exemples en physiologie que je suis
heureux de pouvoir citer. Ici la *cause prochaine* du
phénomène empoisonnement est trouvée, et elle se
traduit par une expression théorique qui rend compte
de tous les faits et qui renferme en même temps
toutes les observations et toutes les expériences. La
théorie formulée ainsi pose le fait principal d'où se
déduisent tous les autres : *l'oxyde de carbone se combine plus fortement que l'oxygène avec l'hémato-globuline du globule du sang*. On a prouvé tout récemment que l'oxyde de carbone forme une combinaison
définie avec l'hémato-globuline. [1] De sorte que le globule du sang, comme minéralisé par la stabilité de

---

(1) Hope-Seyler, *Handbuch der physiologisch und patho-
logisch chemischen Analyse.* Berlin, 1865.

cette combinaison, perd ses propriétés vitales. Dès lors tout se déduit logiquement : l'oxyde de carbone, à raison de sa *propriété* de plus forte combinaison, chasse du sang l'oxygène qui est essentiel à la vie ; les globules du sang deviennent inertes, et l'on voit l'animal mourir avec les symptômes de l'hémorragie, par une vraie paralysie des globules.

Mais quand une théorie est bonne et qu'elle donne bien la cause *physico-chimique* réelle et déterminée des phénomènes, elle renferme non seulement les faits observés, mais elle en peut prévoir d'autres et conduire à des applications raisonnées, qui seront les conséquences logiques de la théorie. Nous rencontrons encore ici ce critérium. En effet, si l'oxyde de carbone a la propriété de chasser l'oxygène en se combinant à sa place avec le globule du sang, on pourra se servir de ce gaz pour faire l'analyse des gaz du sang, et en particulier pour la détermination de l'oxygène. J'ai déduit de mes expériences cette application, qui est aujourd'hui généralement adoptée. [1] On a fait des applications à la médecine légale de cette propriété de l'oxyde de carbone pour retrouver la matière colorante du sang, et l'on peut déjà aussi tirer, des faits physiologiques signalés plus haut, des conséquences relatives à l'hygiène, à la pathologie expérimentale, et notamment au mécanisme de certaines anémies.

Sans doute, toutes ces déductions de la théorie demandent encore, comme toujours, des vérifications expérimentales, et la logique ne suffit pas ; mais cela tient à ce que les conditions d'action de l'oxyde de carbone sur le sang peuvent présenter d'autres circonstances complexes et une foule de détails que la

---

(1) Claude Bernard, *De l'emploi de l'oxyde de carbone pour la détermination de l'oxygène du sang.* (*Compt. rend. de l'Acad. des sciences*, séance du 6 septembre 1858, t. XLVII).

théorie ne peut encore prévoir. Sans cela, ainsi que
nous l'avons dit souvent[1], nous conclurions par la
seule logique et sans avoir besoin de vérification expérimentale. C'est donc à cause des nouveaux éléments
variables et imprévus, qui peuvent s'introduire dans
les conditions d'un phénomène, que jamais dans les
sciences expérimentales la logique seule ne suffit.
Même quand on a une théorie qui paraît bonne, elle
n'est que relativement bonne et elle renferme toujours une certaine proportion d'inconnu.

UNE RECHERCHE EXPÉRIMENTALE A POUR POINT DE DÉPART UNE HYPOTHÈSE OU UNE THÉORIE

Nous avons déjà dit[2] et nous verrons plus loin que,
dans la constatation d'une observation, il ne faut
jamais aller au-delà du fait. Mais il n'en est pas de
même dans l'institution d'une expérience; je veux
montrer qu'à ce moment les hypothèses sont indispensables et que leur utilité est précisément alors de
nous entraîner hors du fait et de porter la science en
avant. Les hypothèses ont pour objet non seulement
de nous faire faire des expériences nouvelles, mais
elles nous font découvrir souvent des faits nouveaux
que nous n'aurions pas aperçus sans elles. Dans les
exemples qui précèdent nous avons vu que l'on peut
partir d'un fait particulier pour s'élever ensuite successivement à des idées plus générales, c'est-à-dire à
une théorie. Mais il arrive aussi, comme nous venons
de le voir, qu'on peut partir d'une hypothèse qui se

---

(1) Voir p. 59.
(2) Voir p. 50.

déduit d'une théorie. Dans ce cas, bien qu'il s'agisse d'un raisonnement déduit logiquement d'une théorie, c'est néanmoins encore une hypothèse qu'il faut vérifier par l'expérience. Ici en effet les théories ne nous représentent qu'un assemblage de faits antérieurs sur lesquels s'appuie l'hypothèse, mais qui ne sauraient lui servir de démonstration expérimentale. Nous avons dit que dans ce cas il fallait ne pas subir le joug des théories, et que garder l'indépendance de son esprit était la meilleure condition pour trouver la vérité et pour faire faire des progrès à la science. C'est ce que prouveront les exemples suivants.

PREMIER EXEMPLE. — En 1843, dans un de mes premiers travaux, j'entrepris d'étudier ce que deviennent les différentes substances alimentaires dans la nutrition. Je commençai, ainsi que je l'ai déjà dit, par le sucre, qui est une substance définie et plus facile que toutes les autres à reconnaître et à poursuivre dans l'économie. J'injectai dans ce but des dissolutions de sucre de canne dans le sang des animaux, et je constatai que ce sucre, même injecté dans le sang à faible dose, passait dans les urines. Je reconnus ensuite que le suc gastrique, en modifiant ou en transformant le sucre de canne, le rendait assimilable, c'est-à-dire destructible dans le sang.[1]

Alors je voulus savoir dans quel organe ce sucre alimentaire disparaissait, et j'admis par hypothèse que ce sucre que l'alimentation introduit dans le sang pourrait être détruit dans le poumon ou dans les capillaires généraux. En effet, la théorie régnante à cette époque, et qui devait être naturellement mon point de départ, admettait que le sucre qui existe chez les animaux provient exclusivement des aliments, et que ce sucre se détruit dans l'organisme animal

_____

(1) Claude Bernard, thèse pour le doctorat en médecine, Paris, 1843.

par des phénomènes de combustion, c'est-à-dire de respiration. C'est ce qui avait fait donner au sucre le nom d'*aliment respiratoire*. Mais je fus immédiatement conduit à voir que la théorie sur l'origine du sucre chez les animaux, qui me servait de point de départ, était fausse. En effet, par suite d'expériences que j'indiquerai plus loin, je fus amené, non à trouver l'organe destructeur du sucre, mais au contraire je découvris un organe formateur de cette substance, et je trouvai que le sang de tous les animaux contient du sucre, même quand ils n'en mangent pas. Je constatai donc là un fait nouveau, imprévu par la théorie et que l'on n'avait pas remarqué, sans doute, parce que l'on était sous l'empire d'idées théoriques opposées, auxquelles on avait accordé trop de confiance. Alors, j'abandonnai tout aussitôt toutes mes hypothèses sur la destruction du sucre pour suivre ce résultat inattendu qui a été depuis l'origine féconde d'une voie nouvelle d'investigation et une mine de découvertes qui est loin d'être épuisée.

Dans ces recherches je me suis conduit d'après les principes de la méthode expérimentale que nous avons établis, c'est-à-dire qu'en présence d'un fait nouveau bien constaté, et en contradiction avec une théorie, au lieu de garder la théorie et d'abandonner le fait, j'ai gardé le fait, que j'ai étudié, et je me suis hâté de laisser la théorie, me conformant à ce précepte que nous avons indiqué dans le deuxième chapitre : *quand le fait qu'on rencontre est en opposition avec une théorie régnante, il faut accepter le fait et abandonner la théorie, lors même que celle-ci, soutenue par de grands noms, est généralement adoptée.*

Il faut donc distinguer, comme nous l'avons dit, les principes d'avec les théories et ne jamais croire à ces dernières d'une manière absolue. Ici nous avions une théorie d'après laquelle on admettait que le règne végétal avait seul le pouvoir de créer les principes immédiats que le règne animal doit détruire. D'après cette théorie, établie et soutenue par les chimistes contemporains les plus illustres, les animaux étaient incapables de produire du sucre dans leur organisme. Si j'avais cru à la théorie d'une manière absolue, j'aurais dû conclure que mon expérience devait être entachée d'erreur, et peut-être que des expérimentateurs moins défiants que moi auraient passé condamnation immédiatement et ne se seraient pas arrêtés plus longtemps sur une observation qu'on pouvait théoriquement accuser de renfermer des causes d'erreurs, puisqu'elle montrait du sucre dans le sang des animaux soumis à une alimentation dépourvue de matières amidonnées ou sucrées. Mais au lieu de me préoccuper de la validité de la théorie, je ne m'occupai que du fait, dont je cherchai à bien établir la réalité. Je fus ainsi amené par de nouvelles expériences, et au moyen de contre-épreuves convenables, à confirmer ma première observation et à trouver que le foie était un organe où du sucre animal se formait dans certaines circonstances données pour se répandre ensuite dans les tissus et liquides organiques.

Cette glycogénie animale que j'ai découverte, c'est-à-dire cette faculté que possèdent les animaux, aussi bien que les végétaux, de produire du sucre, est aujourd'hui un résultat acquis à la science, mais on n'est point encore fixé sur une théorie plausible des phénomènes. Les faits nouveaux que j'ai fait connaître ont été la source de grand nombre de travaux et de beaucoup de théories diverses et contradictoires en apparence, soit entre elles, soit avec les miennes. Quand on entre sur un terrain neuf, il ne faut pas craindre d'émettre des vues même hasardées afin d'exciter la recherche dans toutes les directions. Il ne faut pas, suivant l'expression de Priestley, rester dans l'inaction par une fausse modestie fondée sur la crainte de se tromper. J'ai donc fait des théories plus ou moins hypothétiques sur la glycogénie; depuis moi, on en a fait d'autres : mes théories, ainsi que celles des autres, vivront ce que doivent vivre des théories nécessairement très partielles et provisoires quand on est au début d'une nouvelle série de recherches. Mais elles seront plus tard remplacées par d'autres qui représenteront un état plus avancé de la question, et ainsi de suite. Les théories sont comme des degrés successifs que monte la science en élargissant de plus en plus son horizon, parce que les théories représentent et comprennent nécessairement d'autant plus de faits qu'elles sont plus avancées. Le vrai progrès est de changer de théorie pour en prendre de nouvelles qui aillent plus loin que les premières, jusqu'à ce qu'on en trouve une qui soit assise sur un plus grand nombre de faits. Dans le cas qui nous occupe, la question n'est pas de condamner l'ancienne théorie au profit de celle qui est plus récente. Ce qui est important, c'est d'avoir ouvert une voie nouvelle; car ce qui ne périra jamais, ce sont les faits bien observés que les théories éphémères ont fait surgir; ce sont là les seuls matériaux sur lesquels l'édifice de la science s'élèvera un jour, quand elle possédera un nombre de faits suffisant et qu'elle aura pénétré assez loin dans l'analyse des phénomènes pour en connaître la loi ou le déterminisme exact.

En résumé, les théories ne sont que des hypothèses vérifiées par un nombre plus ou moins considérable de faits; celles qui sont vérifiées par le plus grand nombre de faits sont les meilleures; mais encore ne sont-elles jamais définitives et ne doit-on jamais y croire d'une manière absolue. On a vu, par les exemples qui précèdent, que, si l'on avait eu une confiance entière dans la théorie régnante sur la destruction du sucre chez les animaux, et si l'on n'avait eu en vue que sa confirmation, on n'aurait probablement pas été mis sur la voie des faits nouveaux que nous avons rencontrés. L'hypothèse fondée sur une théorie a, il est vrai, provoqué l'expérience; mais dès que les résultats de l'expérience sont apparus, la théorie et l'hypothèse ont dû disparaître, car le fait expérimental n'était plus qu'une observation qu'il fallait faire sans idée préconcue. [1]

Le grand principe est donc, dans des sciences aussi complexes et aussi peu avancées que la physiologie, de se préoccuper très peu de la valeur des hypothèses ou des théories, et d'avoir toujours l'œil attentif pour observer tout ce qui apparaît dans une expérience. Une circonstance en apparence accidentelle et inexplicable peut devenir l'occasion de la découverte d'un fait nouveau important, comme on va le voir par la continuation de l'exemple cité précédemment.

DEUXIÈME EXEMPLE (*suite du précédent*). — Après avoir trouvé, ainsi que je l'ai dit plus haut, qu'il existe dans le foie des animaux du sucre à l'état normal et dans toute espèce d'alimentation, je voulus connaître la proportion de cette substance et ses variations dans certains états physiologiques et pathologiques. Je commençai donc des dosages de sucre dans le foie d'animaux placés dans diverses circonstances physiologiquement déterminées. Je répétais toujours deux dosages de la matière sucrée, et d'une manière simultanée, avec le même tissu hépatique. Mais un jour il m'arriva, étant pressé par le temps, de ne pas pouvoir faire mes deux analyses au même moment; je fis rapidement un dosage immédiatement après la mort de l'animal, et je renvoyai l'autre analyse au lendemain. Mais je trouvai cette fois des quantités de sucre beaucoup plus grandes que celles que j'avais obtenues la veille pour le même tissu hépatique, et je remarquai d'un autre côté que la proportion de sucre que j'avais trouvée la veille dans le foie, examiné immédiatement après la mort de l'animal, était beaucoup plus faible que celle que j'avais rencontrée dans les expériences que j'avais fait connaître comme

---

(1) Voir p. 47.

donnant la proportion normale du sucre hépatique. Je
ne savais à quoi rapporter cette singulière variation
obtenue avec le même foie et le même procédé d'analyse. Que fallait-il faire ? Fallait-il considérer ces deux
dosages si discordants comme une mauvaise expérience et ne pas en tenir compte ? Fallait-il prendre
une moyenne entre les deux expériences ? C'est un
expédient que plusieurs expérimentateurs auraient
pu choisir pour se tirer d'embarras. Mais je n'approuve pas cette manière d'agir, par des raisons que
j'ai données ailleurs. J'ai dit, en effet, qu'il ne faut
jamais rien négliger dans l'observation des faits, et
je regarde comme une règle indispensable de critique
expérimentale [1] de ne jamais admettre sans preuve
l'existence d'une cause d'erreur dans une expérience,
et de chercher toujours à se rendre raison de toutes
les circonstances anormales qu'on observe. Il n'y a
rien d'accidentel, et ce qui pour nous est accident
n'est qu'un fait inconnu qui peut devenir, si on l'explique, l'occasion d'une découverte plus ou moins
importante. C'est ce qui m'est arrivé dans ce cas.

Je voulus savoir en effet quelle était la raison qui
m'avait fait trouver deux nombres si différents dans
le dosage du foie de mon lapin. Après m'être assuré
qu'il n'y avait pas d'erreur tenant au procédé de
dosage ; après avoir constaté que les diverses parties
du foie sont sensiblement toutes également riches en
sucre, il ne me resta plus à examiner que l'influence
du temps qui s'était écoulé depuis la mort de l'animal
jusqu'au moment de mon deuxième dosage. Jusqu'alors, sans y attacher aucune importance, j'avais
fait mes expériences quelques heures après la mort
de l'animal, et, pour la première fois, je m'étais trouvé
dans le cas de faire immédiatement un dosage quel-

_____

(1) Voir p. 273.

ques minutes après la mort et de renvoyer l'autre au lendemain, c'est-à-dire vingt-quatre heures après. En physiologie, les questions de temps ont toujours une grande importance, parce que la matière organique éprouve des modifications nombreuses et incessantes. Il pouvait donc s'être produit quelque modification chimique dans le tissu hépatique. Pour m'en assurer, je fis une série de nouvelles expériences, qui dissipèrent toutes les obscurités en me montrant que le tissu du foie va constamment en s'enrichissant en sucre pendant un certain temps après la mort. De sorte qu'on peut avoir des quantités de sucre très variables, suivant le moment dans lequel on fait son examen. Je fus donc ainsi amené à rectifier mes anciens dosages et à découvrir ce fait nouveau, à savoir, que des quantités considérables de sucre se produisent dans le foie des animaux après la mort. Je montrai, par exemple, qu'en faisant passer dans un foie encore chaud et aussitôt après la mort de l'animal un courant d'eau injecté avec force par les vaisseaux hépatiques, on débarrasse complètement le tissu hépatique du sucre qu'il contient; mais le lendemain ou quelques heures après, quand on place le foie à une douce température, on trouve son tissu de nouveau chargé d'une quantité de sucre qui s'est produit depuis le lavage. [1]

Quand je fus en possession de cette première découverte que le sucre se forme chez les animaux après la mort comme pendant la vie, je voulus pousser plus loin l'examen de ce singulier phénomène, et c'est alors que je fus amené à trouver que le sucre se produit dans le foie à l'aide d'une matière diastasique

---

(1) Claude Bernard, *Sur le mécanisme de la formation du sucre dans le foie* (*Compt. rendu de l'Acad. des sciences*, 24 septembre 1855, et *Compt. rendu de l'Acad. des sciences*, 23 mars 1857).

réagissant sur une substance amylacée que j'ai isolée et que j'ai appelée *matière glycogène*. De sorte que j'ai pu démontrer de la manière la plus nette que chez les animaux le sucre se forme par un mécanisme en tout semblable à celui qui se rencontre dans les végétaux.

Cette seconde série de faits représente des résultats qui sont encore aujourd'hui solidement acquis à la science et qui ont fait faire beaucoup de progrès à la question glycogénique dans les animaux. Je viens de dire très succinctement comment ces faits ont été découverts, et comment ils ont eu pour point de départ une circonstance expérimentale futile en apparence. J'ai cité ce cas afin de prouver qu'on ne saurait jamais rien négliger dans les recherches expérimentales, car tous les accidents ont leur cause nécessaire. On ne doit donc jamais être trop absorbé par la pensée qu'on poursuit, ni s'illusionner sur la valeur de ses idées ou de ses théories scientifiques; il faut toujours avoir les yeux ouverts à tout événement, l'esprit douteur et indépendant [1], disposé à examiner tout ce qui se présente et à ne rien laisser passer sans en rechercher la raison. Il faut être, en un mot, dans une disposition intellectuelle qui semble paradoxale, mais qui suivant moi, représente le véritable esprit de l'investigateur. Il faut *avoir une foi robuste et ne pas croire;* je m'explique en disant qu'il faut en science croire fermement aux principes et douter des formules; en effet, d'un côté nous sommes sûrs que le déterminisme existe, mais nous ne sommes jamais certains de le tenir. Il faut être inébranlable sur les principes de la science expérimentale (déterminisme), et ne pas croire absolument aux théories. L'aphorisme que j'ai exprimé plus haut peut s'appuyer sur ce que

----

(1) Voir p. 134.

nous avons développé ailleurs [1], à savoir, que pour les sciences expérimentales le principe est dans notre esprit, tandis que les formules sont dans les choses extérieures. Pour la pratique des choses on est bien obligé de laisser croire que la vérité (au moins la vérité provisoire) est représentée par la théorie ou par la formule. Mais en philosophie scientifique et expérimentale, ceux qui placent leur foi dans les formules ou dans les théories ont tort. Toute la science humaine consiste à chercher la vraie formule ou la vraie théorie de la vérité dans un ordre quelconque. Nous en approchons toujours, mais la trouverons-nous jamais d'une manière complète ? Ce n'est pas le lieu d'entrer dans le développement de ces idées philosophiques : reprenons notre sujet et passons à un nouvel exemple expérimental.

TROISIÈME EXEMPLE. — Vers l'année 1852, je fus amené par mes études à faire des expériences sur l'influence du système nerveux sur les phénomènes de la nutrition et de la calorification. On avait observé que, dans beaucoup de cas, les paralysies complexes, ayant leur siège dans les nerfs mixtes, sont suivies tantôt d'un réchauffement, tantôt d'un refroidissement des parties paralysées. Or voici comment je raisonnai pour expliquer ce fait, en me fondant d'une part sur les observations connues et, d'autre part, sur les théories régnantes relativement aux phénomènes de la nutrition et de la calorification. La paralysie des nerfs, dis-je, doit amener le refroidissement des parties en ralentissant les phénomènes de combustion dans le sang, puisque ces phénomènes sont considérés comme la cause de la calorification animale. Or, d'un autre côté, les anatomistes ont remarqué depuis longtemps que les nerfs sympathiques accompagnent spécialement les vaisseaux artériels. Donc, pensai-je par

_____

(1) Voir p. 116.

induction, ce doivent être les nerfs sympathiques qui,
dans la lésion d'un tronc nerveux mixte, agissent pour
produire le ralentissement des phénomènes capillaires, et c'est leur paralysie qui doit amener par
suite le refroidissement des parties. Si mon hypothèse est vraie, ajoutai-je, elle pourra se vérifier en
coupant seulement les nerfs sympathiques vasculaires
qui vont dans une partie, et en respectant les autres.
Je devrai obtenir alors un refroidissement par la paralysie des nerfs vasculaires sans que le mouvement ni
la sensibilité aient disparu, puisque j'aurais laissé
intacts les nerfs moteurs et sensitifs ordinaires. Pour
réaliser mon expérience, je cherchai donc un procédé
d'expérimentation convenable qui me permît de couper les nerfs vasculaires seuls, en respectant les
autres. Le choix des animaux prenait ici de l'importance relativement à la solution de la question[1]; or
je trouvai que la disposition anatomique qui rend
isolé le grand sympathique cervical chez certains animaux, tels que le lapin et le cheval, rendait cette
solution possible.

Après tous ces raisonnements, je fis donc la section du grand sympathique dans le cou sur un lapin,
pour contrôler mon hypothèse et voir ce qui arriverait relativement à la calorification dans le côté de la
tête où se distribue ce nerf. J'avais été conduit, ainsi
qu'on vient de le voir, en me fondant sur la théorie
régnante et sur des observations antérieures, à faire
l'hypothèse que la température devait être abaissée
par la section de ce nerf sympathique. Or c'est précisément le contraire qui arriva. Aussitôt après la section du grand sympathique dans la partie moyenne du
cou, je vis survenir dans tout le côté correspondant
de la tête du lapin une suractivité considérable dans
la circulation, accompagnée d'une augmentation de

_____

(1) Voir p. 70.

caloricité. Le résultat était donc exactement contraire à celui que mon hypothèse déduite de la théorie m'avait fait prévoir; mais alors je fis comme toujours, c'est-à-dire que j'abandonnai aussitôt les théories et les hypothèses pour observer et étudier le fait en lui-même, afin d'en déterminer aussi exactement que possible les conditions expérimentales. Aujourd'hui, mes expériences sur les nerfs vasculaires et calorifiques ont ouvert une voie nouvelle de recherches et ont été le sujet d'un grand nombre de travaux qui, j'espère, pourront fournir un jour des résultats d'une grande importance en physiologie et en pathologie. [1]

Cet exemple prouve, comme les précédents, qu'on peut rencontrer dans les expériences des résultats différents de ceux que les théories et les hypothèses nous font prévoir. Mais si je désire appeler plus particulièrement l'attention sur ce troisième exemple, c'est qu'il nous offre encore un enseignement important, à savoir que, sans cette hypothèse directrice de l'esprit, le fait expérimental qui la contredit n'aurait pas été aperçu. En effet, je ne suis pas le premier expérimentateur qui ait coupé sur des animaux vivants la portion cervicale du grand sympathique. Pourfour du Petit avait pratiqué cette expérience au commencement du siècle dernier, et il découvrit les effets de ce nerf sur la pupille en partant d'une hypothèse anatomique d'après laquelle ce nerf était supposé porter les esprits animaux dans les yeux. [2] Depuis lors beau-

---

(1) Claude Bernard, *Recherches expérimentales sur le grand sympathique*, etc. (*Mémoires de la Société de biologie*, t. V, 1853). — *Sur les nerfs vasculaires et caloriques du grand sympathique* (*Comptes rendus de l'Acad. des sciences*, 1852, t. XXXIV, 1862, t. LV).

(2) Pourfour du Petit, *Mémoire dans lequel il est démontré que les nerfs intercostaux fournissent des rameaux qui portent des esprits dans les yeux* (*Histoire de l'Académie pour l'année 1727*).

coup de physiologistes ont répété la même opération dans le but de vérifier ou d'expliquer les modifications de l'œil que Pourfour du Petit avait le premier signalées. Mais aucun de ces physiologistes n'avait remarqué le phénomène de calorification des parties dont je parle et ne l'avait rattaché à la section du grand sympathique, bien que ce phénomène eût dû se produire nécessairement sous les yeux de tous ceux qui, avant moi, avaient coupé cette partie du sympathique. L'hypothèse, ainsi qu'on le voit, m'avait préparé l'esprit à voir des choses suivant une certaine direction donnée par l'hypothèse même, et ce qui le prouve, c'est que moi-même, comme les autres expérimentateurs, j'avais bien souvent divisé le grand sympathique pour répéter l'expérience de Pourfour du Petit, sans voir le fait de calorification que j'ai découvert plus tard, quand une hypothèse m'a porté à faire des recherches dans ce sens. L'influence de l'hypothèse est donc ici des plus évidentes; on avait le fait sous les yeux et on ne le voyait pas, parce qu'il ne disait rien à l'esprit. Il était cependant des plus simples à apercevoir, et, depuis que je l'ai signalé, tous les physiologistes sans exception l'ont constaté et vérifié avec la plus grande facilité.

En résumé, les hypothèses et les théories, même mauvaises, sont utiles pour conduire à des découvertes. Cette remarque est vraie pour toutes les sciences. Les alchimistes ont fondé la chimie en poursuivant des problèmes chimériques et des théories fausses aujourd'hui. Dans les sciences physiques, qui sont plus avancées que la biologie, on pourrait citer encore maintenant des savants qui font de grandes découvertes en s'appuyant sur des théories fausses. Cela paraît être en effet une nécessité de la faiblesse de notre esprit que de ne pouvoir arriver à la vérité qu'en passant par une multitude d'erreurs et d'écueils.

Quelle conclusion générale le physiologiste tirera-t-il de tous les exemples qui précèdent ? Il doit en conclure que les idées et les théories admises, dans l'état actuel de la science biologique, ne représentent que des vérités restreintes et précaires qui sont destinées à périr. Il doit conséquemment avoir fort peu de confiance dans la valeur réelle de ces théories, mais pourtant s'en servir comme d'instruments intellectuels nécessaires à l'évolution de la science et propres à lui faire découvrir des faits nouveaux. Aujourd'hui, l'art de découvrir des phénomènes nouveaux et de les constater exactement doit être l'objet spécial des préoccupations de tous les biologues. Il faut fonder la critique expérimentale en créant des méthodes rigoureuses d'investigation et d'expérimentation qui permettront d'établir les observations d'une manière indiscutable et feront disparaître par suite les erreurs de fait qui sont la source des erreurs de théorie. Celui qui tenterait maintenant une généralisation de la biologie entière prouverait qu'il n'a pas un sentiment exact de l'état actuel de cette science. Aujourd'hui le problème biologique commence à peine à être posé, et, de même qu'il faut assembler et tailler les pierres avant de songer à édifier un monument, de même il faut d'abord assembler et préparer les faits qui devront constituer la science des corps vivants. C'est à l'expérimentation que ce rôle incombe; sa méthode est fixée, mais les phénomènes qu'elle doit analyser sont si complexes que le vrai promoteur de la science pour le moment sera celui qui pourra donner quelques principes de simplification dans les procédés d'analyse ou apporter des perfectionnements dans les instruments de recherche. Quand les faits existent en nombre suffisant et bien clairement établis, les généralisations ne se font jamais attendre. Je suis convaincu que dans les sciences expérimentales en évolution, et particulièrement dans celles qui sont aussi complexes que la biologie, la découverte d'un nouvel instrument d'observation ou d'expérimentation rend beaucoup plus de services que beaucoup de dis-

sertations systématiques ou philosophiques. En effet,
un nouveau procédé, un nouveau moyen d'investigation augmentent notre puissance et rendent possibles
des découvertes et des recherches qui ne l'auraient
pas été sans son secours. C'est ainsi que les recherches sur la formation du sucre chez les animaux n'ont
pu être faites que lorsque la chimie a eu donné des
réactifs pour reconnaître le sucre beaucoup plus sensibles que ceux que l'on avait auparavant.

CHAPITRE DEUXIEME

EXEMPLES DE CRITIQUE EXPERIMENTALE PHYSIOLOGIQUE

La critique expérimentale repose sur des principes absolus qui doivent diriger l'expérimentateur dans la constatation et dans l'interprétation des phénomènes de la nature. La critique expérimentale sera particulièrement utile dans les sciences biologiques où règnent des théories si souvent étayées par des idées fausses ou assises sur des faits mal observés. Il s'agira ici de rappeler, par des exemples, les principes en vertu desquels il convient de juger les théories physiologiques et de discuter les faits qui leur servent de base. Le critérium par excellence est, ainsi que nous le savons déjà, le principe du déterminisme expérimental uni au doute philosophique. A ce propos, je rappellerai encore que dans les sciences il ne faut jamais confondre les *principes* avec les *théories*. Les principes sont les axiomes scientifiques; ce sont des vérités absolues qui constituent un critérium immuable. Les théories sont des généralités ou des idées scientifiques qui résument l'état actuel de nos connaissances; elles constituent des vérités toujours relatives et destinées à se modifier par le progrès même des sciences. Donc, si nous posons comme conclusion fondamentale qu'il ne faut pas croire absolument aux formules de la science, il faut croire au contraire d'une manière absolue à ses principes. Ceux qui croient trop aux théories et qui négligent les principes prennent l'ombre pour la réalité, ils manquent de critérìum solide et ils sont livrés à toutes les causes d'erreur qui en dérivent. Dans toute science le progrès réel consiste à changer les théories de manière à en obtenir qui soient de plus en plus parfaites. En effet, à quoi servirait d'étudier, si l'on ne pouvait changer d'opinion ou de théorie; mais les principes et la méthode scientifiques sont supérieurs à la théorie, ils sont immuables et ne doivent jamais varier.

La critique expérimentale doit donc se prémunir non seulement contre la croyance aux théories, mais éviter aussi de se laisser égarer en accordant trop de valeur aux mots que nous avons créés pour nous représenter les prétendues forces de la nature. Dans toutes les sciences, mais dans les sciences physiologiques plus que dans toutes les autres, on est exposé à se faire illusion sur les mots. Il ne faut jamais oublier que toutes les qualifications de forces minérales ou vitales données aux phénomènes de la nature ne sont qu'un langage figuré dont il importe que nous ne soyons pas les dupes. Il n'y a de réel que les manifestations des phénomènes et les conditions de ces manifestations, qu'il s'agit de déterminer; c'est là ce que la critique expérimentale ne doit jamais perdre de vue. En un mot, la critique expérimentale met tout en doute, excepté le principe du déterminisme scientifique et rationnel dans les faits [1] La critique expéri-

_____

(1) Voir p. 92.

mentale est toujours fondée sur cette même base, soit qu'on se l'applique à soi-même, soit qu'on l'applique aux autres ; c'est pourquoi dans ce qui va suivre nous donnerons en général deux exemples : l'un choisi dans nos propres recherches, l'autre choisi dans les travaux des autres. En effet, dans la science il ne s'agit pas seulement de chercher à critiquer les autres, mais le savant doit toujours jouer vis-à-vis de lui-même le rôle d'un critique sévère. Toutes les fois qu'il avance une opinion ou qu'il émet une théorie, il doit être le premier à chercher à les contrôler par la critique et à les asseoir sur des faits bien observés et exactement déterminés.

Le principe du déterminisme expérimental n'admet pas les faits contradictoires

Premier exemple. — Il y a longtemps déjà que j'ai fait connaître une expérience qui, à cette époque, surprit beaucoup les physiologistes : cette expérience consiste à rendre un animal artificiellement diabétique au moyen de la piqûre du plancher du quatrième ventricule. J'arrivai à tenter cette piqûre par suite de considérations théoriques que je n'ai pas à rappeler ; ce qu'il importe seulement de savoir ici, c'est que je réussis du premier coup, c'est-à-dire que je vis le premier lapin que j'opérai devenir très fortement diabétique. Mais ensuite il m'arriva de répéter un grand nombre de fois (huit ou dix fois) cette expérience sans obtenir le premier résultat. Je me trouvai dès lors en présence d'un fait positif et de huit ou dix faits négatifs ; cependant il ne me vint jamais dans l'esprit de nier ma première expérience positive au profit des expériences négatives qui la suivirent. Etant bien convaincu que mes insuccès ne tenaient qu'à ce que j'ignorais le déterminisme de ma première expérience, je persistai à expérimenter en cherchant à reconnaître exactement les conditions de l'opération. Je parvins, à la suite de mes essais, à fixer le lieu précis de la piqûre, et à donner les conditions dans lesquelles doit être placé l'animal opéré ; de sorte qu'aujourd'hui on peut reproduire le fait du diabète artificiel toutes les fois que l'on se met dans les conditions connues exigées pour sa manifestation.

A ce qui précède j'ajouterai une réflexion qui montrera de combien de causes d'erreur le physiologiste peut se trouver entouré dans l'investigation des phénomènes de la vie. Je suppose qu'au lieu de réussir du premier coup à rendre un lapin diabétique, tous les faits négatifs se fussent d'abord montrés, il est évident qu'après avoir échoué deux ou trois fois, j'en aurais conclu non seulement que la théorie qui m'avait guidé était mauvaise, mais que la piqûre du quatrième ventricule ne produisait pas le diabète. Cependant je me serais trompé. Combien de fois a-t-on dû et devra-t-on encore se tromper ainsi ! Il paraît impossible même d'éviter d'une manière absolue ces sortes d'erreurs. Mais nous voulons seulement tirer de cette expérience une autre conclusion générale, qui sera corroborée par les exemples suivants, à savoir que les faits négatifs considérés seuls n'apprennent jamais rien.

Deuxième exemple. — Tous les jours on voit des discussions qui restent sans profit pour la science parce que l'on n'est pas assez pénétré de ce principe que, chaque fait ayant son déterminisme, un fait négatif ne prouve rien et ne saurait jamais détruire un fait positif.[1] Pour prouver ce que j'avance, je citerai les

---

(1) F.-A. Longet, *Recherches cliniques et expérimentales sur les fonctions des faisceaux de la moelle épinière et des racines des nerfs rachidiens, précédés d'un Examen historique et critique des expériences faites sur diverses parties du système nerveux* (Archives générales de médecine, 1841, 3ᵉ série, t. X, p. 296, et t. XI, p. 129).

critiques que M. Longet a faites autrefois des expériences de Magendie. Je choisirai cet exemple, d'une
part, parce qu'il est très instructif, et, d'autre part,
parce que je m'y suis trouvé mêlé et que j'en connais
exactement toutes les circonstances. Je commencerai
par les critiques de M. Longet relatives aux expériences de Magendie sur les propriétés de la sensibilité récurrente des racines rachidiennes antérieures.
La première chose que M. Longet reproche à Magendie, c'est d'avoir varié d'opinion sur la sensibilité des
racines antérieures, et d'avoir dit en 1822 que les
racines antérieures sont à peine sensibles, et en 1839
qu'elles sont très sensibles, etc. A la suite de ces critiques, M. Longet s'écrie : « La vérité est une ; que
le lecteur choisisse, s'il l'ose, au milieu de ces asser-
tions contradictoires opposées du même auteur. »
(*Loco cit.*, p. 22.) « Enfin, ajoute M. Longet, M. Magendie aurait dû au moins nous dire, pour nous tirer
d'embarras, lesquelles de ses expériences il a convenablement faites, celles de 1822 ou celles de 1839. »
(*Loco cit.*, p. 23.)

Toutes ces critiques sont mal fondées et manquent
complètement aux règles de la critique scientifique
expérimentale. En effet, si Magendie a dit en 1822 que
les racines antérieures étaient insensibles, c'est évidemment qu'il les avait trouvées insensibles ; s'il a dit
ensuite en 1839 que les racines antérieures étaient très
sensibles, c'est qu'alors il les avait trouvées très sensibles. Il n'y a pas à choisir, comme le croit M. Longet, entre ces deux résultats ; il faut les admettre tous
deux, mais seulement les expliquer et les déterminer
dans leurs conditions respectives. Quand M. Longet
s'écrie : « La vérité est une... », cela voudrait-il dire
que, si l'un des deux résultats est vrai, l'autre doit
être faux ? Pas du tout ; ils sont vrais tous deux, à
moins de dire que dans un cas Magendie a menti, ce
qui n'est certainement pas dans la pensée du critique. Mais, en vertu du principe scientifique du déter-

minisme des phénomènes, nous devons affirmer *a priori*, et d'une manière absolue, qu'en 1822 et en 1839 Magendie n'a pas vu le phénomène dans des conditions identiques, et ce sont précisément ces différences de conditions qu'il faut chercher à déterminer afin de faire concorder les deux résultats et de trouver ainsi la cause de la variation du phénomène. Tout ce que M. Longet aurait pu reprocher à Magendie, c'était de ne pas avoir cherché lui-même la raison de la différence des deux résultats; mais la critique d'exclusion que M. Longet applique aux expériences de Magendie est fausse et en désaccord, ainsi que nous l'avons dit, avec les principes de la critique expérimentale.

On ne saurait douter qu'il s'agisse dans ce qui précède d'une critique sincère et purement scientifique, car, dans une autre circonstance relative à la même discussion, M. Longet s'est appliqué à lui-même cette même critique d'exclusion, et il a été conduit, dans sa propre critique, au même genre d'erreur que dans celle qu'il appliquait à Magendie.

En 1839, M. Longet suivait, ainsi que moi, le laboratoire du Collège de France, lorsque Magendie, retrouvant la sensibilité des racines rachidiennes antérieures, montra qu'elle est empruntée aux racines postérieures et revient par la périphérie, d'où le nom de *sensibilité en retour* ou *sensibilité récurrente* qu'il lui donna. M. Longet vit donc alors, comme Magendie et moi, que la racine antérieure était sensible et qu'elle l'était par l'influence de la racine postérieure, et il le vit si bien, qu'il réclama pour lui la découverte de ce dernier fait. [1] Mais il arriva plus tard, en

(1) Longet, *Comptes rendus de l'Académie des sciences*, t. VIII, p. 787, 3 et 10 juin. *Comptes rendus de l'Académie des sciences*, 4 juin; *Gazette des hôpitaux*, 13 et 18 juin 1839.

1841, que M. Longet, voulant répéter l'expérience de Magendie, ne trouva pas la sensibilité dans la racine antérieure. Par une circonstance assez piquante, M. Longet se trouva alors, relativement au même fait de sensibilité des racines rachidiennes antérieures, exactement dans la même position que celle qu'il avait reprochée à Magendie, c'est-à-dire qu'en 1839 M. Longet avait vu la racine antérieure sensible, et qu'en 1841, il la voyait insensible. L'esprit sceptique de Magendie ne s'émouvait pas de ces obscurités et de ces contradictions apparentes; il continuait à expérimenter et disait toujours ce qu'il voyait. L'esprit de M. Longet, au contraire, voulait avoir la vérité d'un côté ou de l'autre; c'est pourquoi il se décida pour les expériences de 1841, c'est-à-dire pour les expériences négatives, et voici ce qu'il dit à ce propos : « Bien que j'aie fait valoir à cette époque (1839) mes prétentions à la découverte de l'un de ces faits (la sensibilité récurrente), aujourd'hui que j'ai multiplié et varié les expériences sur ce point de physiologie, je viens combattre ces mêmes faits comme erronés, qu'on les regarde comme la propriété de Magendie ou la mienne. Le culte dû à la vérité exige qu'on ne craigne jamais de revenir sur une erreur commise. Je ne ferai que rappeler ici l'insensibilité tant de fois prouvée par nous des racines et des faisceaux pour que l'on comprenne bien l'inanité de ces résultats qui, comme tant d'autres, ne font qu'encombrer la science et gêner sa marche. » [1] Il est certain, d'après cet aveu, que M. Longet n'est animé que du désir de trouver la vérité, et M. Longet le prouve quand il dit qu'il ne faut jamais craindre de revenir sur une erreur commise. Je partage tout à fait son sentiment, et j'ajouterai qu'il est toujours instructif de revenir d'une erreur commise. Ce précepte est donc excellent, et

---

(1) Longet, *loco cit.*, p. 21.

chacun peut en faire usage; car tout le monde est
exposé à se tromper, excepté ceux qui ne font rien.
Mais la première condition pour revenir d'une erreur,
c'est de prouver qu'il y a erreur. Il ne suffit pas de
dire : « Je me suis trompé », il faut dire comment on
s'est trompé : c'est là précisément ce qui est important.
Or M. Longet n'explique rien; il semble dire purement
et simplement : en 1839, j'ai vu les racines sensibles;
en 1841, je les ai vues insensibles plus souvent, donc
je me suis trompé en 1839. Un pareil raisonnement
n'est pas admissible. Il s'agit en effet, en 1839, à propos de la sensibilité des racines antérieures, d'expériences nombreuses dans lesquelles on a coupé successivement les racines rachidiennes, pincé les
différents bouts pour constater leurs propriétés. Magendie a écrit un demi-volume sur ce sujet. Quand
ensuite on ne rencontre plus ces résultats, même un
grand nombre de fois, il ne suffit pas de dire, pour
juger la question, qu'on s'est trompé la première fois
et qu'on a raison la seconde. Et d'ailleurs pourquoi se
serait-on trompé ? Dira-t-on qu'on a eu les sens infi-
dèles à une époque et non à l'autre ? Mais alors il faut
renoncer à l'expérimentation; car la première condition pour un expérimentateur, c'est d'avoir confiance
dans ses sens et de ne jamais douter que de ses interprétations. Si maintenant, malgré tous les efforts et
toutes les recherches, on ne peut pas trouver la raison matérielle de l'erreur, il faut suspendre son jugement et conserver en attendant les deux résultats, mais
ne jamais croire qu'il suffise de nier des faits positifs
au nom de faits négatifs plus nombreux, *aut vice
versa*. Des faits négatifs, quelque nombreux qu'ils
soient, ne détruisent jamais un seul fait positif. C'est
pourquoi la négation pure et simple n'est point de la
critique, et, en science, ce procédé doit être repoussé
d'une manière absolue, parce que jamais la science
ne se constitue par des négations.

En résumé, il faut être convaincu que les faits

négatifs ont leur déterminisme comme les faits positifs. Nous avons posé en principe que toutes les expériences sont bonnes dans le déterminisme de leurs conditions respectives; c'est dans la recherche des conditions de chacun de ces déterminismes que gît précisément l'enseignement qui doit nous donner les lois du phénomène, puisque par-là nous connaissons les conditions de son existence et de sa non-existence. C'est en vertu de ce principe que je me suis dirigé, quand, après avoir assisté en 1839 aux expériences de Magendie et en 1841 aux discussions de M. Longet, je voulus moi-même me rendre compte des phénomènes et juger des dissidences. Je répétai les expériences et je trouvai, comme Magendie et comme M. Longet, des cas de sensibilité et des cas d'insensibilité des racines rachidiennes antérieures; mais, convaincu que ces deux cas tenaient à des circonstances expérimentales différentes, je cherchai à déterminer ces circonstances, et, à force d'observation et de persévérance, je finis par trouver [1] les conditions dans lesquelles il faut se placer pour obtenir l'un ou l'autre résultat. Aujourd'hui que les conditions du phénomène sont connues, personne ne discute plus. M. Longet lui-même [2] et tous les physiologistes admettent le fait de la sensibilité récurrente comme constant dans les conditions que j'ai fait connaître.

D'après ce qui précède, il faut donc établir comme principe de la critique expérimentale le déterminisme absolu et nécessaire des phénomènes. Ce principe, bien compris, doit nous rendre circonspects contre cette tendance naturelle à la contradiction que nous avons tous. Il est certain que tout expérimentateur, particulièrement un débutant, éprouve toujours un

---

(1) Claude Bernard, *Leçons sur la physiologie et la pathologie du système nerveux*, p. 32.
(2) Voy. Longet, *Traité de physiologie*, 1860, t. II, p. 177.

secret plaisir quand il rencontre quelque chose qui
est autrement que ce que d'autres avaient vu avant
lui. Il est porté par son premier mouvement à contredire, surtout quand il s'agit de contredire un homme
haut placé dans la science. C'est un sentiment dont
il faut se défendre, parce qu'il n'est pas scientifique.
La contradiction pure serait une accusation de men-
songe, et il faut l'éviter, car heureusement les faus-
saires scientifiques sont rares. D'ailleurs, ce dernier
cas ne relevant plus de la science, je n'ai pas à donner
de précepte à ce sujet. Je veux seulement faire remarquer ici que la critique ne consiste pas à prouver que
d'autres se sont trompés; et quand même on prouverait qu'un homme éminent s'est trompé, ce ne
serait pas une grande découverte; et cela ne peut
devenir un travail profitable pour la science qu'autant
que l'on montre comment cet homme s'est trompé.
En effet, les grands hommes nous instruisent souvent
autant par leurs erreurs que par leurs découvertes.
J'entends quelquefois dire : signaler une erreur, cela
équivaut à faire une découverte. Oui, à la condition
que l'on mette au jour une vérité nouvelle en montrant la cause de l'erreur, et alors il n'est plus nécessaire de combattre l'erreur, elle tombe d'elle-même.
C'est ainsi que la critique équivaut à une découverte,
c'est quand elle explique tout sans rien nier, et qu'elle
trouve le déterminisme exact de faits en apparence
contradictoires. Par ce déterminisme tout se réduit,
tout devient lumineux, et alors, comme dit Leibniz,
la science en s'étendant s'éclaire et se simplifie.

Le principe du déterminisme repousse de la science les faits indéterminés ou irrationnels

Nous avons dit ailleurs [1] que notre raison comprend scientifiquement le déterminé et l'indéterminé, mais qu'elle ne saurait admettre l'*indéterminable*, car ce ne serait rien autre chose qu'admettre le merveilleux, l'occulte ou le surnaturel, qui doivent être absolument bannis de toute science expérimentale. De là il résulte que, quand un fait se présente à nous, il n'acquiert de valeur scientifique que par la connaissance de son déterminisme. Un fait brut n'est pas scientifique, et un fait dont le déterminisme n'est point rationnel doit de même être repoussé de la science. En effet, si l'expérimentateur doit soumettre ses idées au critérium des faits, je n'admets pas qu'il doive y soumettre sa raison; car alors il éteindrait le flambeau de son seul critérium intérieur, et il tomberait nécessairement dans le domaine de l'indéterminable, c'est-à-dire de l'occulte et du merveilleux. Sans doute il existe dans la science un grand nombre de faits bruts qui sont encore incompréhensibles; je ne veux pas conclure qu'il faut de parti pris repousser tous ces faits, mais je veux seulement dire qu'ils doivent être gardés en réserve, en attendant, comme *faits bruts*, et ne pas être introduits dans la science, c'est-à-dire dans le raisonnement expérimental, avant qu'ils soient fixés dans leur condition d'existence par un déterminisme rationnel. Autrement on serait arrêté à chaque instant dans le raisonnement expérimental, ou bien conduit inévitablement à l'absurde. Les exemples suivants, que je pourrais multiplier, prouveront ce que j'avance.

_____

(1) Voir p. 55.

PREMIER EXEMPLE. — J'ai fait, il y a quelques années [1], des expériences sur l'influence de l'éther sur les sécrétions intestinales. Or il m'arriva d'observer à ce propos que l'injection de l'éther dans le canal intestinal d'un chien à jeun, même depuis plusieurs jours, faisait naître des chylifères blancs magnifiques, absolument comme chez un animal en pleine digestion d'aliments mixtes dans lesquels il y a de la graisse. Ce fait, répété un grand nombre de fois, était indubitable. Mais quelle signification lui donner ? Quel raisonnement établir sur sa cause ? Fallait-il dire : l'éther fait sécréter du chyle, c'est un fait ? Mais cela devenait absurde, puisqu'il n'y avait pas d'aliments dans l'intestin. Comme on le voit la raison repoussait ce déterminisme absurde et irrationnel dans l'état actuel de nos connaissances. C'est pourquoi je cherchai où pouvait se trouver la raison de ce fait incompréhensible, et je finis par voir qu'il y avait une cause d'erreur, et que ces chylifères provenaient de ce que l'éther dissolvait l'huile qui graissait le piston de la seringue avec laquelle je l'injectais dans l'estomac ; de sorte qu'en injectant l'éther avec une pipette de verre au lieu d'une seringue, il n'y avait plus de chylifères. C'est donc l'irrationalisme du fait qui m'a conduit à voir *a priori* qu'il devait être faux et qu'il ne pouvait servir de base à un raisonnement scientifique. Sans cela, je n'aurais pas trouvé cette singulière cause d'erreur, qui résidait dans le piston d'une seringue. Mais, cette cause d'erreur reconnue, tout s'expliqua, et le fait devint rationnel, en ce sens que les chylifères s'étaient produits là par l'absorption de la graisse, comme toujours ; seulement l'éther activait cette absorption et rendait le phénomène plus apparent.

DEUXIÈME EXEMPLE. — Il avait été vu par des expéri-

_____

(1) Claude Bernard, *Leçons sur les effets des substances toxiques et médicamenteuses*, p. 428.

mentateurs habiles et exacts[1] que le venin du crapaud empoisonne très rapidement les grenouilles et
d'autres animaux, tandis qu'il n'a aucun effet sur le
crapaud lui-même. En effet, voici l'expérience bien
simple qui semble le prouver : si l'on prend sur le
bout d'une lancette du venin des parotides d'un crapaud de nos contrées et qu'on insinue ce venin sous
la peau d'une grenouille ou d'un oiseau, on voit bientôt périr ces animaux, tandis que, si l'on introduit la
même quantité de venin sous la peau d'un crapaud à
peu près du même volume, ce dernier n'en meurt pas
et n'en éprouve même aucun effet. C'est là encore un
fait brut qui ne pouvait devenir scientifique qu'à la
condition de savoir comment ce venin agit sur la
grenouille et pourquoi ce venin n'agit pas sur le crapaud. Il fallait nécessairement pour cela étudier le
mécanisme de la mort, car il aurait pu se rencontrer
des circonstances particulières qui eussent expliqué
la différence des résultats sur la grenouille et sur le
crapaud. C'est ainsi qu'il y a une disposition particulière des naseaux et de l'épiglotte qui explique très
bien, par exemple, pourquoi la section des deux
faciaux est mortelle chez le cheval et ne l'est pas chez
les autres animaux. Mais ce fait exceptionnel reste
néanmoins rationnel ; il confirme la règle, comme on
dit, en ce qu'il ne change rien au fond de la paralysie
nerveuse qui est identique chez tous les animaux. Il
n'en fut pas ainsi pour le cas qui nous occupe : l'étude
du mécanisme de la mort par le venin du crapaud
amena à cette conclusion que le venin du crapaud tue
en arrêtant le cœur des grenouilles, tandis qu'il n'agit
pas sur le cœur du crapaud. Or, pour être logique, il
fallait nécessairement admettre que les fibres muscu-

---

(1) Vulpian, *Comptes rendus et Mémoires de la Société
de Biologie*, 1854, p. 133 ; 1856, p. 125 ; 1858, 2e série, t. V,
Paris, 1859, p. 113 ; 1864.

laires du cœur du crapaud sont d'une autre nature
que celles du cœur de la grenouille, puisqu'un poison
qui agit sur les unes n'agit pas sur les autres. Cela
devenait impossible; car admettre que des éléments
organiques identiques quant à leur structure et à
leurs propriétés physiologiques cessent d'être identiques devant une action tonique identique, ce serait
prouver qu'il n'y a pas de déterminisme nécessaire
dans les phénomènes, et dès lors la science se trouverait niée par ce fait. C'est en vertu de ces idées que
j'ai repoussé le fait mentionné ci-dessus comme irrationnel, et que j'ai voulu répéter les expériences, bien
que je ne doutasse pas de leur exactitude comme fait
brut. J'ai vu alors [1] que le venin du crapaud tue la
grenouille très facilement avec une dose qui est de
beaucoup insuffisante pour le crapaud, mais que celui-
ci s'empoisonne néanmoins si l'on augmente assez la
dose. De sorte que la différence signalée se réduisait
à une question de quantité et n'avait plus la signification contradictoire qu'on pouvait lui donner. C'est
donc encore l'irrationalisme du fait qui a porté à lui
donner une autre signification.

LE PRINCIPE DU DÉTERMINISME EXIGE QUE LES FAITS SOIENT
COMPARATIVEMENT DÉTERMINÉS

Nous venons de voir que notre raison nous oblige
à repousser des faits qui ont une apparence indéterminée et nous porte à les critiquer afin de leur trouver un sens rationnel avant de les introduire dans le
raisonnement expérimental. Mais comme la critique,

---

(1) Claude Bernard, *Cours de pathologie expérimentale*
(*Medical Times*, 1860).

ainsi que nous l'avons dit, repose à la fois sur la raison et sur le doute philosophique, il en résulte qu'il
ne suffit pas qu'un fait expérimental se présente avec
une apparence simple et logique pour que nous l'ad-
mettions ; mais nous devons encore douter et voir
par une contre-expérience si cette apparence rationnelle n'est pas trompeuse. Ce précepte est de rigueur
absolue, surtout dans les sciences médicales, qui, à
raison de leur complexité, recèlent davantage de
causes d'erreurs. J'ai donné ailleurs [1] le caractère
expérimental de la contre-épreuve, je n'y reviendrai
pas ; je veux seulement faire remarquer ici que, lors
même qu'un fait paraît logique, c'est-à-dire rationnel,
cela ne saurait jamais suffire pour dispenser de faire
la contre-épreuve ou la contre-expérience, de sorte
que je considérerai ce précepte comme une sorte de
consigne qu'il faut suivre aveuglément, même dans
les cas qui paraissent les plus clairs et les plus ration-
nels. Je vais citer deux exemples, qui montreront la
nécessité d'exécuter toujours et quand même cette
consigne de l'expérience comparative.

PREMIER EXEMPLE. — J'ai expliqué précédemment [2]
comment je fus autrefois conduit à étudier le rôle du
sucre dans la nutrition, et à rechercher le mécanisme
de la destruction de ce principe alimentaire dans
l'organisme. Il fallait, pour résoudre la question,
rechercher le sucre dans le sang et le poursuivre dans
les vaisseaux intestinaux qui l'avaient absorbé, jusqu'à ce qu'on pût constater le lieu de sa disparition.
Pour réaliser mon expérience, je donnai à un chien
une soupe au lait sucrée ; puis je sacrifiai l'animal en
digestion, et je trouvai que le sang des vaisseaux sus-
hépatiques, qui représente le sang total des organes
intestinaux et du foie, renfermait du sucre. Il était

---

(1) Voir p. 96.
(2) Voir p. 265.

tout naturel et, comme on dit, logique, de penser que ce sucre trouvé dans les veines sus-hépatiques était celui que j'avais donné à l'animal dans sa soupe. Je suis certain même que plus d'un expérimentateur s'en serait tenu là et aurait considéré comme superflu, sinon comme ridicule, de faire une expérience comparative. Cependant je fis l'expérience comparative parce que j'étais convaincu par principe de sa nécessité absolue : ce qui veut dire que je suis convaincu qu'en physiologie il faut toujours douter, même dans les cas où le doute semble le moins permis. Cependant je dois ajouter qu'ici l'expérience comparative était encore commandée par cette autre circonstance que j'employais, pour déceler le sucre, la réduction des sels de cuivre dans la potasse. C'est en effet là un caractère empirique du sucre, qui pouvait être donné par des substances encore inconnues de l'économie. Mais, je le répète, même sans cela il eût fallu faire l'expérience comparative comme une consigne expérimentale ; car ce cas même prouve qu'on ne saurait jamais prévoir quelle peut en être l'importance.

Je pris donc, par comparaison avec le chien à la soupe sucrée, un autre chien auquel je donnai de la viande à manger, en ayant soin qu'il n'entrât d'ailleurs aucune matière sucrée ou amidonnée dans son alimentation, puis je sacrifiai cet animal pendant la digestion, et j'examinai comparativement le sang de ses veines sus-hépatiques. Mais mon étonnement fut grand quand je constatai que ce sang contenait également du sucre chez l'animal qui n'en avait pas mangé.

On voit donc qu'ici l'expérience comparative m'a conduit à la découverte de la présence constante du sucre dans le sang des veines sus-hépathiques des animaux, quelle que soit leur alimentation. On conçoit qu'alors j'abandonnai toutes mes hypothèses sur la destruction du sucre, pour suivre ce fait nouveau et inattendu. Je mis d'abord son existence hors de doute par des expériences répétées, et je constatai que chez les animaux à jeun le sucre existait aussi dans le sang. Tel fut le début de mes recherches sur la glyco-génie animale. Elles eurent pour origine, ainsi qu'on le voit, une expérience comparative faite dans un cas où l'on aurait pu s'en croire dispensé. Mais s'il y a des avantages attachés à l'expérience comparative, il y a nécessairement aussi des inconvénients à ne pas la pratiquer. C'est ce que prouve l'exemple suivant.

Deuxième exemple. — Magendie fit autrefois des recherches sur les usages du liquide céphalo-rachi-dien, et il fut amené à conclure que la soustraction du liquide céphalo-rachidien entraîne chez les· ani-maux une sorte de titubation et un désordre caracté-ristique dans les mouvements. En effet, si, après avoir mis à découvert la membrane occipito-atloïdienne, on la perce pour faire écouler le liquide céphalo-rachi-dien, on remarque que l'animal est pris de désordres moteurs spéciaux. Rien ne semblait plus naturel et plus simple que d'attribuer cette influence sur les mouvements à la soustraction du liquide céphalo-rachidien; cependant c'était une erreur, et Magendie m'a raconté comment un autre expérimentateur fut amené par hasard à le trouver. Cet expérimentateur fut interrompu dans son expérience au moment où, ayant coupé les muscles de la nuque, il venait de mettre la membrane occipito-atloïdienne a nu, mais sans l'avoir encore percée pour faire évacuer le liquide céphalo-rachidien. Or l'expérimentateur vit, en reve-nant continuer son expérience, que cette simple opé-ration préliminaire avait produit la même titubation, quoique le liquide céphalo-rachidien n'eût pas été soustrait. On avait donc attribué à la soustraction du liquide céphalo-rachidien ce qui n'était que le fait de la section des muscles de la nuque. Evidemment l'ex-périence comparative eût résolu la difficulté. Il aurait fallu, dans ce cas, mettre, ainsi que nous l'avons dit, deux animaux dans les mêmes conditions *moins une*, c'est-à-dire mettre la membrane occipito-atloïdienne à nu chez deux animaux, et ne la piquer, pour faire écouler le liquide, que chez l'un d'eux ; alors on aurait pu juger par comparaison et préciser ainsi la part exacte de la soustraction du liquide céphalo-rachidien dans les désordres de la motilité. Je pourrais citer un grand nombre d'erreurs arrivées à des expérimentateurs habiles pour avoir négligé le précepte de l'expérience comparative. Seulement, comme il est souvent difficile, ainsi que l'ont prouvé les exemples que j'ai cités, de savoir d'avance si l'expérience comparative sera nécessaire ou non, je répète qu'il faut, pour éviter tout embarras, admettre l'expérience comparative comme une véritable consigne devant être exécutée, même quand elle est inutile, afin de ne pas en manquer quand elle est nécessaire. L'expérience comparative aura lieu tantôt sur deux animaux, comme nous l'avons dit dans le cas précédent, tantôt, pour être plus exacte, elle devra porter sur deux organes similaires d'un même animal. C'est ainsi que, voulant autrefois juger de l'influence de certaines substances sur la production de la matière glycogène dans le foie, je n'ai jamais pu trouver deux animaux comparables sous ce rapport, même en les mettant dans des conditions alimentaires exactement semblables, c'est-à-dire à jeun pendant le même nombre de jours. Les animaux, suivant leur âge, leur sexe, leur embonpoint, etc., supportent plus ou moins l'abstinence et détruisent plus ou moins de matière glycogène, de sorte que je n'étais jamais sûr que les différences trouvées fussent le résultat de la différence d'alimentation. Pour enlever cette cause d'erreur, je fus obligé de faire l'expérience complète sur le même animal, en lui enlevant préalablement un morceau du foie avant l'injection alimentaire et un autre après. De même quand il s'agit aussi de voir l'influence de la contraction sur la respiration musculaire chez la grenouille, il est nécessaire de comparer les deux membres d'un animal, parce que, dans ce cas, deux grenouilles ne sont pas toujours comparables entre elles.

La critique expérimentale ne doit porter que sur des faits, et jamais sur des mots

J'ai dit, au commencement de ce chapitre, que l'on était souvent illusionné par une valeur trompeuse que l'on donne aux mots. Je désire expliquer ma pensée par des exemples.

Premier exemple. — En 1845, je faisais à la Société philomathique une communication dans laquelle je discutais des expériences de Brodie et de Magendie sur la ligature du canal cholédoque, et je montrais que les résultats différents que ces expérimentateurs avaient obtenus tenaient à ce que l'un, ayant opéré sur des chiens, avait lié le canal cholédoque seul, tandis que l'autre, ayant opéré sur des chats, avait compris sans s'en douter, dans sa ligature, à la fois le canal cholédoque et un conduit pancréatique. Je donnais ainsi la raison de la différence des résultats obtenus, et je concluais qu'en physiologie, comme ailleurs, les expériences peuvent être rigoureuses et fournir des résultats identiques toutes les fois que l'on opère dans des conditions exactement semblables.

A ce propos, un membre de la société, Gerdy, chirurgien de la Charité, professeur de la Faculté de Médecine, et connu par divers ouvrages de chirurgie et de physiologie, demanda la parole pour attaquer mes conclusions. « L'explication anatomique que vous donnez, me dit-il, des expériences de Brodie et de Magendie est juste, mais je n'admets par la conclusion générale que vous en tirez. En effet, vous dites qu'en physiologie les résultats des expériences sont identiques; je nie qu'il en soit ainsi. Cette conclusion serait exacte pour la nature brute, mais elle ne saurait être vraie pour la nature vivante. Toutes les fois, ajouta-t-il, que la vie intervient dans les phénomènes, on a beau être dans des conditions identiques, les résultats peuvent être différents. » Comme preuve de son opinion, Gerdy cita des cas d'individus atteints de la même maladie auxquels il avait administré les mêmes médicaments et chez lesquels les résultats avaient été différents. Il rappela aussi des cas d'opérations semblables faites pour les mêmes maladies, mais suivies de guérison dans un cas et de mort dans l'autre. Toutes ces différences tenaient, suivant lui, à ce que la vie modifie par elle-même les résultats, quoique les conditions de l'expérience aient été les mêmes; ce qui ne pouvait pas arriver, pensait-il, pour les phénomènes des corps bruts, dans lesquels la vie n'intervient pas. Dans la Société philomathique, ces idées trouvèrent immédiatement une opposition générale. Tout le monde fit remarquer à Gerdy que ses opinions n'étaient rien moins que la négation de la science biologique, et qu'il se faisait complètement illusion sur l'identité des conditions dans les cas dont il parlait, en ce sens que les maladies qu'il regardait comme semblables et identiques ne l'étaient pas du tout, et qu'il rapportait à l'influence de la vie ce qui devait être mis sur le compte de notre ignorance dans des phénomènes aussi complexes que ceux de la pathologie. Gerdy persista à soutenir que la *vie* avait pour effet de modifier les phénomènes de manière à les faire différer, chez les divers individus, lors même que les conditions dans lesquelles ils s'accomplissaient étaient identiques. Gerdy croyait que la vitalité de l'un n'était pas la vitalité de l'autre, et que par suite il devait exister entre les individus des différences qu'il était impossible de déterminer. Il ne voulut pas abandonner son idée, il se retrancha dans le mot de *vitalité*, et l'on ne put lui faire comprendre que ce n'était là qu'un mot vide de sens, qui ne répondait à rien, et que dire qu'une chose était due à la vitalité, c'était dire qu'elle était inconnue.

En effet, on est très souvent la dupe de ce mirage des mots *vie, mort, santé, maladie, idiosyncrasie*. On croit avoir donné une explication quand on a dit qu'un phénomène est dû à l'influence vitale, à l'influence morbide ou à l'idiosyncrasie individuelle. Cependant il faut bien savoir que, quand nous disons phénomène vital, cela ne veut rien dire, si ce n'est que c'est un phénomène propre aux êtres vivants, dont nous ignorons encore la cause, car je pense que tout phénomène appelé vital aujourd'hui devra tôt ou tard être ramené à des propriétés définies de la matière organisée ou organique. On peut sans doute employer l'expression de vitalité, comme les chimistes emploient le mot d'affinité, mais en sachant qu'au fond il n'y a que des phénomènes et des conditions de phénomènes qu'il faut connaître; quand la condition du phénomène sera connue, alors les forces vitales ou minérales occultes disparaîtront.

Sur ce point, je suis très heureux d'être en parfaite harmonie d'idées avec mon confrère et ami M. Henri Sainte-Claire Deville. C'est ce qu'on verra dans les paroles suivantes prononcées par M. Sainte-Claire Deville en exposant devant la Société chimique de Paris ses belles découvertes sur les effets des hautes températures. [1]

« Il ne faut pas se dissimuler que l'étude des causes premières dans les phénomènes que nous observons et que nous mesurons présente en elle un danger sérieux. Echappant à toute définition précise et indépendante des faits particuliers, elles nous amènent bien plus souvent que nous ne le pensons à commettre de véri-

---

(1) H. Sainte-Claire Deville, *Leçons sur la dissociation prononcées devant la Société chimique.* Paris, 1866.

tables pétitions de principe, et à nous contenter d'explications spécieuses qui ne peuvent résister à une critique sévère. L'affinité principalement, définie comme la force qui préside aux combinaisons chimiques, a été pendant longtemps et est encore une cause occulte, une sorte d'archée à laquelle on rapporte tous les faits incompris et que l'on considère dès lors comme expliqués, tandis qu'ils ne sont souvent que classés : de même on attribue à la force catalytique [1] une multitude de phénomènes fort obscurs et qui, selon moi, le deviennent davantage lorsqu'on les rapporte en bloc à une cause entièrement inconnue. Certainement on a cru les ranger dans une même catégorie quand on leur a donné le même nom. Mais la légitimité de cette classification n'a même pas été démontrée. Qu'y a-t-il, en effet, de plus arbitraire que de placer les uns à côté des autres les phénomènes catalytiques qui dépendent de l'action ou de la *présence* de la mousse de platine et de l'acide sulfurique concentré, quand le platine ou l'acide ne sont pas, pour ainsi dire, partie prenante dans l'opération ? Ces phénomènes seront peut-être expliqués plus tard d'une manière essentiellement différente, suivant qu'ils auront été produits sous l'influence d'une matière poreuse comme la mousse de platine, ou sous l'influence d'un agent chimique très énergique comme l'acide sulfurique concentré.

» Il faut donc laisser de côté dans nos études toutes ces forces inconnues auxquelles on n'a recours que parce qu'on n'en a pas mesuré les effets. Au contraire, toute notre attention doit être portée sur l'observa-

---

(1) Tout ceci est applicable aux forces inventées récemment, forces de dissolution, de diffusion, force cristallogénique, à toutes les forces particulières attractives et répulsives qu'on fait intervenir pour expliquer les phénomènes de caléfaction, de surfusion, les phénomènes électriques, etc.

tion et la détermination numérique de ces effets, lesquels sont seuls à notre portée. On établit par ce travail leurs différences et leurs analogies, et une lumière
nouvelle résulte de ces comparaisons et de ces
mesures.

» Ainsi la chaleur et l'affinité sont constamment en
présence dans nos théories chimiques. L'affinité nous
échappe entièrement, et nous lui attribuons cependant
la combinaison qui serait l'effet de cette cause inconnue. Etudions simplement les circonstances *physiques*
qui accompagnent la combinaison, et nous verrons
combien de phénomènes mesurables, combien de rapprochements curieux, s'offrent à nous à chaque
instant. La chaleur détruit, dit-on, l'affinité. Etudions
avec persistance la décomposition des corps sous
l'influence de la chaleur estimée en quantité ou travail, température ou force vive : nous verrons tout de
suite combien cette étude est fructueuse et indépendante de toute hypothèse, de toute force inconnue,
inconnue même au point de vue de l'espèce d'unités
à laquelle il faut rapporter sa mesure exacte ou appro-
chée. C'est en ce sens surtout que l'affinité, considérée
comme force, est une cause occulte, à moins qu'elle ne
soit simplement l'expression d'une *qualité* de la
matière. Dans ce cas elle servirait simplement à désigner le fait que telles ou telles substances peuvent ou
ne peuvent pas se combiner dans telles ou telles circonstances définies. »

Quand un phénomène qui a lieu en dehors du corps
vivant ne se passe pas dans l'organisme, ce n'est pas
parce qu'il y a à là une entité appelée la *vie* qui empêche
le phénomène d'avoir lieu, mais c'est parce que la
condition du phénomène ne se rencontre pas dans le
corps comme au-dehors. C'est ainsi qu'on a pu dire
que la vie empêche la fibrine de se coaguler dans les
vaisseaux chez un animal vivant, tandis qu'en dehors
des vaisseaux la fibrine se coagule, parce que la vie
n'agit plus sur elle. Il n'en est rien ; il faut certaines

conditions physico-chimiques pour faire coaguler la
fibrine; elles sont plus difficiles à réaliser sur le
vivant, mais elles peuvent cependant s'y rencontrer,
et, dès qu'elles se montrent, la fibrine se coagule aussi
bien dans l'organisme qu'au-dehors. La vie qu'on invo-
quait n'est donc qu'une condition physique qui existe
ou qui n'existe pas. J'ai montré que le sucre se produit en plus grande abondance dans le foie après la
mort que pendant la vie; il est des physiologistes qui
en ont conclu que la vie avait une influence sur la formation du sucre dans le foie; ils ont dit que la vie
empêchait cette formation et que la mort la favori-
sait. Ce sont là des opinions vitales qu'on est surpris
d'entendre à notre époque et qu'on est étonné de voir
être soutenues par des hommes qui se piquent d'appliquer l'exactitude des sciences physiques à la physiologie et à la médecine. Je montrerai plus tard que
ce ne sont encore là que des conditions physiques qui
sont présentes ou absentes, mais il n'y a rien autre
chose de réel; car, encore une fois, au fond de toutes
ces explications il n'y a que les condtions ou le *déterminisme* des phénomènes à trouver.

En résumé, il faut savoir que les mots que nous
employons pour exprimer les phénomènes, quand
nous ignorons leurs causes, ne sont rien par eux-
mêmes, et que, dès que nous leur accordons une
valeur dans la critique ou dans les discussions, nous
sortons de l'expérience et nous tombons dans la scolastique. Dans les discussions ou dans les explications
des phénomènes, il faut toujours bien se garder de
sortir de l'observation et de substituer un mot à la
place du fait. On est même très souvent attaquable
uniquement parce qu'on est sorti du fait et qu'on a
conclu par un mot qui va au-delà de ce qui a été
observé. L'exemple suivant le prouvera clairement.

DEUXIÈME EXEMPLE. — Lorsque je fis mes recherches
sur le suc pancréatique, je constatai que ce fluide
renferme une matière spéciale, la *pancréatine*, qui a

les caractères mixtes de l'albumine et de la caséine.
Cette matière se rapproche de l'albumine en ce qu'elle
est coagulable par la chaleur, mais elle en diffère en
ce que, comme la caséine, elle est précipitable par le
sulfate de magnésie. Avant moi, Magendie avait fait
des expériences sur le suc pancréatique, et il avait
dit, d'après ses essais, que le suc pancréatique est un
liquide qui contient de l'*albumine* tandis que moi, je
concluais, d'après mes recherches, que le suc pancréatique ne renfermait pas d'albumine, mais contenait de la pancréatine, qui est une matière distincte
de l'albumine. Je montrai mes expériences à Magendie, en lui faisant remarquer que nous étions en
désaccord sur la conclusion, mais que nous étions
cependant d'accord sur le fait que le suc pancréatique
était coagulable par la chaleur; mais seulement il y
avait d'autres caractères nouveaux que j'avais vus qui
m'empêchaient de conclure à la présence de l'albumine. Magendie me répondit : « Cette dissidence
entre nous vient de ce que j'ai conclu plus que je n'ai
vu; si j'avais dit simplement : *Le suc pancréatique
est un liquide coagulable par la chaleur*, je serais
resté dans le fait et j'aurais été inattaquable. » Cet
exemple, que j'ai toujours retenu, me paraît bien fait
pour montrer combien peu il faut attacher de valeur
aux mots en dehors des faits qu'ils représentent. Ainsi
le mot albumine ne signifie rien par lui-même; il nous
rappelle seulement des caractères et des phénomènes.
En étendant cet exemple à la médecine, nous verrions
qu'il en est de même, et que les mots fièvre, inflammation, et les noms des maladies en général, n'ont
aucune signification par eux-mêmes.

Quand on crée un mot pour caractériser un phénomène, on s'entend en général à ce moment sur l'idée
qu'on veut lui faire exprimer et sur la signification
exacte qu'on lui donne, mais plus tard, par les progrès de la science, le sens du mot change pour les
uns, tandis que pour les autres le mot reste dans le

langage avec sa signification primitive. Il en résulte
alors une discordance qui, souvent, est telle, que des
hommes, en employant le même mot, expriment des
idées très différentes. Notre langage n'est en effet
qu'approximatif, et il est si peu précis, même dans
les sciences, que, si l'on perd les phénomènes de vue
pour s'attacher aux mots, on est bien vite en dehors
de la réalité. On ne peut alors que nuire à la science
quand on discute pour conserver un mot qui n'est
plus qu'une cause d'erreur, en ce sens qu'il n'exprime
plus la même idée pour tous. Concluons donc qu'il
faut toujours s'attacher aux phénomènes et ne voir
dans le mot qu'une expression vide de sens si les
phénomènes qu'il doit représenter ne sont pas déterminés ou s'ils viennent à manquer.

L'esprit a naturellement des tendances systématiques, et c'est pour cela que l'on cherche à s'accorder plutôt sur les mots que sur les choses. C'est une
mauvaise direction dans la critique expérimentale,
qui embrouille les questions et fait croire à des dissidences qui, le plus souvent, n'existent que dans la
manière dont on interprète les phénomènes, au lieu
de porter sur l'existence des faits et sur leur importance réelle. Comme tous ceux qui ont eu le bonheur
d'introduire dans la science des faits inattendus ou
des idées nouvelles, j'ai été et je suis encore l'objet
de beaucoup de critiques. Je n'ai point répondu jusqu'ici à mes contradicteurs, parce que, ayant toujours
des travaux à poursuivre, le temps et l'occasion m'ont
manqué ; mais dans la suite de cet ouvrage l'opportu-
nité se présentera tout naturellement de faire cet examen, et, en appliquant les principes de critique expérimentale que nous avons indiqués dans les para-
graphes précédents, il nous sera facile de juger toutes
ces critiques. Nous dirons seulement, en attendant,
qu'il y a toujours deux choses essentielles à distinguer dans la critique expérimentale : le *fait* d'expérience et son *interprétation*. La science exige avant

tout qu'on s'accorde sur le fait parce que c'est lui qui
constitue la base sur laquelle on doit raisonner. Quant
aux interprétations et aux idées, elles peuvent varier,
et c'est même un bien qu'elles soient discutées, parce
que ces discussions portent à faire d'autres recherches
et à entreprendre de nouvelles expériences. Il s'agira
donc de ne jamais perdre de vue en physiologie les
principes de la vraie critique scientifique, et de n'y
jamais mêler aucune personnalité ni aucun artifice.
Parmi les artifices de la critique, il en est beaucoup
dont nous n'avons pas à nous occuper parce qu'ils
sont extra-scientifiques, mais il en est un cependant
qu'il faut signaler. C'est celui qui consiste à ne relever
dans un travail que ce qu'il y a d'attaquable et de
défectueux, en négligeant ou en dissimulant ce qu'il
y a de bon et d'important. Ce procédé est celui d'une
fausse critique. En science, le mot de critique n'est
point synonyme de dénigrement ; critiquer signifie
rechercher la vérité en séparant ce qui est vrai de ce
qui est faux, en distinguant ce qui est bon de ce qui
est mauvais. Cette critique, en même temps qu'elle
est juste pour le savant, est la seule qui soit profitable
pour la science. C'est ce qu'il nous sera facile de
démontrer par la suite dans les exemples particuliers
dont nous aurons à faire mention.

CHAPITRE TROISIEME

DE L'INVESTIGATION ET DE LA CRITIQUE APPLIQUEES A LA MEDECINE EXPERIMENTALE

Les procédés d'investigation et de critique scientifique ne sauraient différer d'une science à l'autre, et à plus forte raison dans les diverses parties d'une même science. Il sera donc facile de montrer que les règles que nous avons indiquées dans le chapitre précédent pour les recherches physiologiques sont absolument les mêmes que celles qu'il convient de suivre pour la pathologie et pour la thérapeutique. Ce qui veut dire que les méthodes d'investigation dans les phénomènes de la vie doivent être les mêmes à l'état normal et à l'état pathologique. C'est là un principe qui nous paraît fondamental dans les sciences biologiques.

DE L'INVESTIGATION PATHOLOGIQUE ET THÉRAPEUTIQUE

En pathologie et en thérapeutique, comme en physiologie, l'investigation scientifique a pour point de départ tantôt un fait fortuit ou survenu par hasard, tantôt une hypothèse, c'est-à-dire une idée.

J'ai entendu parfois émettre par des médecins l'opinion que la médecine n'est pas une science, parce que toutes les connaissances que l'on possède en médecine pratique sont empiriques et nées du hasard, tandis que les connaissances scientifiques se déduisent avec certitude d'une théorie ou d'un principe. Il y a là une erreur que je désire faire remarquer.

Toutes les connaissances humaines ont forcément commencé par des observations fortuites. L'homme ne pouvait, en effet, avoir la connaissance des choses qu'après les avoir vues, et la première fois, c'est nécessairement par hasard qu'il a dû les voir. Ce n'est qu'après avoir acquis un certain nombre de notions par l'observation, que l'homme a raisonné sur ce qu'il avait observé d'abord par hasard; puis il a été conduit à se faire des idées sur les choses, à rapprocher les faits anciens et à en déduire de nouveaux qui leur étaient analogues; en un mot, il a été amené, après d'autres faits, non plus par pur hasard, mais par induction.

Au fond, l'empirisme, c'est-à-dire l'observation ou l'expérience fortuite, a donc été l'origine de toutes les sciences; il en a été forcément la première période. Mais l'empirisme n'est un état permanent dans aucune science. Dans les sciences complexes de l'humanité, l'empirisme gouvernera nécessairement la pratique bien plus longtemps que dans les sciences plus simples. Aujourd'hui la pratique médicale est empirique dans le plus grand nombre des cas; mais cela ne veut pas dire que la médecine ne sortira jamais de l'empirisme. Elle en sortira plus difficilement, à cause de la complexité des phénomènes, mais c'est une raison pour redoubler d'efforts pour entrer dans la voie scientifique aussitôt qu'on le pourra. En un mot, l'empirisme n'est point la négation de la science expérimentale, comme semblent le croire certains médecins, ce n'en est que le premier état. Il faut ajouter même que l'empirisme ne disparaît jamais complètement d'aucune science. Les sciences, en effet, ne s'illuminent pas dans toutes leurs parties à la fois; elles ne se développent que successivement. En physique et en chimie, il est des parties où l'empirisme existe encore; ce qui le prouve, c'est que tous les jours on y fait des découvertes par hasard, c'est-à-dire imprévues pour les théories régnantes. Je conclurai donc que dans les sciences on ne fait des découvertes que parce que toutes ont encore des parties obscures. En médecine, les découvertes à faire sont plus nombreuses, car l'empirisme et l'obscurité règnent presque partout. Cela prouve que cette science si complexe est plus arriérée que d'autres, mais voilà tout.

Les observations médicales nouvelles se font généralement par hasard; si un malade porteur d'une affection jusqu'alors inconnue entre dans un hôpital ou vient consulter un médecin, c'est bien par hasard que le médecin rencontre ce malade. Mais c'est exactement de la même manière qu'un botaniste rencontre dans la campagne une plante qu'il ne connaissait pas, et c'est aussi par hasard qu'un astronome aperçoit dans le ciel une planète dont il ignorait l'existence. Dans ces circonstances, l'initiative du médecin consiste à voir et à ne pas laisser échapper le fait que le hasard lui a offert, et son mérite se réduit à l'observer avec exactitude. Je ne puis entrer ici dans l'examen des caractères que doit avoir une bonne observation médicale. Il serait également fastidieux de rapporter des exemples d'observations médicales faites par hasard; elles fourmillent dans les ouvrages de médecine, et tout le monde en connaît. Je me bornerai donc à dire d'une manière générale que, pour faire une bonne observation médicale, il est non seulement nécessaire d'avoir l'esprit d'observation, mais il faut de plus être physiologiste. On interprétera mieux les significations diverses d'un phénomène morbide, on lui donnera sa valeur réelle et l'on ne tombera point dans l'inconvénient que Sydenham reprochait à certains médecins, de mettre des phénomènes importants d'une maladie sur le même plan que d'autres phéno-mènes insignifiants et accidentels, comme un bota-niste qui décrirait les morsures de chenilles au nombre des caractères d'une plante.[1] Il faut appor-ter, du reste, dans l'observation d'un phénomène pathologique, c'est-à-dire d'une maladie, exactement les mêmes conditions d'esprit et la même rigueur que dans l'observation d'un phénomène physiologique. Il ne faut jamais aller au-delà du fait, et être en quelque sorte le photographe de la nature.

Mais une fois l'observation médicale bien posée, elle devient, comme en physiologie, le point de départ d'idées ou d'hypothèses que le médecin expérimenta-teur est conduit à vérifier par de nouvelles observa-tions faites sur des malades ou par des expérimenta-tions instituées sur les animaux.

Nous avons dit qu'il arrive souvent qu'en faisant une recherche physiologique, il surgit un fait nouveau qu'on ne cherchait pas; cela se voit également en pathologie. Il me suffira de citer, pour le prouver, l'exemple récent de Zenker, qui, en poursuivant la recherche de certaines altérations du système muscu-laire dans la fièvre typhoïde, trouva les trichines qu'il ne cherchait pas.[2] En pathologie comme en physio-logie, le mérite de l'investigateur consiste à pour-suivre dans une expérience ce qu'il y cherche, mais à voir en même temps ce qu'il ne cherchait pas.

L'investigation pathologique peut aussi avoir pour point de départ une théorie, une hypothèse ou une idée préconçue. Il serait facile de donner des exemples qui prouveraient qu'en pathologie, comme en physio-logie, des idées absurdes peuvent parfois conduire à

---

(1) Sydenham, *Médecine pratique*. Préface, p. 12.
(2) Voy. *Rapport des prix de médecine et de chirurgie pour 1864* (*Comptes rendus de l'Académie des sciences*).

des découvertes utiles, de même qu'il ne serait pas difficile de trouver des arguments pour prouver que les théories même les plus accréditées ne doivent être regardées que comme des théories provisoires et non comme des vérités absolues auxquelles il faille faire plier les faits.

L'investigation thérapeutique rentre exactement dans les mêmes règles que l'investigation physiologique et pathologique. Tout le monde sait que le hasard a été le premier promoteur de la science thérapeutique, et que c'est par hasard qu'on a observé les effets de la plupart des médicaments. Souvent aussi les idées ont guidé le médecin dans ses essais thérapeutiques, et il faut dire aussi que souvent c'étaient des théories ou des idées les plus étranges ou les plus absurdes. Il me suffira de citer les théories de Paracelse qui déduisaient l'action des médicaments d'après des influences astrologiques, et de rappeler les idées de Porta qui donnait aux plantes des usages médicamentaux déduits de la ressemblance de ces plantes avec certains organes malades; ainsi la carotte guérissait la jaunisse; la pulmonaire, la phtisie, etc. [1]

En résumé, nous ne saurions établir aucune distinction fondée entre les méthodes d'investigation que l'on doit appliquer en physiologie, en pathologie et en thérapeutique. C'est toujours la même méthode d'observation et d'expérimentation immuable dans ses principes, offrant seulement quelques particularités dans l'application, suivant la complexité relative des phénomènes. Nous ne saurions trouver, en effet, aucune différence radicale entre la nature des phénomènes physiologiques, pathologiques et thérapeuti-

---

(1) Voyez Chevreul, *Considérations sur l'histoire de la partie de la médecine qui concerne la prescription des remèdes (Journal des savants,* 1865).

ques. Tous ces phénomènes dérivent de lois qui,
étant propres à la matière vivante, sont identiques
dans leur essence et ne varient que par les conditions
diverses dans lesquelles les phénomènes se manifestent. Nous verrons, plus tard, que les lois physiologiques se retrouvent dans les phénomènes pathologiques, d'où il suit que la véritable base scientifique
de la thérapeutique doit être donnée par la connaissance de l'action physiologique des cas morbides, des
médicaments ou des poisons, ce qui est exactement la
même chose.

De la critique expérimentale pathologique et thérapeutique

C'est la critique des faits qui donne aux sciences
leur véritable caractère. Toute critique scientifique
doit ramener les faits au rationalisme. Si, au contraire, la critique est ramenée à un sentiment personnel, la science disparaît, parce qu'elle repose sur un
critérium qui ne peut ni se prouver ni se transmettre, ainsi que cela doit avoir lieu pour les vérités
scientifiques. J'ai souvent entendu des médecins à
qui l'on demandait la raison de leur diagnostic
répondre : « Je ne sais pas comment je reconnais tel
ou tel cas, mais cela se voit », ou bien quand on leur
demandait pourquoi ils administraient certains
remèdes, ils répondaient qu'ils ne sauraient le dire
exactement, et que d'ailleurs ils n'étaient pas tenus
d'en rendre raison, puisque c'était leur tact médical
et leur intuition qui les dirigeaient. Il est facile de
comprendre que les médecins qui raisonnent ainsi
nient la science. Mais, en outre, on ne saurait s'élever avec trop de force contre de semblables idées,
qui sont mauvaises non seulement parce qu'elles

étouffent pour la jeunesse tout germe scientifique, mais parce qu'elles favorisent surtout la paresse, l'ignorance et le charlatanisme. Je comprends parfaitement qu'un médecin dise qu'il ne se rend pas toujours compte d'une manière rationnelle de ce qu'il fait, et j'admets qu'il en conclue que la science médicale est encore plongée dans les ténèbres de l'empirisme; mais qu'il parte de là pour élever son tact médical ou son intuition d'un critérium qu'il prétend ensuite imposer sans autre preuve, c'est ce qui est complètement antiscientifique.

La seule critique scientifique qui existe en pathologie et en thérapeutique comme en physiologie est la critique expérimentale, et cette critique, qu'on se l'applique à soi-même ou aux travaux des autres, doit toujours être fondée sur le déterminisme absolu des faits. La critique expérimentale, ainsi que nous l'avons vu, doit faire repousser la statistique comme base de la science pathologique et thérapeutique expérimentale. Il faudra en pathologie et en thérapeutique répudier les faits indéterminés, c'est-à-dire ces observations mal faites ou parfois même imaginées que l'on apporte sans cesse comme des objections perpétuelles. Ce sont, comme en physiologie, des faits bruts qui ne sauraient entrer dans le raisonnement scientifique qu'à la condition d'être déterminés et exactement définis dans leurs conditions d'existence.

Mais le caractère de la critique en pathologie et en thérapeutique, c'est d'exiger avant tout l'observation ou l'expérience comparative. En effet, comment un médecin pourra-t-il juger l'influence d'une cause morbifique s'il n'élimine par une expérience comparative toutes les circonstances accessoires qui peuvent devenir des causes d'erreur et lui faire prendre de simples coïncidences pour des relations de cause à effet ? En thérapeutique surtout la nécessité de l'expérience comparative a toujours frappé les médecins doués de l'esprit scientifique. On ne peut juger de l'influence

d'un remède sur la marche et la terminaison d'une
maladie, si préalablement on ne connaît la marche et
la terminaison naturelles de cette maladie. C'est pourquoi Pinel disait dans sa clinique : « Cette année nous
observerons les maladies sans les traiter, et l'année
prochaine nous les traiterons. » On doit scientifiquement adopter l'idée de Pinel, sans cependant admettre
cette expérience comparative à longue échéance qu'il
proposait. En effet, les maladies peuvent varier dans
leur gravité d'une année à l'autre; les observations
de Sydenham sur l'influence indéterminée ou inconnue de ce qu'il appelle le génie épidémique sont là
pour le prouver. L'expérience comparative exige donc,
pour être valable, d'être faite dans le même temps et
sur des malades aussi comparables que possible. Malgré cela, cette comparaison est encore hérissée de
difficultés immenses, que le médecin doit chercher à
diminuer; car l'expérience comparative est la condition *sine qua non* de la médecine expérimentale et
scientifique, autrement le médecin marche à l'aventure et devient le jouet de mille illusions. Un médecin
qui essaye un traitement et qui guérit ses malades
est porté à croire que la guérison est due à son traitement. Souvent des médecins se vantent d'avoir guéri
tous leurs malades par un remède qu'ils ont employé.
Mais la première chose qu'il faudrait leur demander,
ce serait s'ils ont essayé de ne rien faire, c'est-à-dire
de ne pas traiter d'autres malades car, autrement,
comment savoir si c'est le remède ou la nature qui
a guéri ?

Gall a écrit un livre assez peu connu [1] sur cette
question, de savoir quelle est la part de la nature et
de la médecine dans la guérison des maladies, et il

(I) Gall, *Philosophische medizinische Untersuchungen
über Kunst und Natur im gesunden und kranken Zustand
des Menschen.* Leipzig, 1800.

conclut tout naturellement que cette part est fort difficile à faire. Tous les jours on peut se faire les plus grandes illusions sur la valeur d'un traitement si l'on n'a pas recours à l'expérience comparative. J'en rappellerai seulement un exemple récent relatif au traitement de la pneumonie. L'expérience comparative a montré en effet que le traitement de la pneumonie par la saignée, que l'on croyait efficace, n'est qu'une illusion thérapeutique. [1]

De tout cela je conclurai donc que l'observation et l'expérience comparatives sont la seule base solide de la médecine expérimentale, et que la physiologie, la pathologie et la thérapeutique doivent être soumises aux lois de cette critique commune.

---

(1) Béclard, *Rapport général sur les prix décernés en 1862* (*Mémoires de l'Académie de médecine*. Paris, 1863, t. XXVI, p. XXIII).

CHAPITRE QUATRIEME

DES OBSTACLES PHILOSOPHIQUES QUE RENCONTRE LA MEDECINE EXPERIMENTALE

D'après tout ce qui a été dit dans cette introduction, les obstacles principaux que rencontre la médecine expérimentale résident dans la complexité énorme des phénomènes qu'elle étudie. Je n'ai pas à revenir sur ce point, qui a été développé déjà sous toutes les formes. Mais, outre ces difficultés toutes matérielles et en quelque sorte objectives, il y a pour la médecine expérimentale des obstacles qui résident dans des vices de méthode, dans de mauvaises habitudes de l'esprit ou dans certaines idées fausses dont nous allons dire quelques mots.

DE LA FAUSSE APPLICATION DE LA PHYSIOLOGIE A LA MÉDECINE

Je n'ai certainement pas la prétention d'avoir le premier proposé d'appliquer la physiologie à la médecine. Cela a été recommandé depuis longtemps et des tentatives très nombreuses ont été faites dans cette

direction. Dans mes travaux et dans mon enseignement au Collège de France, je ne fais donc que poursuivre une idée qui déjà porte ses fruits par les
applications qu'on en fait à la médecine. Aujourd'hui
plus que jamais les jeunes médecins marchent dans
cette voie, qui est considérée avec juste raison comme
la voie du progrès. Toutefois j'ai vu bien souvent cette
application de la physiologie à la médecine être très
mal comprise, de sorte que non seulement elle ne produit pas tous les bons résultats qu'on est en droit d'en
attendre, mais elle devient même nuisible et fournit
alors des arguments aux détracteurs de la médecine
expérimentale. Il importe donc beaucoup de nous
expliquer à ce sujet; car il s'agit ici d'une importante
question de méthode, et ce sera une nouvelle occasion
de fixer d'une manière plus précise le véritable point
de vue de ce que nous appelons la *médecine expérimentale*.

La médecine expérimentale diffère dans son but de
la *médecine d'observation*, de la même manière que
les sciences d'observation, en général, diffèrent des
sciences expérimentales. Le but d'une science d'observation est de découvrir les lois des phénomènes naturels afin de les prévoir; mais elle ne saurait les modifier ni les maîtriser à son gré. Le type de ces sciences
est l'astronomie; nous pouvons prévoir les phénomènes astronomiques, mais nous ne saurions rien y
changer. Le but d'une science expérimentale est de
découvrir les lois des phénomènes naturels, non seulement pour les prévoir, mais dans le but de les régler
à son gré et de s'en rendre maître : telles sont la physique et la chimie.

Or, parmi les médecins, il en est qui ont pu croire
que la médecine devait rester une science d'observation, c'est-à-dire une médecine capable de prévoir le
cours et l'issue des maladies, mais ne devant pas agir
directement sur la maladie. Il en est d'autres, et je
suis du nombre, qui ont pensé que la médecine pou-

vait être une science expérimentale, c'est-à-dire une médecine capable de descendre dans l'intérieur de l'organisme, et de trouver le moyen de modifier et de régler jusqu'à un certain point les ressorts cachés de la machine vivante. Les médecins observateurs ont considéré l'organisme vivant comme un petit monde contenu dans le grand, comme une sorte de planète vivante et éphémère dont les mouvements étaient régis par des lois que l'observation simple pouvait nous faire découvrir de manière à prévoir la marche et l'évolution des phénomènes vitaux à l'état sain ou malade, mais sans jamais devoir modifier en rien leur cours naturel. Cette doctrine se trouve dans toute sa pureté dans Hippocrate. La médecine d'observation simple, on le comprend, exclut toute intervention médicale active : c'est pour cela qu'elle est aussi connue sous le nom de *médecine expectante*, c'est-à-dire de médecine qui observe et prévoit le cours des maladies, mais sans avoir pour but d'agir directement sur leur marche. [1] Sous ce rapport il est très rare de trouver un médecin purement hippocratiste, et il serait facile de prouver que beaucoup de médecins, qui préconisent bien haut l'hippocratisme, ne s'en réfèrent pas du tout à ses préceptes quand ils se livrent aux écarts des médications empiriques les plus actives et les plus désordonnées. Ce n'est pas que je condamne ces essais thérapeutiques qui ne sont, la plupart du temps, que des expérimentations *pour voir*, seulement je dis que ce n'est plus là de la médecine hippocratique, mais de l'empirisme. Le médecin empirique, qui agit plus ou moins aveuglément, expérimente en définitive sur les phénomènes vitaux et, à ce titre, il se place dans la période empirique de la médecine expérimentale.

---

(1) Leçon d'ouverture du cours de médecine au Collège de France (*Revue des cours scientifiques*, 31 décembre 1864).

La médecine expérimentale est donc la médecine qui a la prétention de connaître les lois de l'organisme sain et malade, de manière non seulement à prévoir les phénomènes, mais aussi de façon à pouvoir les régler et les modifier dans certaines limites. D'après ce que nous avons dit plus haut, on s'apercevra facilement que la médecine tend fatalement à devenir expérimentale, et que tout médecin qui donne des médicaments actifs à ses malades coopère à l'édification de la médecine expérimentale. Mais pour que cette action du médecin expérimentateur sorte de l'empirisme et mérite le nom de science, il faut qu'elle soit fondée sur la connaissance des lois qui régissent les actions vitales dans le milieu intérieur de l'organisme, soit à l'état sain, soit à l'état pathologique. La base scientifique de la médecine expérimentale est la physiologie ; nous l'avons dit bien souvent, il faut le proclamer bien haut, parce que, hors de là, il n'y a point de science médicale possible. Les maladies ne sont au fond que des phénomènes physiologiques dans des conditions nouvelles qu'il s'agit de déterminer ; les actions toxiques et médicamenteuses se ramènent, comme nous le verrons, à de simples modifications physiologiques dans les propriétés des éléments histologiques de nos tissus. En un mot, la physiologie doit être constamment appliquée à la médecine pour comprendre et expliquer le mécanisme des maladies et l'action des agents médicamenteux ou toxiques. Or c'est précisément cette application de la physiologie qu'il s'agit ici de bien définir.

Nous avons vu plus haut en quoi la médecine expérimentale diffère de l'hippocratisme et de l'empirisme ; mais nous n'avons pas dit pour cela que la médecine expérimentale dût renier la médecine d'observation et l'emploi empirique des médicaments ; loin de là, la médecine expérimentale se sert de l'observation médicale et de l'empirisme comme point d'appui nécessaire. En effet, la médecine expérimentale ne repousse

jamais systématiquement aucun fait ni aucune observation populaire; elle doit tout examiner expérimentalement, et elle cherche l'explication scientifique des
faits que la médecine d'observation et l'empirisme
ont d'abord constatés. Donc, la médecine expérimentale est ce que je pourrais appeler la seconde période
de la médecine scientifique, la première période étant
la médecine d'observation; et il est tout naturel dès
lors que la seconde période s'ajoute à la première en
reposant sur elle. Donc, la première condition pour
faire de la médecine expérimentale, c'est d'être
d'abord médecin observateur; c'est de partir de l'observation pure et simple du malade faite aussi complètement que possible; puis la science expérimentale arrive ensuite pour analyser chacun des symptômes, en cherchant à les ramener à des explications
et à des lois vitales qui comprendront le rapport de
l'état pathologique avec l'état normal ou physiologique.

Mais, dans l'état actuel de la science biologique, nul
ne saurait avoir la prétention d'expliquer complètement la pathologie par la physiologie; il faut y tendre
parce que c'est la voie scientifique; mais il faut se
garder de l'illusion de croire que le problème est
résolu. Par conséquent, ce qu'il est prudent et raison-
nable de faire pour le moment, c'est d'expliquer dans
une maladie tout ce que l'on peut en expliquer par
la physiologie, en laissant ce qui est encore inexplicable pour les progrès ultérieurs de cette science biologique. Cette sorte d'analyse successive, qui ne
s'avance dans l'application des phénomènes pathologiques qu'à mesure que les progrès de la science physiologique le permettent, isole peu à peu, et par voie
d'élimination, l'élément essentiel de la maladie, en
saisit plus exactement les caractères, et permet de
diriger les efforts de la thérapeutique avec plus de
certitude. En outre, avec cette marche analytique
progressive, on conserve toujours à la maladie son

caractère et sa physionomie propres. Mais si au lieu de cela on profite de quelques rapprochements possibles entre la pathologie et la physiologie pour vouloir expliquer d'emblée toute la maladie, alors on perd le malade de vue, on défigure la maladie, et, par une fausse application de la physiologie, on retarde la médecine expérimentale au lieu de lui faire faire des progrès.

Malheureusement je devrai faire ce reproche de fausse application de la physiologie à la pathologie non seulement à des physiologistes purs, mais je l'adresserai aussi à des pathologistes ou à des médecins de profession. Dans diverses publications récentes de médecine, dont j'approuve et loue d'ailleurs les tendances physiologiques, j'ai vu, par exemple, qu'on commençait par faire, avant l'exposé des observations médicales, un résumé de tout ce que la physiologie expérimentale avait appris sur les phénomènes relatifs à la maladie dont on devrait s'occuper. Ensuite on apportait des observations de malades parfois sans but scientifique précis, d'autres fois pour montrer que la physiologie et la pathologie concordaient. Mais, outre que la concordance n'est pas toujours facile à établir, parce que la physiologie expérimentale offre souvent des points encore à l'étude, je trouve une semblable manière de procéder essentiellement funeste pour la science médicale, en ce qu'elle subordonne la pathologie, science plus complexe, à la physiologie, science plus simple. En effet, c'est l'inverse de ce qui a été dit précédemment qu'il faut faire : il faut poser d'abord le problème médical tel qu'il est donné par l'observation de la maladie puis analyser expérimentalement les phénomènes pathologiques en cherchant à en donner l'explication physiologique. Mais dans cette analyse l'observation médicale ne doit jamais disparaître ni être perdue de vue; elle reste comme la base constante ou le terrain commun de toutes les études et de toutes les explications.

Dans mon ouvrage, je ne pourrai présenter les choses dans l'ensemble que je viens de dire, parce que j'ai dû me borner à donner les résultats de mon expérience dans la science physiologique, que j'ai le plus étudiée. J'ai la pensée d'être utile à la médecine scientifique en publiant ce simple essai sur les principes de la médecine expérimentale. En effet, la médecine est si vaste, que jamais on ne peut espérer trouver un homme qui puisse en cultiver avec fruit toutes les parties à la fois. Seulement il faut que chaque médecin, dans la partie où il s'est cantonné, comprenne bien la connexion scientifique de toutes les sciences médicales, afin de donner à ses recherches une direction utile pour l'ensemble et d'éviter ainsi l'anarchie scientifique. Si je ne fais pas ici de la médecine clinique, je dois néanmoins la sous-entendre et lui assigner la première place dans la médecine expérimentale. Donc, si je concevais un traité de médecine expérimentale, je procéderais en faisant de l'observation des maladies la base invariable de toutes les analyses expérimentales. Je procéderais ensuite symptôme par symptôme dans mes explications, jusqu'à épuisement des lumières qu'on peut obtenir aujourd'hui de la physiologie expérimentale, et de tout cela il résulterait une observation médicale réduite et simplifiée.

En disant plus haut qu'il ne faut expliquer dans les maladies, au moyen de la physiologie expérimentale, que ce qu'on peut expliquer, je ne voudrais pas que l'on comprît mal ma pensée et qu'on crût que j'avoue qu'il y a dans les maladies des choses qu'on ne pourra jamais expliquer physiologiquement. Ma pensée serait complètement opposée; car je crois qu'on expliquera tout en pathologie, mais peu à peu, à mesure que la physiologie expérimentale se développera. Il y a sans doute aujourd'hui des maladies, comme des maladies éruptives par exemple, sur lesquelles nous ne pouvons rien encore expliquer, parce que les phénomènes physiologiques qui leur sont relatifs nous sont inconnus. L'objection qu'en tirent certains médecins contre l'utilité de la physiologie, en médecine, ne saurait donc être prise en considération. C'est là une manière d'argumenter qui tient de la scolastique et qui prouve que ceux qui l'emploient n'ont pas une idée exacte du développement d'une science telle que peut être la médecine expérimentale.

En résumé, la physiologie expérimentale, en devenant la base naturelle de la médecine expérimentale, ne saurait supprimer l'observation du malade ni en diminuer l'importance. De plus les connaissances physiologiques sont indispensables non seulement pour expliquer la maladie, mais elles sont aussi nécessaires pour faire une bonne observation clinique. J'ai vu, par exemple, des observateurs décrire comme accidentels ou s'étonner de certains phénomènes calorifiques qui résultaient parfois de la lésion des nerfs; s'ils avaient été physiologistes, ils auraient su quelle valeur il fallait donner à ces phénomènes physiologiques.

L'IGNORANCE SCIENTIFIQUE ET CERTAINES ILLUSIONS DE L'ESPRIT MÉDICAL SONT UN OBSTACLE AU DÉVELOPPEMENT DE LA MÉDECINE EXPÉRIMENTALE

Nous venons de dire que les connaissances en physiologie sont les bases scientifiques indispensables au médecin; par conséquent il faut cultiver et répandre les sciences physiologiques si l'on veut favoriser le développement de la médecine expérimentale. Cela est d'autant plus nécessaire que c'est le seul moyen de fonder la médecine scientifique, et nous sommes malheureusement encore loin du temps où nous verrons l'esprit scientifique régner généralement parmi les médecins. Or cette absence d'habitude scientifique de l'esprit est un obstacle considérable, parce qu'elle laisse croire aux forces occultes dans la médecine, repousse le déterminisme dans les phénomènes de la vie, et admet facilement que les phénomènes des êtres vivants sont régis par des forces vitales mystérieuses qu'on invoque à tout instant. Quand un phénomène obscur ou inexplicable se présente en médecine, au lieu de dire : « Je ne sais », ainsi que tout savant doit faire, les médecins ont l'habitude de dire : « C'est la vie », sans paraître se douter que c'est expliquer l'obscur par le plus obscur encore. Il faut donc s'habituer à comprendre que la science n'est que le déterminisme des conditions des phénomènes, et chercher toujours à supprimer complètement la vie de l'explication de tout phénomène physiologique ; la vie n'est rien qu'un mot qui veut dire ignorance, et quand nous qualifions un phénomène de *vital* cela équivaut à dire que c'est un phénomène dont nous ignorons la cause prochaine ou les conditions. La science doit expliquer toujours le plus obscur et le plus complexe par le plus simple et le plus clair. Or la vie, qui est ce qu'il y a de plus obscur, ne peut jamais servir d'explication à rien. J'insiste sur ce point, parce que j'ai vu des chimistes invoquer parfois eux-mêmes la vie pour expliquer certains phénomènes physico-chimiques spéciaux aux êtres vivants. Ainsi, le ferment de la levure de bière est une matière vivante organisée qui a la propriété de dédoubler le sucre en alcool et acide carbonique et en quelques autres produits. J'ai quelquefois entendu dire que cette propriété de dédoubler le sucre était due à la *vie* propre du globule de levure. C'est là une explication vitale qui ne veut rien dire et n'explique en rien la faculté dédoublante, mais elle doit nécessairement appartenir à l'ordre physico-chimique et être aussi nettement déterminée que la propriété de la mousse de platine, par exemple, qui provoque des dédoublements plus ou moins analogues, mais qu'on ne saurait attribuer dans ce cas à aucune force vitale. En un mot, toutes les propriétés de la matière vivante sont, au fond, ou des propriétés connues et déterminées, et alors nous les appelons propriétés *physico-chimiques*, ou des propriétés inconnues et indéterminées, et alors nous les nommons propriétés *vitales*. Sans doute il y a pour les êtres vivants une force spéciale qui ne se rencontre pas ailleurs, et qui préside à leur organisation ; mais l'existence de cette force ne saurait rien changer aux notions que nous nous faisons des propriétés de la matière organisée, matière qui, une fois créée, est douée de propriétés physico-chimiques fixes et déterminées. La force vitale est donc une force *organisatrice et nutritive*, mais elle ne détermine en aucune façon la manifestation des propriétés de la matière vivante. En un mot, le physiologiste et le médecin doivent chercher à ramener les propriétés vitales à des propriétés physico-chimiques, et non les propriétés physico-chimiques à des propriétés vitales.

Cette habitude des explications vitales rend crédule et favorise l'introduction dans la science de faits erronés ou absurdes. Ainsi, tout récemment, j'ai été consulté par un médecin praticien très honorable et très considéré d'ailleurs, qui me demandait mon avis sur un cas très merveilleux dont il était très sûr, disait-il, parce qu'il avait pris toutes les précautions nécessaires pour bien l'observer : il s'agissait d'une femme qui vivait en bonne santé, sauf quelques accidents nerveux, et qui n'avait rien mangé ni bu depuis plusieurs années. Il est évident que ce médecin, persuadé que la force vitale était capable de tout, ne cherchait pas d'autre explication et croyait que son cas pouvait être vrai. La plus petite idée scientifique et les plus simples notions de physiologie auraient cependant pu le détromper en lui montrant que ce qu'il avançait équivalait à peu près à dire qu'une bougie peut briller et rester allumée pendant plusieurs années sans s'user.

La croyance que les phénomènes des êtres vivants sont dominés par une force vitale indéterminée donne souvent aussi une base fausse à l'expérimentation, et substitue un mot vague à la place d'une analyse expérimentale précise. J'ai vu souvent des médecins soumettre à l'investigation expérimentale certaines questions dans lesquelles ils prenaient pour point de départ la vitalité de certains organes, l'idiosyncrasie de certains individus ou l'antagonisme de certains médicaments. Or la vitalité, l'idiosyncrasie et l'antagonisme ne sont que des mots vagues qu'il s'agirait d'abord de caractériser et de ramener à une signification définie. C'est donc un principe absolu en m´thode expérimentale de prendre toujours pour point de départ d'une expérimentation ou d'un raisonnement un fait précis ou une bonne observation, et non un mot vague. C'est pour ne pas se conformer à ce précepte analytique que, le plus souvent, les discussions des médecins et des naturalistes n'aboutissent pas. En un mot, il est de rigueur, dans l'expérimentation sur les êtres vivants comme dans les corps bruts, de bien s'assurer, avant de commencer l'analyse expérimentale d'un phénomène, que ce phénomène existe, et de ne jamais se laisser illusionner par des mots qui nous font perdre de vue la réalité des faits.

Le doute est, ainsi que nous l'avons développé ailleurs, la base de l'expérimentation ; toutefois il ne faut pas confondre le doute philosophique avec la négation systématique qui met en doute même les principes de la science. Il ne faut douter que des théories, et encore il ne faut en douter que jusqu'au déterminisme expérimental. Il y a des médecins qui croient que l'esprit scientifique n'impose pas de limite au doute. A côté de ces médecins qui nient la science médicale en admettant qu'on ne peut rien savoir de positif, il en est d'autres qui la nient par un procédé contraire, en admettant qu'on apprend la médecine sans savoir comment et qu'on la possède par une sorte de science infuse qu'ils appellent le *tact médical.* Sans doute je ne conteste pas qu'il puisse exister en médecine, comme dans les autres sciences pratiques, ce qu'on appelle le *tact* ou le *coup d'œil.* Tout le monde sait en effet que l'habitude peut donner une sorte de connaissance empirique des choses capable de guider le praticien, quoiqu'il ne s'en rende pas toujours exactement compte au premier abord. Mais ce que je blâme, c'est de rester volontairement dans cet état d'empirisme et de ne pas chercher à en sortir. Par l'observation attentive et par l'étude on peut toujours arriver à se rendre compte de ce que l'on fait, et parvenir par suite à transmettre aux autres ce que l'on sait. Je ne nie pas d'ailleurs que la pratique médicale n'ait de grandes exigences; mais ici je parle science pure et je combats le tact médical comme une donnée antiscientifique qui, par ses excès faciles, nuit considérablement à la science.

Une autre opinion fausse assez accréditée, et même professée par de grands médecins praticiens, est celle qui consiste à dire que la médecine n'est pas destinée à devenir une science, mais seulement un art, et que par conséquent le médecin ne doit pas être un savant, mais un artiste. Je trouve cette idée erronée et encore essentiellement nuisible au développement de la médecine expérimentale. D'abord, qu'est-ce qu'un artiste? C'est un homme qui réalise dans une œuvre d'art une idée ou un sentiment qui lui est personnel. Il y a donc deux choses : l'artiste et son œuvre; l'œuvre juge nécessairement l'artiste. Mais que sera le médecin artiste? Si c'est un médecin qui traite une maladie d'après une idée ou un sentiment qui lui sont personnels, où sera alors l'œuvre d'art qui jugera cet artiste médecin? Sera-ce la guérison de la maladie? Outre que ce serait là une œuvre d'art d'un genre singulier, cette œuvre lui sera toujours fortement disputée par la nature. Quand un grand peintre ou un

grand sculpteur font un beau tableau ou une magni-
fique statue, personne n'imagine que la statue ait pu
pousser de la terre ou que le tableau ait pu se faire
tout seul, tandis qu'on peut parfaitement soutenir que
la maladie a guéri toute seule et prouver souvent
qu'elle aurait mieux guéri sans l'intervention de l'artiste. Que deviendra donc alors le critérium ou l'œuvre
de l'art médical ? Le critérium disparaîtra évidemment, car on ne saurait juger le mérite d'un médecin
par le nombre de malades qu'il dit avoir guéris ; il
devra avant tout prouver scientifiquement que c'est
lui qui les a guéris, et non la nature. Je n'insisterai
pas plus longtemps sur cette prétention artistique des
médecins, qui n'est pas soutenable. Le médecin ne
peut être raisonnablement qu'un savant ou, en attendant, un empirique. L'empirisme, qui au fond veut
dire expérience (εμπειρια, expérience), n'est que l'expérience inconsciente ou non raisonnée, acquise par
l'observation journalière des faits, d'où naît la méthode
expérimentale elle-même. [1] Mais, ainsi que nous le
verrons encore dans le paragraphe suivant, l'empirisme, pris dans son vrai sens, n'est que le premier
pas de la médecine expérimentale. Le médecin empirique doit tendre à la science ; car si, dans la pratique, il se détermine souvent d'après le sentiment
d'une expérience inconsciente, il doit toujours au
moins se diriger d'après une induction fondée sur une
instruction médicale aussi solide que possible. En un
mot, il n'y a pas d'artiste médecin, parce qu'il ne peut
y avoir d'œuvre d'art médical ; ceux qui se qualifient ainsi nuisent à l'avancement de la science médicale, parce qu'ils augmentent la personnalité du médecin en diminuant l'importance de la science ; ils
empêchent par-là qu'on ne cherche dans l'étude expérimentale des phénomènes un appui et un critérium

---

(1) Voir p. 44.

que l'on croit posséder en soi, par suite d'une inspiration ou par un simple sentiment. Mais, ainsi que je viens de le dire, cette prétendue inspiration thérapeutique du médecin n'a souvent d'autres preuves qu'un fait de hasard qui peut favoriser l'ignorant et le charlatan, aussi bien que l'homme instruit. Cela n'a donc aucun rapport avec l'inspiration de l'artiste qui doit se réaliser finalement dans une œuvre que chacun peut juger et dont l'exécution exige toujours des études profondes et précises accompagnées souvent d'un travail opiniâtre. Je considère donc que l'inspiration des médecins qui ne s'appuient pas sur la science expérimentale n'est que de la fantaisie, et c'est au nom de la science et de l'humanité qu'il faut la blâmer et la proscrire.

En résumé, la médecine expérimentale, qui est synonyme de médecine scientifique, ne pourra se constituer qu'en introduisant de plus en plus l'esprit scientifique parmi les médecins. La seule chose à faire pour atteindre ce but est, selon moi, de donner à la jeunesse une solide instruction physiologique expérimentale. Ce n'est pas que je veuille dire que la physiologie constitue toute la médecine ; je me suis expliqué ailleurs à ce sujet ; mais je veux dire que la physiologie expérimentale est la partie la plus scientifique de la médecine, et que les jeunes médecins prendront, par cette étude, des habitudes scientifiques qu'ils porteront ensuite dans l'investigation pathologique et thérapeutique. Le désir que j'exprime ici répondrait à peu près à la pensée de Laplace, à qui on demandait pourquoi il avait proposé de mettre des médecins à l'Académie des sciences, puisque la médecine n'est pas une science : « C'est, répondit-il, afin qu'ils se trouvent avec des savants. »

LA MÉDECINE EMPIRIQUE ET LA MÉDECINE EXPÉRIMENTALE NE SONT POINT INCOMPATIBLES ; ELLES DOIVENT ÊTRE AU CONTRAIRE INSÉPARABLES L'UNE DE L'AUTRE

Il y a bien longtemps que l'on dit et que l'on répète que les médecins physiologistes les plus savants sont les plus mauvais médecins et qu'ils sont les plus embarrassés quand il faut agir au lit du malade. Cela voudrait-il dire que la science physiologique nuit à la pratique médicale ? Et dans ce cas je me serais placé à un point de vue complètement faux. Il importe donc d'examiner avec soin cette opinion, qui est le thème favori de beaucoup de médecins praticiens, et que je considère pour mon compte comme entièrement erronée et comme étant toujours éminemment nuisible au développement de la médecine expérimentale.

D'abord considérons que la pratique médicale est une chose extrêmement complexe, dans laquelle interviennent une foule de questions d'ordre social et extra-scientifiques. Dans la médecine pratique vétérinaire elle-même, il arrive souvent que la thérapeutique se trouve dominée par des questions d'intérêt ou d'agriculture. Je me souviens d'avoir fait partie d'une commission dans laquelle il s'agissait d'examiner ce qu'il y avait à faire pour prévenir les ravages de certaines épizooties de bêtes à cornes. Chacun se livrait à des considérations physiologiques et pathologiques dans le but d'établir un traitement convenable pour obtenir la guérison des animaux malades, lorsqu'un vétérinaire praticien prit la parole pour dire que la question n'était pas là, et il prouva clairement qu'un traitement qui guérirait serait la ruine de l'agriculture, et que ce qu'il y avait de mieux à faire, c'était d'abattre les animaux malades en en tirant le meilleur parti possible. Dans la médecine humaine, il n'intervient jamais de considérations de ce genre, parce que la conservation de la vie de l'homme doit être le seul but de la médecine. Mais cependant le médecin se trouve souvent obligé de tenir compte, dans son traitement, de ce qu'on appelle l'influence du moral sur le physique, et par conséquent d'une foule de considérations de famille ou de position sociale qui n'ont rien à faire avec la science. C'est ce qui fait qu'un médecin praticien accompli doit non seulement être un homme très instruit dans sa science, mais il doit encore être un homme honnête, doué de beaucoup d'esprit, de tact et de bon sens. L'influence du médecin praticien trouve à s'exercer dans tous les rangs de la société. Le médecin est, dans une foule de cas, le dépositaire des intérêts de l'Etat, dans les grandes opérations d'administration publique; il est en même temps le confident des familles et tient souvent entre ses mains leur honneur et leurs intérêts les plus chers. Les praticiens habiles peuvent donc acquérir une grande et légitime puissance parmi les hommes, parce que, en dehors de la science, ils ont une action morale dans la société. Aussi, à l'exemple d'Hippocrate, tous ceux qui ont eu à cœur la dignité de la médecine ont toujours beaucoup insisté sur les qualités morales du médecin.

Je n'ai pas l'intention de parler ici de l'influence sociale et morale des médecins, ni de pénétrer dans ce qu'on pourrait appeler les mystères de la médecine pratique; je traite simplement le côté scientifique, et je le sépare afin de mieux juger de son influence. Il est bien certain que je ne veux pas examiner ici la question de savoir si un médecin instruit traitera mieux ou plus mal son malade qu'un ignorant. Si je posais la question ainsi, elle serait absurde; je suppose naturellement deux médecins également instruits dans les moyens de traitement employés en thérapeutique et je veux seulement examiner si, comme on l'a dit, le médecin *savant*, c'est-à-dire celui qui sera doué de l'esprit expérimental, traitera moins bien son malade que le médecin *empirique,* qui se contentera de la constatation des faits en se fondant uniquement sur la tradition médicale, ou que le médecin *systématique,* qui se conduira d'après les principes d'une doctrine quelconque.

Il y a toujours eu dans la médecine deux tendances différentes qui résultent de la nature même des choses. La première tendance de la médecine, qui dérive des bons sentiments de l'homme, est de porter secours à son semblable quand il souffre, et de le soulager par des remèdes ou par un moyen moral ou religieux. La médecine a donc dû, dès son origine, se mêler à la religion, en même temps qu'elle s'est trouvée en possession d'une foule d'agents plus ou moins énergiques; ces remèdes trouvés par hasard ou par nécessité se sont transmis ensuite par tradition simple ou avec des pratiques religieuses. Mais après ce premier élan de la médecine, qui partait du cœur pour ainsi dire, la réflexion a dû venir, et en voyant des malades qui guérissaient seuls, sans médicaments, on fut porté à se demander non seulement si les remèdes qu'on donnait étaient utiles, mais s'ils n'étaient pas nuisibles. Cette première réflexion ou ce premier raisonnement médical, résultat de l'étude des malades, fit reconnaître dans l'organisme vivant une force médicatrice spontanée, et l'observation apprit qu'il fallait la respecter et chercher seulement à la diriger et à l'aider dans ses tendances heureuses. Ce doute porté sur l'action curative des moyens empiriques, et cet appel aux lois de l'organisme pour opérer la guérison des maladies, furent le premier pas de la médecine scientifique accompli par Hippocrate. Mais cette médecine, fondée sur l'observation, comme science, et sur l'expectation, comme traitement, laissa encore subsister d'autres doutes. Tout en reconnaissant qu'il pouvait être funeste pour le malade de troubler par des médications empiriques les tendances de la nature quand elles sont heureuses, on dut se demander si, d'un autre côté, il ne pouvait pas être possible et utile pour le malade de les troubler et de les modifier quand elles sont mauvaises. Il ne s'agissait donc plus d'être simplement un médecin qui dirige et aide la nature dans ses tendances heureuses : *Quo vergit natura, eo ducendum*, mais d'être aussi un médecin qui combat et domine la nature dans ses tendances mauvaises, *medicus naturæ superator*. Les *remèdes héroïques*, les *panacées universelles*, les *spécifiques* de Paracelse et autres, ne sont que l'expression empirique de cette réaction contre la médecine hippocratique, c'est-à-dire contre l'expectation.

La médecine expérimentale, par sa nature même de science expérimentale, n'a pas de système et ne repousse rien en fait de traitement ou de guérison de maladies ; elle croit et admet tout, pourvu que cela soit fondé sur l'observation et prouvé par l'expérience. Il importe de rappeler ici, quoique nous l'ayons déjà bien souvent répété, que ce que nous appelons médecine expérimentale n'est point une théorie médicale nouvelle. C'est la médecine de tout le monde et de tous les temps, dans ce qu'elle a de solidement acquis et de bien observé. La médecine scientifique expérimentale va aussi loin que possible dans l'étude des phénomènes de la vie ; elle ne saurait se borner à l'observation des maladies, ni se contenter de l'expectation, ni s'arrêter à l'administration empirique des remèdes ; mais il lui faut de plus étudier expérimentalement le mécanisme des maladies et l'action des remèdes pour s'en rendre compte scientifiquement. Il faut surtout introduire dans la médecine l'esprit analytique de la méthode expérimentale des sciences modernes ; mais cela n'empêche pas que le médecin expérimentateur ne doive être avant tout un bon observateur : il doit être profondément instruit dans la clinique, connaître exactement les maladies avec toutes leurs formes normales, anormales ou insidieuses, être familiarisé avec tous les moyens d'investigations pathologiques, et avoir, comme l'on dit, un diagnostic sûr et un bon pronostic; il devra en outre être ce qu'on appelle un thérapeutiste consommé et savoir tout ce que les essais empiriques ou systématiques ont appris sur l'action des remèdes dans les diverses maladies. En un mot, le médecin expérimentateur possédera toutes les connaissances que nous venons d'énumérer comme doit le faire tout médecin instruit, mais il différera du médecin systématique en ce qu'il ne se conduira d'après aucun système; il se distinguera des médecins hippocratistes et des médecins empiriques en ce qu'au lieu d'avoir pour but l'*observation* des maladies et la constatation de l'action des remèdes, il voudra aller plus loin et pénétrer, à l'aide de l'*expérimentation*, dans l'explication des phénomènes vitaux. En effet, le médecin hippocratique se trouve satisfait quand, par l'observation exacte, il est arrivé à bien caractériser une maladie dans son évolution, à connaître et à prévoir à des signes précis ses diverses terminaisons favorables ou funestes, de manière à pouvoir intervenir s'il y a lieu pour aider la nature, la diriger vers une terminaison heureuse; il croira que c'est là l'objet que doit se proposer la science médicale. Un médecin empirique se trouve satisfait quand, à l'aide de l'empirisme, il est parvenu à savoir qu'un remède donné guérit une maladie donnée, à connaître exactement les doses suivant lesquelles il faut l'administrer et les cas dans lesquels il faut l'employer; il pourra croire aussi avoir atteint les limites de la science médicale. Mais le médecin expérimentateur, tout en étant le premier à admettre et à comprendre l'importance scientifique et pratique des notions précédentes, sans lesquelles la médecine ne saurait exister, ne croira pas que la médecine, comme science, doive s'arrêter à l'observation et à la connaissance empirique des phénomènes, ni se satisfaire de systèmes plus ou moins vagues. De sorte que le médecin hippocratique, l'empirique,

et le médecin expérimentateur ne se distingueront
aucunement par la nature de leurs connaissances; ils
se distingueront seulement par le point de vue de leur
esprit, qui les portera à pousser plus ou moins loin le
problème médical. La puissance médicatrice de la
nature invoquée par l'hippocratiste et la force thérapeutique ou autre imaginée par l'empirique paraîtront
de simples hypothèses aux yeux du médecin expérimentateur. Pour lui, il faut pénétrer à l'aide de l'expérimentation dans les phénomènes intimes de la machine vivante et en déterminer le mécanisme à l'état
normal et à l'état pathologique. Il faut rechercher les
causes prochaines des phénomènes morbides aussi bien
que les causes prochaines des phénomènes normaux
qui toutes doivent se trouver dans des conditions organiques déterminées et en rapport avec des propriétés
de liquides ou de tissus. Il ne suffirait pas de connaître empiriquement les phénomènes de la nature
minérale ainsi que leurs effets; mais le physicien et
le chimiste veulent remonter à leur condition d'existence, c'est-à-dire à leurs causes prochaines, afin de
pouvoir régler leur manifestation. De même il ne suffit pas au physiologiste de connaître empiriquement
les phénomènes normaux et anormaux de la nature
vivante, mais il veut, comme le physicien et le chimiste, remonter aux causes prochaines de ces phénomènes, c'est-à-dire à leur condition d'existence. En un
mot, il ne suffira pas au médecin expérimentateur
comme au médecin empirique de savoir que le quinquina guérit la fièvre; mais ce qui lui importe surtout,
c'est de savoir ce que c'est que la fièvre et de se
rendre compte du mécanisme par lequel le quinquina la guérit. Tout cela importe au médecin expérimentateur, parce que, dès qu'il le saura, le fait de
guérison de la fièvre par le quinquina ne sera plus
un fait empirique et isolé, mais un fait scientifique.
Ce fait se rattachera alors à des conditions qui le
relieront à d'autres phénomènes, et nous serons con-

duits ainsi à la connaissance des lois de l'organisme
et à la possibilité d'en régler les manifestations. Ce
qui préoccupe surtout le médecin expérimentateur,
c'est donc de chercher à constituer la science médicale sur les mêmes principes que toutes les autres
sciences expérimentales. Voyons actuellement comment un homme animé de cet esprit scientifique devra
se comporter au lit du malade.

L'hippocratiste, qui croit à la nature médicatrice et
peu à l'action curative des remèdes, suit tranquillement le cours de la maladie; il reste à peu près dans
l'expectation, en se bornant à favoriser par quelques
médications simples les tendances heureuses de la
nature. L'empirique, qui a foi dans l'action des
remèdes comme moyens de changer la direction des
maladies et de les guérir, se contente de constater
empiriquement les actions médicamenteuses, sans
chercher à en comprendre scientifiquement le mécanisme. Il n'est jamais dans l'embarras : quand un
remède a échoué, il en essaye un autre; il a toujours
des recettes ou des formules à son service pour tous
les cas, parce qu'il puise, comme on dit, dans l'arsenal
thérapeutique, qui est immense. La médecine empirique est certainement la plus populaire de toutes.
On croit dans le peuple que, par suite d'une sorte de
compensation, la nature a mis le remède à côté du
mal, et que la médecine consiste dans l'assemblage
de recettes pour tous les maux, qui nous ont été trans-
mises d'âge en âge et depuis l'origine de l'art de guérir. Le médecin expérimentateur est à la fois hippocratiste et empirique, en ce qu'il croit à la puissance
de la nature et à l'action des remèdes; seulement il
veut comprendre ce qu'il fait; il ne lui suffit pas
d'observer ou d'agir empiriquement, mais il veut expérimenter scientifiquement et comprendre le mécanisme physiologique de la production de la maladie
et le mécanisme de l'action curative du médicament.
Il est vrai qu'avec cette tendance d'esprit, s'il était

exclusif, le médecin expérimentateur se trouverait autant embarrassé que le médecin empirique l'était peu. En effet, dans l'état actuel de la science, on comprend si peu de chose dans l'action des médicaments que, pour être logique, le médecin expérimentateur se trouverait réduit à ne rien faire et à rester le plus souvent dans l'expectation que lui commanderaient ses doutes et ses incertitudes. C'est dans ce sens qu'on a pu dire que le médecin savant était toujours le plus embarrassé au lit du malade. Cela est très vrai, il est réellement embarrassé, parce que d'une part sa conviction est que l'on peut agir à l'aide de moyens médicamenteux puissants, mais d'un autre côté son ignorance du mécanisme de ces actions le retient, car l'esprit scientifique expérimental répugne absolument à produire des effets et à étudier des phénomènes sans chercher à les comprendre.

Il y aurait évidemment excès de ces deux dispositions radicales de l'esprit chez l'empirique et chez l'expérimentateur; dans la pratique il doit y avoir fusion de ces deux points de vue, et leur contradiction apparente doit disparaître. Ce que je dis ici n'est point une sorte de transaction ou d'accommodement pour faciliter la pratique médicale. Je soutiens une opinion purement scientifique, parce qu'il me sera facile de prouver que c'est l'union raisonnée de l'empirisme et de l'expérimentation qui constitue la vraie méthode expérimentale. En effet, nous avons vu qu'avant de prévoir les faits d'après les lois qui les régissent, il faut les avoir observés empiriquement ou par hasard; de même qu'avant d'expérimenter en vertu d'une théorie scientifique, il faut avoir expérimenté empiriquement ou *pour voir*. Or l'empirisme, sous ce rapport, n'est pas autre chose que le premier degré de la méthode expérimentale; car, ainsi que nous l'avons dit, l'empirisme ne peut pas être un état définitif; l'expérience vague et inconsciente qui en résulte, et qu'on peut appeler le tact médical, est transformée ensuite en notion scientifique par la méthode expérimentale, qui est consciente et raisonnée. Le médecin expérimentateur sera donc d'abord empirique mais, au lieu d'en rester là, il cherchera à traverser l'empirisme pour en sortir et arriver au second degré de la méthode expérimentale, c'est-à-dire à l'expérience précise et consciente que donne la connaissance expérimentale de la loi des phénomènes. En un mot, il faut subir l'empirisme, mais vouloir l'ériger en système est une tendance antiscientifique. Quant aux médecins, systématiques ou doctrinaires, ce sont des empiriques qui, au lieu de recourir à l'expérimentation relient de pures hypothèses ou bien les faits que l'empirisme leur a appris, à l'aide d'un système idéal dont ils déduisent ensuite leur ligne de conduite médicale.

Par conséquent, je pense qu'un médecin expérimentateur qui, au lit d'un malade, ne voudrait employer que les médicaments dont il comprend physiologiquement l'action, serait dans une exagération qui lui ferait fausser le vrai sens de la méthode expérimentale. Avant de comprendre les faits, l'expérimentateur doit d'abord les constater et les débarrasser de toutes les causes d'erreur dont ils pourraient être entachés. L'esprit de l'expérimentateur doit donc, d'abord, s'appliquer à recueillir les observations médicales ou thérapeutiques faites empiriquement. Mais il fait plus encore : il ne se borne pas à soumettre au critérium expérimental tous les faits empiriques que la médecine lui offrira ; il ira au-devant. Au lieu d'attendre que le hasard ou des accidents lui enseignent l'action des médicaments, il expérimentera empiriquement sur les animaux, afin d'avoir des indications qui le dirigent dans les essais qu'il fera ultérieurement sur l'homme.

D'après ce qui précède, je considère donc que le véritable médecin expérimentateur ne doit pas être plus embarrassé au lit d'un malade qu'un médecin

empirique. Il fera usage de tous les moyens thérapeutiques que l'empirisme conseille; seulement, au
lieu de les employer d'après une autorité quelconque
et avec une confiance qui tient de la superstition, il
les administrera avec le doute philosophique qui
convient au véritable expérimentateur; il en contrô-
lera les effets par des expériences sur les animaux et
par des observations comparatives sur l'homme, de
manière à déterminer rigoureusement la part d'influence de la nature et du médicament dans la guérison de la maladie. Dans le cas où il serait prouvé à
l'expérimentateur que le remède ne guérit pas, et à
plus forte raison, s'il lui était démontré qu'il est nuisible, il devrait s'abstenir et rester, comme l'hippocratiste, dans l'expectation. Il y a des médecins praticiens qui, convaincus jusqu'au fanatisme de l'excellence
de leurs médications, ne comprendraient pas la critique expérimentale thérapeutique dont je viens de
parler. Ils disent qu'on ne peut donner aux malades
que des médicaments dans lesquels on a foi, et ils
pensent qu'administrer à son semblable un remède
dont on doute, c'est manquer à la moralité médicale.
Je n'admets pas ce raisonnement, qui conduirait à
chercher à se tromper soi-même afin de tromper les
autres sans scrupule. Je pense, quant à moi, qu'il vaut
mieux chercher à s'éclairer afin de ne tromper personne.

Le médecin expérimentateur ne devra donc pas être,
comme certaines personnes semblent le croire, un
simple physiologiste qui attendra les bras croisés que
la médecine expérimentale soit constituée scientifiquement avant d'agir auprès de ses malades. Loin de
là, il doit employer tous les remèdes connus empiriquement, non seulement à l'égal de l'empirique, mais
aller même au-delà et essayer le plus possible de
médicaments nouveaux d'après les règles que nous
avons indiquées plus haut. Le médecin expérimentateur sera donc, comme l'empirique, capable de porter

secours aux malades avec tous les moyens que possède la médecine pratique; mais de plus, à l'aide de l'esprit scientifique qui le dirige, il contribuera à fonder la médecine expérimentale, ce qui doit être le plus ardent désir de tous les médecins qui, pour la dignité de la médecine, voudraient la voir sortir de l'état où elle est. Il faut, comme nous l'avons dit, subir l'empirisme comme un état transitoire et imparfait de la médecine, mais non l'ériger en système. Il ne faudrait donc pas se borner, comme on a pu le dire, à faire des *guérisseurs* empiriques dans les facultés de médecine; ce serait dégrader la médecine et la rabaisser au niveau d'une industrie. Il faut inspirer avant tout aux jeunes gens l'esprit scientifique et les initier aux notions et aux tendances des sciences modernes. D'ailleurs, faire autrement serait en désaccord avec le grand nombre de connaissances que l'on exige d'un docteur, uniquement afin qu'il puisse cultiver les sciences médicales, car on exige beaucoup moins de connaissances d'un officier de santé qui doit simplement s'occuper de la pratique empirique.

Mais on pourra objecter que la médecine expérimentale, dont je parle beaucoup, est une conception théorique dont rien pour le moment ne justifie la réalité pratique, parce qu'aucun fait ne démontre qu'on puisse atteindre en médecine la précision scientifique des sciences expérimentales. Je désire autant que possible ne laisser aucun doute dans l'esprit du lecteur ni aucune ambiguïté dans ma pensée; c'est pourquoi je vais revenir en quelques mots sur ce sujet, en montrant que la médecine expérimentale n'est que l'épanouissement naturel de l'investigation médicale *pratique* dirigée par un esprit scientifique.

J'ai dit plus haut que la commisération et l'empirisme aveugle ont été les premiers moteurs de la médecine; ensuite la réflexion est venue amenant le doute, puis la vérification scientifique. Cette évolution médicale peut se vérifier encore chaque jour autour de nous; car chaque homme s'instruit dans les connaissances qu'il acquiert, comme l'humanité dans son ensemble.

L'expectation, avec l'aide qu'elle peut donner aux tendances de la nature, ne saurait constituer qu'une méthode incomplète de traitement. Il faut souvent aussi agir contrairement aux tendances de la nature; si, par exemple, une artère est ouverte, il est clair qu'il ne faudra pas favoriser la nature qui fait sortir le sang et amène la mort; il faudra agir en sens contraire, arrêter l'hémorragie, et la vie sera sauvée. De même, quand un malade aura un accès de fièvre pernicieuse, il faut agir contrairement à la nature et arrêter la fièvre si l'on veut guérir son malade. L'empirique peut donc sauver un malade que l'expectation aurait laissé mourir, de même que l'expectation aura pu permettre la guérison d'un malade que l'empirique aurait tué. De sorte que l'empirisme est aussi une méthode insuffisante de traitement, en ce qu'elle est incertaine et souvent dangereuse. Or la médecine expérimentale n'est que la réunion de l'expectation et de l'empirisme éclairés par le raisonnement et par l'expérimentation. Mais la médecine expérimentale ne peut arriver que la dernière, et c'est alors seulement que la médecine est devenue scientifique. Nous allons voir, en effet, que toutes les connaissances médicales se recommandent et sont nécessairement subordonnées les unes aux autres dans leur évolution.

Quand un médecin est appelé auprès d'un malade, il doit faire successivement le *diagnostic*, le *pronostic* et le *traitement* de la maladie. Le diagnostic n'a pu s'établir que par l'observation; le médecin qui reconnaît une maladie ne fait que la rattacher à l'une des formes de maladies déjà observées, connues et décrites. La marche et le pronostic de la maladie sont également donnés par l'observation; le médecin doit savoir l'évolution de la maladie, sa durée, sa gravité, afin d'en prédire le cours et l'issue. Ici la statistique intervient pour guider le médecin, parce qu'elle apprend la proportion des cas mortels; et si de plus l'observation a montré que les cas heureux ou malheureux sont reconnaissables à certains signes, alors le pronostic devient plus certain. Enfin arrive le traitement : si le médecin est hippocratiste, il se bornera à l'expectation; si le médecin est empirique, il donnera des remèdes en se fondant encore sur l'observation, qui aura appris, par des expérimentations ou autrement, que tel remède a réussi dans cette maladie un certain nombre de fois; si le médecin est systématique, il pourra accompagner son traitement d'explications vitalistes ou autres, et cela ne changera rien au résultat. C'est la statistique seule qui sera encore ici invoquée pour établir la valeur du traitement.

Tel est, en effet, l'état de la médecine empirique, qui est une médecine *conjecturale*, parce qu'elle est fondée sur la statistique qui réunit et compare des cas analogues ou plus ou moins semblables dans leurs caractères extérieurs, mais indéterminés dans leurs causes prochaines.

Cette médecine *conjecturale* doit nécessairement précéder la médecine *certaine*, que j'appelle la médecine expérimentale, parce qu'elle est fondée sur le *déterminisme* expérimental de la cause de la maladie. En attendant, il faut bien se résigner à faire de la médecine conjecturale ou empirique, mais, je le répète encore, quoique je l'aie déjà dit bien souvent, il faut savoir que la médecine ne doit pas en rester là et qu'elle est destinée à devenir expérimentale et scientifique. Sans doute nous sommes loin de cette époque où l'ensemble de la médecine sera devenue scientifique; mais cela ne nous empêche pas d'en concevoir la possibilité et de faire tous nos efforts pour y tendre, en cherchant dès aujourd'hui à introduire dans la médecine la méthode qui doit nous y conduire.

La médecine deviendra nécessairement expérimentale, d'abord dans les maladies les plus facilement accessibles à l'expérimentation. Je choisirai parmi celles-ci un exemple qui me servira à faire comprendre comment je conçois que la médecine empirique puisse devenir scientifique. La gale est une maladie dont le déterminisme est aujourd'hui à peu près scientifiquement établi; mais il n'en a pas toujours été ainsi. Autrefois on ne connaissait la gale et son traitement que d'une manière empirique. On pouvait alors faire des suppositions sur les rétrocessions ou les dépôts de gale et établir des statistiques sur la valeur de telle ou telle pommade pour obtenir la guérison de la maladie. Aujourd'hui que la cause de la gale est connue et déterminée expérimentalement, tout est devenu scientifique, et l'empirisme a disparu. On connaît l'acare et l'on explique par lui la contagion de la gale, les altérations de la peau et la guérison, qui n'est que la mort de l'acare par des agents toxiques convenablement appliqués. Aujourd'hui il n'y a plus d'hypothèse à faire sur les métastases de la gale, plus de statistique à établir sur son traitement. On guérit *toujours* et sans exception quand on se place dans les conditions expérimentales connues pour atteindre ce but.[1]

Voilà donc une maladie qui est arrivée à la période expérimentale, et le médecin en est maître tout aussi bien qu'un physicien ou un chimiste sont maîtres d'un phénomène de la nature minérale. Le médecin expérimentateur exercera successivement son influence sur les maladies dès qu'il en connaîtra expérimentalement le *déterminisme* exact, c'est-à-dire la cause prochaine. Le médecin empirique, même le plus instruit, n'a jamais la sûreté de l'expérimentateur. Un des cas

---

(1) Hardy, *Bulletin de l'Académie de médecine.* Paris, 1863-1864, t. XXIX, p. 546.

les plus clairs de la médication empirique est la guérison de la fièvre par la quinine. Cependant cette guérisn est loin d'avoir la certitude de la guérison de la gale. Les maladies qui ont leur siège dans le milieu organique extérieur, telles que les maladies épiphytiques et épizoaires, seront plus faciles à étudier et à analyser expérimentalement; elles arriveront plus vite à devenir des maladies dont le déterminisme sera obtenu et dont le traitement sera scientifique. Mais, plus tard, et à mesure que la physiologie fera des progrès, on pourra pénétrer dans le milieu intérieur, c'est-à-dire dans le sang, y découvrir des altérations parasitiques ou autres qui seront les causes de maladies, et déterminer les actions médicamenteuses physico-chimiques ou spécifiques capables d'agir dans ce milieu intérieur pour modifier les mécanismes pathologiques qui y ont leur siège et qui de là retentissent sur l'organisme tout entier.

Dans ce qui précède se trouve résumée la manière dont je conçois la médecine expérimentale. Elle n'est rien autre chose, ainsi que je l'ai répété bien souvent, que la conséquence de l'évolution toute naturelle de la médecine scientifique. En cela, la médecine ne diffère pas des autres sciences, qui toutes ont traversé l'empirisme avant d'arriver à leur période expérimentale définitive. En chimie et en physique on a connu empiriquement l'extraction des métaux, la fabrication des verres grossissants, etc., avant d'en avoir la théorie scientifique.

L'empirisme a donc aussi servi de guide à ces sciences pendant leur temps nébuleux; mais ce n'est que depuis l'avènement des théories expérimentales que les sciences physiques et chimiques ont pris leur essor si brillant comme sciences appliquées, car il faut se garder de confondre l'empirisme avec la science appliquée. La science appliquée suppose toujours la science pure comme point d'appui. Sans doute la médecine traversera l'empirisme beaucoup

plus lentement et beaucoup plus difficilement que les
sciences physico-chimiques, parce que les phénomènes
organiques dont elle s'occupe sont beaucoup plus
complexes, mais aussi parce que les exigences de la
pratique médicale, que je n'ai pas à examiner ici,
contribuent à retenir la médecine dans le domaine
des systèmes personnels et s'opposent ainsi à l'avènement de la médecine expérimentale. Je n'ai pas à
revenir ici sur ce que j'ai si amplement développé
ailleurs, à savoir que la spontanéité des êtres vivants
ne s'oppose pas à l'application de la méthode expérimentale, et que la connaissance du déterminisme
simple ou complexe des phénomènes vitaux est la
seule base de la médecine scientifique.

Le but d'un médecin expérimentateur est de découvrir et de saisir le déterminisme initial d'une série
de phénomènes morbides obscurs et complexes; il
dominera ainsi tous les phénomènes secondaires :
c'est ainsi que nous avons vu qu'en se rendant maître
de l'acare qui est la cause de la gale, on maîtrise
naturellement tous les phénomènes qui en dérivent.
En connaissant le déterminisme initial de l'empoisonnement par le curare, on explique parfaitement tous
les déterminismes secondaires de cet empoisonnement, et pour guérir, c'est toujours finalement au
déterminisme initial des phénomènes qu'il faut
remonter.

La médecine est donc destinée à sortir peu à peu
de l'empirisme, et elle en sortira, de même que toutes
les autres sciences, par la méthode expérimentale.
Cette conviction profonde soutient et dirige ma vie
scientifique. Je suis sourd à la voix des médecins qui
demandent qu'on leur explique expérimentalement la
rougeole et la scarlatine, et qui croient tirer de là un
argument contre l'emploi de la méthode expérimentale en médecine. Ces objections décourageantes et
négatives dérivent en général d'esprits systématiques
ou paresseux qui préfèrent se reposer sur leurs sys-

tèmes ou s'endormir dans les ténèbres au lieu de travailler et de faire effort pour en sortir. Les sciences
physico-chimiques ne se sont élucidées que successivement dans leurs diverses branches par la méthode
expérimentale, et aujourd'hui elles ont encore des
parties obscures que l'on étudie à l'aide de la même
méthode. Malgré tous les obstacles qu'elle rencontre,
la médecine suivra la même marche ; elle la suivra
fatalement. En préconisant l'introduction de la méthode expérimentale dans la médecine, je ne fais donc
que chercher à diriger les esprits vers un but que la
science poursuit instinctivement et à son insu, mais
qu'elle atteindra plus rapidement et plus sûrement
si elle peut parvenir à l'entrevoir clairement. Le
temps fera ensuite le reste. Sans doute nous ne verrons pas de nos jours cet épanouissement de la médecine scientifique ; mais c'est là le sort de l'humanité :
ceux qui sèment et qui cultivent péniblement le champ
de la science ne sont pas ceux qui sont destinés à
recueillir la moisson.

En résumé, la médecine expérimentale, telle que
nous la concevons, comprend le problème médical
dans son ensemble, et elle renferme la médecine théorique et la médecine pratique. Mais en disant que
chacun doit être médecin expérimentateur, je n'ai pas
voulu établir que chaque médecin devait cultiver
toute l'étendue de la médecine expérimentale. Il y
aura toujours nécessairement des médecins qui se
livreront plus spécialement aux expériences physiologiques, d'autres aux investigations anatomiques normales ou pathologiques, d'autres à la pratique chirur-
gicale ou médicale, etc. Ce fractionnement n'est pas
mauvais pour l'avancement de la science, au contraire. Les spécialités pratiques sont une excellente
chose pour la science proprement dite, mais à la condition que ceux qui se livrent à l'investigation d'une
partie spéciale de la médecine aient été instruits de
manière à posséder la médecine expérimentale dans

son ensemble et à savoir la place que doit occuper dans cet ensemble la science spéciale qu'ils cultivent. De cette manière, tout en se spécialisant, ils dirigeront leurs études de façon à contribuer aux progrès de la médecine scientifique ou expérimentale. Les études pratiques et les études théoriques concourront ainsi au même but; c'est tout ce que l'on peut demander dans une science qui, comme la médecine, est forcée d'être sans cesse agissante avant d'être constituée scientifiquement.

La médecine expérimentale ou la médecine scientifique tend de tous côtés à se constituer en prenant pour base la physiologie. La direction des travaux qui se publient chaque jour, tant en France qu'à l'étranger, en fournit la preuve évidente. C'est pourquoi je développe dans mes travaux et dans mon enseignement au Collège de France toutes les idées qui peuvent aider ou favoriser cette tendance médicale. Je considère que c'est mon devoir, à la fois comme savant et comme professeur de médecine au Collège de France. En effet, le Collège de France n'est point une faculté de médecine dans laquelle on doive traiter classiquement et successivement toutes les parties de la médecine. Le Collège de France, par la nature de son institution, doit toujours être à l'avant-garde des sciences et en représenter le mouvement et les tendances. Par conséquent, le cours de médecine dont je suis chargé doit représenter la partie des sciences médicales qui est actuellement en voie d'un plus grand développement et qui entraîne les autres dans son évolution. Je me suis expliqué déjà depuis longtemps sur le caractère que doit avoir le cours de médecine du Collège de France, je n'y reviendrai pas. [1]

----

(1) Cl. Bernard, *Leçons de physiologie expérimentale appliquée à la médecine faites au Collège de France.* Première leçon, Paris, 1857. — *Cours de médecine au Collège de France.* Première leçon, Paris, 1855.

Je dirai seulement que, tout en admettant que cette direction expérimentale, que prend la médecine, sera lente à s'introniser, à cause des difficultés inhérentes à la complexité de la médecine, il faut reconnaître que cette direction est aujourd'hui définitive. En effet, ce n'est point là le fait de l'influence éphémère d'un système personnel quelconque; c'est le résultat de l'évolution scientifique de la médecine elle-même. Ce sont mes convictions à cet égard que je cherche à faire pénétrer dans l'esprit des jeunes médecins qui suivent mes cours au Collège de France. Je tâche de leur montrer qu'ils sont tous appelés à concourir pour leur part à l'accroissement et au développement de la médecine scientifique ou expérimentale.

Je les invite, à cause de cela, à se familiariser avec les procédés modernes d'investigation mis en usage dans les sciences anatomiques, physiologiques, pathologiques et thérapeutiques, parce que ces diverses branches de la médecine doivent toujours rester indissolublement unies, dans la théorie et dans la pratique. Je dis à ceux que leur voie portera vers la théorie ou vers la science pure, de ne jamais perdre de vue le problème de la médecine, qui est de conserver la santé et de guérir les maladies. Je dis à ceux que leur carrière dirigera au contraire vers la pratique, de ne jamais oublier que si la théorie est destinée à éclairer la pratique, la pratique à son tour doit tourner au profit de la science. Le médecin bien imbu de ces idées ne cessera jamais de s'intéresser aux progrès de la science, en même temps qu'il remplira ses devoirs de praticien. Il notera avec exactitude et discernement les cas intéressants qui se présenteront à lui en comprenant tout le profit que la science peut en tirer. La médecine scientifique expérimentale deviendra ainsi l'œuvre de tous, et chacun, ne fût-il qu'un simple médecin de campagne, y apportera son concours utile.

Maintenant, pour nous reporter au titre de ce long paragraphe, je conclurai que la médecine empirique et la médecine expérimentale, loin d'être incompatibles, doivent au contraire être réunies intimement, car toutes deux sont indispensables pour l'édification de la médecine expérimentale. Je pense que cette conclusion a été bien établie par tout ce qui précède.

La médecine expérimentale ne répond a aucune doctrine médicale ni a aucun système philosophique

Nous avons dit[1] que la médecine expérimentale n'est pas un système nouveau de médecine, mais, au contraire, la négation de tous les systèmes. En effet, l'avènement de la médecine expérimentale aura pour résultat de faire disparaître de la science toutes les vues individuelles, pour les remplacer par des théories impersonnelles et générales qui ne seront, comme dans les autres sciences, qu'une coordination régulière et raisonnée des faits fournis par l'expérience.

Aujourd'hui la médecine scientifique n'est point encore constituée; mais, grâce à la méthode expérimentale qui y pénètre de plus en plus, elle tend à devenir une science précise. La médecine est en voie de transition; le temps des doctrines et des systèmes personnels est passé, et peu à peu ils seront remplacés par des théories représentant l'état actuel de la science en donnant à ce point de vue le résultat des efforts de tous. Toutefois il ne faut pas croire pour cela que les théories soient jamais des vérités absolues; elles sont toujours perfectibles et par conséquent toujours mobiles. C'est pourquoi j'ai eu soin de dire qu'il ne faut pas confondre, comme on le fait souvent, les théories progressives et perfectibles avec les méthodes ou avec les principes de la science qui sont fixes et inébranlables. Or, il faut se le rappeler,

---

(1) *Revue des cours scientifiques*, 31 décembre 1864.

le principe scientifique immuable, aussi bien dans la médecine que dans les autres sciences expérimentales, c'est le déterminisme absolu des phénomènes. Nous avons donné le nom de *déterminisme* à la cause *prochaine* ou *déterminante* des phénomènes. Nous n'agissons jamais sur l'essence des phénomènes de la nature, mais seulement sur leur déterminisme, et, par cela seul que nous agissons sur lui, le déterminisme diffère du fatalisme sur lequel on ne saurait agir. Le fatalisme suppose la manifestation nécessaire d'un phénomène indépendamment de ses conditions, tandis que le déterminisme est la condition nécessaire d'un phénomène dont la manifestation n'est pas forcée. Une fois que la recherche du déterminisme des phénomènes est posée comme le principe fondamental de la méthode expérimentale, il n'y a plus ni matérialisme, ni spiritualisme, ni matière brute, ni matière vivante ; il n'y a que des phénomènes dont il faut déterminer les conditions, c'est-à-dire les circonstances qui jouent par rapport à ces phénomènes le rôle de cause prochaine. Au-delà il n'y a plus rien de déterminé scientifiquement ; il n'y a que des mots, qui sont nécessaires sans doute, mais qui peuvent nous faire illusion, et nous tromper si nous ne sommes pas constamment en garde contre les pièges que notre esprit se tend perpétuellement à lui-même.

La médecine expérimentale, comme d'ailleurs toutes les sciences expérimentales, ne devant pas aller au-delà des phénomènes, n'a besoin de se rattacher à aucun mot systématique ; elle ne sera ni vitaliste, ni animiste, ni organiciste, ni solidiste, ni humorale ; elle sera simplement la science qui cherche à remonter aux causes prochaines des phénomènes de la vie à l'état sain et à l'état morbide. Elle n'a que faire en effet de s'embarrasser de systèmes qui, ni les uns ni les autres, ne sauraient jamais exprimer la vérité.

A ce propos, il ne sera pas inutile de rappeler en quelques mots les caractères essentiels de la méthode expérimentale et de montrer comment l'idée qui lui est soumise se distingue des idées systématiques et doctrinales. Dans la méthode expérimentale on ne fait jamais des expériences que pour *voir* ou pour *prouver*, c'est-à-dire pour *contrôler* et *vérifier*. La méthode expérimentale, en tant que méthode scientifique, repose tout entière sur la *vérification expérimentale d'une hypothèse scientifique*. Cette vérification peut être obtenue tantôt à l'aide d'une nouvelle observation (science d'observation), tantôt à l'aide d'une expérience (science expérimentale). En méthode expérimentale, l'*hypothèse* est une idée scientifique qu'il s'agit de livrer à l'expérience. L'invention scientifique réside dans la création d'une hypothèse heureuse et féconde; elle est donnée par le sentiment ou par le génie même du savant qui l'a créée.

Quand l'hypothèse est soumise à la méthode expérimentale, elle devient une théorie; tandis que si elle est soumise à la logique seule, elle devient un système. Le *système* est donc une hypothèse à laquelle on a ramené logiquement les faits à l'aide du raisonnement, mais sans une vérification critique expérimentale. La *théorie* est l'hypothèse vérifiée, après qu'elle a été soumise au contrôle du raisonnement et de la critique expérimentale. La meilleure théorie est celle qui a été vérifiée par le plus grand nombre de faits. Mais une théorie, pour rester bonne, doit toujours se modifier avec les progrès de la science et demeurer constamment soumise à la vérification et à la critique des faits nouveaux qui apparaissent. Si l'on considérait une théorie comme parfaite et si l'on cessait de la vérifier par l'expérience scientifique journalière, elle deviendrait une doctrine. Une *doctrine* est donc une théorie que l'on regarde comme immuable, et que l'on prend pour point de départ de déductions ultérieures, que l'on se croit dispensé de soumettre désormais à la vérification expérimentale.

En un mot, les systèmes et les doctrines en médecine sont des idées hypothétiques ou théoriques transformées en principes immuables. Cette manière de procéder appartient essentiellement à la scolastique et elle diffère radicalement de la méthode expérimentale. Il y a en effet contradiction entre ces deux procédés de l'esprit. Le système et la doctrine procèdent par affirmation et par déduction purement logique ; la méthode expérimentale procède toujours par le doute et par la vérification expérimentale. Les systèmes et les doctrines sont individuels ; ils veulent être immuables et conserver leur personnalité. La méthode expérimentale, au contraire, est impersonnelle ; elle détruit l'individualité en ce qu'elle réunit et sacrifie les idées particulières de chacun et les fait tourner au profit de la vérité générale établie à l'aide du critérium expérimental. Elle a une marche lente et laborieuse, et, sous ce rapport, elle plaira toujours moins à l'esprit. Les systèmes, au contraire, sont séduisants parce qu'ils donnent la science absolue réglée par la logique seule : ce qui dispense d'étudier et rend la médecine facile. La *médecine expérimentale* est donc par nature une médecine antisystématique et antidoctrinale, ou plutôt elle est libre et indépendante par essence, et ne veut se rattacher à aucune espèce de système médical.

Ce que je viens de dire relativement aux systèmes médicaux, je puis l'appliquer aux systèmes philosophiques. La médecine expérimentale (comme d'ailleurs toutes les sciences expérimentales) ne sent le besoin de se rattacher à aucun système philosophique. Le rôle du physiologiste comme celui de tout savant est de chercher la vérité pour elle-même sans vouloir la faire servir de contrôle à tel ou tel système de philosophie. Quand le savant poursuit l'investigation scientifique en prenant pour base un système philosophique quelconque, il s'égare dans des régions trop loin de la réalité, ou bien le système donne à son esprit une sorte d'assurance trompeuse et une inflexi-

bilité qui s'accorde mal avec la liberté et la souplesse
que doit toujours garder l'expérimentateur dans ses
recherches. Il faut donc éviter avec soin toute espèce
de système, et la raison que j'en trouve, c'est que les
systèmes ne sont point dans la nature, mais seulement
dans l'esprit des hommes. Le positivisme qui, au nom
de la science, repousse les systèmes philosophiques, a
comme eux le tort d'être un système. Or, pour trouver
la vérité, il suffit que le savant se mette en face de la
nature et qu'il l'interroge en suivant la méthode expérimentale et à l'aide de moyens d'investigation de
plus en plus parfaits. Je pense que, dans ce cas, le
meilleur système philosophique consiste à ne pas en
avoir.

Comme expérimentateur, j'évite donc les systèmes
philosophiques, mais je ne saurais pour cela repousser c t *esprit philosophique* qui, sans être nulle part,
est partout, et qui, sans appartenir à aucun système,
doit régner non seulement sur toutes les sciences,
mais sur toutes les connaissances humaines. C'est ce
qui fait que, tout en fuyant les systèmes philosophiques, j'aime beaucoup les philosophes et je me
plais infiniment dans leur commerce. En effet, au
point de vue scientifique, la philosophie représente
l'aspiration éternelle de la raison humaine vers la
connaissance de l'inconnu. Dès lors les philosophes
se tiennent toujours dans les questions en controverse
et dans les régions élevées, limites supérieures des
sciences. Par là ils communiquent à la pensée scientifique un mouvement qui la vivifie et l'ennoblit; ils
fortifient l'esprit en le développant par une gymnastique intellectuelle générale, en même temps qu'ils le
reportent sans cesse vers la solution inépuisable des
grands problèmes; ils entretiennent ainsi une sorte de
soif de l'inconnu et le feu sacré de la recherche qui
ne doivent jamais s'éteindre chez un savant.

En effet, le désir ardent de la connaissance est
l'unique mobile qui attire et soutient l'investigateur

dans ses efforts; et c'est précisément cette connaissance qu'il saisit réellement et qui fuit cependant
toujours devant lui, qui devient à la fois son seul tour-
ment et son seul bonheur. Celui qui ne connaît pas
les tourments de l'inconnu doit ignorer les joies de
la découverte, qui sont certainement les plus vives
que l'esprit de l'homme puisse jamais ressentir. Mais,
par un caprice de notre nature, cette joie de la découverte tant cherchée et tant espérée s'évanouit dès
qu'elle est trouvée. Ce n'est qu'un éclair dont la lueur
nous a découvert d'autres horizons vers lesquels notre
curiosité inassouvie se porte encore avec plus d'ardeur. C'est ce qui fait que dans la science même le
connu perd son attrait, tandis que l'inconnu est toujours plein de charmes. C'est pour cela que les esprits
qui s'élèvent et deviennent vraiment grands sont ceux
qui ne sont jamais satisfaits d'eux-mêmes dans leurs
œuvres accomplies, mais qui tendent toujours à mieux
dans des œuvres nouvelles. Le sentiment dont je
parle en ce moment est bien connu des savants et
des philosophes. C'est ce sentiment qui a fait dire à
Priestley [1] qu'une découverte que nous faisons nous
en montre beaucoup d'autres à faire; c'est ce sentiment qu'exprime Pascal [2] sous une forme paradoxale
peut-être quand il dit : « Nous ne cherchons jamais
les choses, mais la recherche des choses. » Pourtant
c'est bien la vérité elle-même qui nous intéresse, et
si nous la cherchons toujours, c'est parce que ce que
nous en avons trouvé jusqu'à présent ne peut nous
satisfaire. Sans cela nous ferions dans nos recherches
ce travail inutile et sans fin que nous représente la
fable de Sisyphe qui roule toujours son rocher qui
retombe sans cesse au point de départ. Cette comparaison n'est point exacte scientifiquement; le savant

---

(1) Priestley, *Recherches sur les différentes espèces
d'airs.* Introduction p. 15.
(2) Pascal, *Pensées morales détachées*, art. IX-XXXIV.

monte toujours en cherchant la vérité, et s'il ne la trouve jamais tout entière, il en découvre néanmoins des fragments très importants, et ce sont précisément ces fragments de la vérité générale qui constituent la science.

Le savant ne cherche donc pas pour le plaisir de chercher; il cherche la vérité pour la posséder, et il la possède déjà dans des limites qu'expriment les sciences elles-mêmes dans leur état actuel. Mais le savant ne doit pas s'arrêter en chemin; il doit toujours s'élever plus haut et tendre à la perfection; il doit toujours chercher tant qu'il voit quelque chose à trouver. Sans cette excitation constante donnée par l'aiguillon de l'inconnu, sans cette soif scientifique sans cesse renaissante, il serait à craindre que le savant ne se systématisât dans ce qu'il a d'acquis ou de connu. Alors la science ne ferait plus de progrès et s'arrêterait par indifférence intellectuelle, comme quand les corps minéraux saturés tombent en indifférence chimique et se cristallisent. Il faut donc empêcher que l'esprit, trop absorbé par le connu d'une science spéciale, ne tende au repos ou ne se traîne terre à terre, en perdant de vue les questions qui lui restent à résoudre. La philosophie, en agitant sans cesse la masse inépuisable des questions non résolues, stimule et entretient ce mouvement salutaire dans les sciences. Car, dans le sens restreint où je considère ici la philosophie, l'indéterminé seul lui appartient, le déterminé retombant nécessairement dans le domaine scientifique. Je n'admets donc pas la philosophie qui voudrait assigner des bornes à la science, pas plus que la science qui prétendrait supprimer les vérités philosophiques qui sont actuellement hors de son propre domaine. La vraie science ne supprime rien, mais elle cherche toujours et regarde en face et sans se troubler les choses qu'elle ne comprend pas encore. Nier ces choses ne serait pas les supprimer; ce serait fermer les yeux et croire que la lumière n'existe pas. Ce serait l'illusion de l'autruche qui croit supprimer le danger en se cachant la tête dans le sable. Selon moi, le véritable esprit philosophique est celui dont les aspirations élevées fécondent les sciences en les entraînant à la recherche de vérités qui sont actuellement en dehors d'elles, mais qui ne doivent pas être supprimées par cela qu'elles s'éloignent et s'élèvent de plus en plus, à mesure qu'elles sont abordées par des esprits philosophiques plus puissants et plus délicats. Maintenant, cette aspiration de l'esprit humain aura-t-elle une fin, trouvera-t-elle une limite ? Je ne saurais le comprendre ; mais en attendant, ainsi que je l'ai dit plus haut, le savant n'a rien de mieux à faire que de marcher sans cesse, parce qu'il avance toujours.

Un des plus grands obstacles, qui se rencontrent dans cette marche générale et libre des connaissances humaines, est donc la tendance qui porte les diverses connaissances à s'individualiser dans des systèmes. Cela n'est point une conséquence des choses elles-mêmes, parce que dans la nature tout se tient, et rien ne saurait être vu isolément et systématiquement ; mais c'est un résultat de la tendance de notre esprit, à la fois faible et dominateur, qui nous porte à absorber les autres connaissances dans une systématisation personnelle. Une science qui s'arrêterait dans un système resterait stationnaire et s'isolerait, car la systématisation est un véritable enkystement scientifique, et toute partie enkystée dans un organisme cesse de participer à la vie générale de cet organisme. Les systèmes tendent donc à asservir l'esprit humain, et la seule utilité que l'on puisse selon moi leur trouver, c'est de susciter des combats qui les détruisent en agitant et en excitant la vitalité de la science. En effet, il faut chercher à briser les entraves des systèmes philosophiques et scientifiques, comme on briserait les chaînes d'un esclavage intellectuel. La vérité, si on peut la trouver, est de tous les systèmes, et pour la découvrir l'expérimentateur a besoin de se mouvoir librement de tous les côtés sans se sentir arrêté par les barrières d'un système quelconque. La philosophie et la science ne doivent donc point être systématiques : elles doivent être unies sans vouloir se dominer l'une l'autre. Leur séparation ne pourrait être que nuisible aux progrès des connaissances humaines. La philosophie, tendant sans cesse à s'élever, fait remonter la science vers la cause ou vers la source des choses. Elle lui montre qu'en dehors d'elle il y a des questions qui tourmentent l'humanité, et qu'elle n'a pas encore résolues. Cette union solide de la science et de la philosophie est utile aux deux, elle élève l'une et contient l'autre. Mais si le lien qui unit la philosophie à la science vient à se briser, la philosophie, privée de l'appui ou du contrepoids de la science, monte à perte de vue et s'égare dans les nuages, tandis que la science, restée sans direction et sans aspiration élevée, tombe, s'arrête ou vogue à l'aventure.

Mais si, au lieu de se contenter de cette union fraternelle, la philosophie voulait entrer dans le ménage de la science et la régenter dogmatiquement dans ses productions et dans ses méthodes de manifestation, alors l'accord ne pourrait plus exister. En effet, ce serait une illusion que de prétendre absorber les découvertes particulières d'une science au profit d'un système philosophique quelconque. Pour faire des observations, des expériences ou des découvertes scientifiques, les méthodes et les procédés *philosophiques* sont trop vagues et restent impuissants; il n'y a pour cela que des méthodes et des procédés *scientifiques* souvent très spéciaux, qui ne peuvent être connus que des expérimentateurs, des savants ou des philosophes qui pratiquent une science déterminée. Les connaissances humaines sont tellement enchevêtrées et solidaires les unes des autres dans leur évolution, q'il est impossible de croire qu'une influence individuelle puisse suffire à les faire avancer quand les éléments du progrès ne sont pas dans le sol scientifique lui-même. C'est pourquoi, tout en reconnaissant la supériorité des grands hommes, je pense néanmoins que dans l'influence particulière ou générale qu'ils ont sur les sciences, ils sont toujours et nécessairement plus ou moins *fonction de leur temps*. Il en est de même des philosophes : ils ne peuvent que suivre la marche de l'esprit humain, et ils ne contribuent à son avancement qu'en ouvrant plus largement pour tous la voie du progrès que beaucoup n'apercevraient peut-être pas. Mais ils sont en cela l'expression de leur temps. Il ne faudrait donc pas qu'un philosophe, arrivant dans un moment où les sciences prennent une direction féconde, vînt faire un système en harmonie avec cette marche de la science et s'écrier ensuite que tous les progrès scientifiques du temps sont dus à l'influence de son système. En un mot, si les savants sont utiles aux philosophes, et les philosophes aux savants, le savant n'en reste pas moins libre et maître chez lui, et je pense, quant à moi, que les savants font leurs découvertes, leurs théories et leur science sans les philosophes. Si l'on rencontrait des incrédules à cet égard, il serait peut-être facile d leur prouver, comme dit J. de Maistre, que ceux qui ont fait le plus de découvertes dans la science sont ceux qui ont le moins connu Bacon tandis que ceux qui l'ont lu et médité, ainsi que Bacon [1] lui-même, n'y ont guère réussi. C'est qu'en effet ces procédés et ces méthodes scientifiques ne s'apprennent que dans les laboratoires, quand l'expérimentateur est aux prises avec les problèmes de la nature ; c'est là qu'il faut diriger d'abord les jeunes gens : l'érudition et la critique scientifique sont le partage de l'âge mûr ; elles ne peuvent porter des fruits que lorsqu'on a

---

(1) J. de Maistre, *Examen de la philosophie de Bacon*, t. Ier, p. 81.

commencé à s'initier à la science dans son sanctuaire réel, c'est-à-dire dans le laboratoire. Pour l'expérimentateur, les procédés du raisonnement doivent varier à l'infini suivant les diverses sciences et les cas plus ou moins difficiles et plus ou moins complexes auxquels il les applique. Les savants, et même les savants spéciaux en chaque science, peuvent seuls intervenir dans de pareilles questions, parce que l'esprit du naturaliste n'est pas celui du physiologiste, et que l'esprit du chimiste n'est pas non plus celui du physicien. Quand des philosophes, tels que Bacon ou d'autres plus modernes, ont voulu entrer dans une systématisation générale des préceptes, pour la recherche scientifique, ils ont pu paraître séduisants aux personnes qui ne voient les sciences que de loin; mais de pareils ouvrages ne sont d'aucune utilité aux savants faits, et pour ceux qui veulent se livrer à la culture des sciences, ils les égarent par une fausse simplicité des choses; de plus, ils les gênent en chargeant l'esprit d'une foule de préceptes vagues ou inapplicables, qu'il faut se hâter d'oublier si l'on veut entrer dans la science et devenir un véritable expérimentateur.

Je viens de dire que l'éducation du savant et de l'expérimentateur ne se fait que dans le laboratoire spécial de la science qu'il veut cultiver, et que les préceptes utiles sont seulement ceux qui ressortent des détails d'une pratique expérimentale dans une science déterminée. J'ai voulu donner dans cette introduction une idée aussi précise que possible de la science philosophique et de la médecine expérimentale. Cependant je serais bien loin d'avoir la prétention de croire que j'ai donné des règles et des préceptes qui devront être suivis d'une manière rigoureuse et absolue par un expérimentateur. J'ai voulu seulement examiner la nature des problèmes que l'on a à résoudre dans la science expérimentale des êtres vivants, afin que chacun puisse bien comprendre les questions scientifiques qui sont du domaine de la biologie, et connaître les moyens que la science possède aujourd'hui pour les attaquer. J'ai cité des exemples d'investigation, mais je me serais bien gardé de donner des explications superflues ou de tracer une règle unique et absolue, parce que je pense que le rôle d'un maître doit se borner à montrer clairement à l'élève le but que la science se propose, et à lui indiquer tous les moyens qu'il peut avoir à sa disposition pour l'atteindre. Mais le maître doit ensuite laisser l'élève libre de se mouvoir à sa manière et suivant sa nature pour parvenir au but qu'il lui a montré, sauf à venir à son secours s'il voit qu'il s'égare. Je crois, en un mot, que la vraie méthode est celle qui contient l'esprit sans l'étouffer, et en le laissant autant que possible en face de lui-même, qui le dirige, tout en respectant son originalité créatrice et sa spontanéité scientifique, qui sont les qualités les plus précieuses. Les sciences n'avancent que par les idées nouvelles et par la puissance créatrice ou originale de la pensée. Il faut donc prendre garde, dans l'éducation, que les connaissances qui doivent armer l'intelligence ne l'accablent par leur poids, et que les règles qui sont destinées à soutenir les côtés faibles de l'esprit n'en atrophient ou n'en étouffent les côtés puissants et féconds. Je n'ai pas à entrer ici dans d'autres développements ; j'ai dû me borner à prémunir les sciences biologiques et la médecine expérimentale contre les exagérations de l'érudition et contre l'envahissement et la domination des systèmes, parce que ces sciences, en s'y soumettant, verraient disparaître leur fécondité et perdraient l'indépendance et la liberté d'esprit, qui seront toujours les conditions essentielles de tous les progrès de l'humanité.

TROIS JUGEMENTS
SUR CLAUDE BERNARD
ET SON ŒUVRE

ERNEST RENAN

Ces merveilleuses expériences, qui frappaient d'admiration l'Europe savante, se faisaient dans une sorte de cave humide, malsaine, où notre confrère contracta probablement le germe de la maladie qui l'enleva. D'autres se faisaient à Alfort, ou dans les abattoirs. Les expériences sur des chevaux furieux, sur des êtres imprégnés de tous les virus, étaient quelquefois effroyables. Le docteur Rayer venait de découvrir que la plus terrible maladie du cheval se transmet à l'homme qui le soigne. Bernard voulut étudier la nature de ce mal hideux. Dans une convulsion suprême, le cheval lui déchire le dessus de la main, le couvre de sa bave. « Lavez-vous vite, dit Rayer, qui était à côté de lui. » « Non, ne vous lavez pas, dit Magendie, vous hâteriez l'absorption du virus. » Il y eut une seconde d'hésitation. « Je me lave, dit Claude Bernard, en mettant la main sous la fontaine. C'est plus propre. »

C'était un spectacle frappant de le voir dans son laboratoire, pensif, triste, absorbé, ne se permettant pas une distraction, pas un sourire. Il sentait qu'il faisait œuvre de prêtre, qu'il célébrait une sorte de sacrifice. Ses longs doigts plongés dans les plaies semblaient ceux de l'augure antique, poursuivant dans les entrailles des victimes de mystérieux secrets...

(*Discours de réception à l'Académie française.*)

ÉMILE ZOLA

Dans mes études littéraires, j'ai souvent parlé de la méthode expérimentale appliquée au roman et au drame. Le retour à la nature, l'évolution naturaliste qui emporte le siècle, pousse peu à peu toutes les manifestations de l'intelligence humaine dans la même voie scientifique. Seulement l'idée d'une littérature déterminée par la science a pu surprendre, faute d'être précisée et comprise. Il paraît donc utile de dire nettement ce qu'il faut entendre, selon moi, par le roman expérimental.

Je n'aurai à faire ici qu'un travail d'adaptation, car la méthode expérimentale a été établie avec une force et une clarté merveilleuse par Claude Bernard dans son *Introduction à l'étude de la médecine expérimentale.* Ce livre, d'un savant dont l'autorité est décisive, va me servir de base solide. Je trouverai là toute la question traitée, et je me bornerai, comme arguments irréfutables, à donner les citations qui me seront nécessaires. Ce ne sera donc qu'une compilation de textes ; car je compte sur tous les points me retrancher derrière Claude Bernard. Le plus souvent il me suffira de remplacer le mot « médecin » par le

mot « romancier » pour rendre ma pensée claire et
lui apporter la rigueur de la vérité scientifique.

(*Le roman expérimental.*)

HENRI BERGSON

Ce que la philosophie doit avant tout à Claude Bernard, c'est la théorie de la méthode expérimentale.
La science moderne s'est toujours réglée sur l'expérience ; mais comme elle débuta par la mécanique et
l'astronomie, comme elle n'envisagea d'abord, dans la
matière, que ce qu'il y a de plus général et de plus
voisin des mathématiques, pendant longtemps elle ne
demanda à l'expérience que de fournir un point de
départ à ses calculs et de les vérifier à l'arrivée. Du
XIX⁰ siècle datent les sciences de laboratoire, celles qui
suivent l'expérience dans toutes ses sinuosités sans
jamais perdre contact avec elle. A ces recherches plus
concrètes Claude Bernard aura apporté la formule de
leur méthode, comme jadis Descartes aux sciences
abstraites de la matière. En ce sens, l'*Introduction à
la médecine expérimentale* est un peu pour nous ce
que fut, pour le XVII⁰ et le XVIII⁰ siècles, le *Discours
de la Méthode*. Dans un cas comme dans l'autre, nous
nous trouvons devant un homme de génie qui a commencé par faire de grandes découvertes et qui s'est
demandé ensuite comment il fallait s'y prendre pour
les faire : marche paradoxale en apparence et pourtant seule naturelle, la manière inverse de procéder
ayant été tentée beaucoup plus souvent et n'ayant
jamais réussi.

Quand Claude Bernard décrit cette méthode, quand

il en donne des exemples, quand il rappelle les applications qu'il en a faites, tout ce qu'il expose nous paraît si simple et si naturel qu'à peine était-il besoin, semble-t-il, de le dire : nous croyons l'avoir toujours su.
.. ..

Mais si Claude Bernard ne nous a pas donné, et n'a pas voulu nous donner, une métaphysique de la vie, il y a, présente à l'ensemble de son œuvre, une certaine philosophie générale, dont l'influence sera probablement plus durable et plus profonde que n'eût pu l'être celle d'aucune théorie particulière.

Longtemps, en effet, les philosophes ont considéré la réalité comme un tout systématique, comme un grand édifice que nous pourrions, à la rigueur, reconstruire par la pensée avec les ressources du seul raisonnement, encore que nous devions, en fait, appeler à notre aide l'observation et l'expérience. La nature serait donc un ensemble de lois insérées les unes dans les autres selon les principes de la logique humaine ; et ces lois seraient là, toutes faites, intérieures aux choses ; l'effort scientifique et philosophique consisterait à les dégager en grattant, un à un, les faits qui les recouvrent, comme on met à nu un monument égyptien en retirant par pelletées le sable du désert. Contre cette conception des faits et des lois l'œuvre entière de Claude Bernard proteste. Bien avant que les philosophes eussent insisté sur ce qu'il peut y avoir de conventionnel et de symbolique dans la science humaine, il a aperçu, il a mesuré l'écart entre la logique de l'homme et celle de la nature.

(Extraits du discours prononcés par Henri Bergson à la cérémonie du centenaire de Claude Bernard.)

BIBLIOGRAPHIE SOMMAIRE
DES ŒUVRES
DE CLAUDE BERNARD

Leçons de physiologie expérimentale appliquée à la médecine (1855-56).
Mémoire sur le pancréas et sur le rôle du suc pancréatique dans les phénomènes digestifs (1856).
Leçons sur les effets des substances toxiques (1857).
Leçons sur la physiologie et la pathologie du système nerveux (1858).
Leçons et expériences physiologiques sur la nutrition (1860).
Introduction à l'étude de la médecine expérimentale (1866).
Discours de réception à l'Académie française (1869).
Leçons de pathologie expérimentale (1871).
Leçons sur les anesthésiques et l'asphyxie (1874).
Leçons sur la chaleur animale (1876).
Leçons sur le diabète et la glycogénèse animale (1877).

Publications posthumes.

Leçons de physiologie opératoire (1879).
Pensées (1938).
Le Cahier rouge (1942).
Principes de médecine expérimentale (1947).

TABLE DES MATIÈRES

DEUXIÈME PARTIE

DE L'EXPÉRIMENTATION
CHEZ LES ÊTRES VIVANTS

TROISIÈME PARTIE

APPLICATIONS
DE LA MÉTHODE EXPÉRIMENTALE
A L'ÉTUDE DES PHÉNOMÈNES DE LA VIE

Le principe du déterminisme expérimental
n'admet pas les faits contradictoires, 279. —
Le principe du déterminisme repousse de la
science les faits indéterminés ou irrationnels, 287.
— Le principe du déterminisme exige que les
faits soient comparativement déterminés, 290. —
La critique expérimentale ne doit porter que
sur des faits et jamais sur des mots, 295.

De l'investigation pathologique et thérapeutique, 305. — De la critique expérimentale
pathologique et thérapeutique, 310.

De la fausse application de la physiologie à la
médecine, 315. — L'ignorance scientifique et
certaines illusions de l'esprit médical sont un
obstacle au développement de la médecine expérimentale, 322. — La médecine empirique et
la médecine expérimentale ne sont point incompatibles ; elles doivent être au contraire inséparables l'une de l'autre, 329. — La médecine
expérimentale ne répond à aucune doctrine
médicale ni à aucun système philosophique, 348.

DANS LA COLLECTION :

LES CHEFS-D'ŒUVRE
CLASSIQUES
ET MODERNES

ont également été publiés...

HOFFMANN :
> *Contes fantastiques.*

TRISTAN CORBIÈRE :
> *Les Amours jaunes.*

LAUTRÉAMONT :
> *Les Chants de Maldoror.*

CHAMFORT :
> *Maximes et Anecdotes.*

SOPHOCLE :
> *Tragédies.*

RESTIF DE LA BRETONNE :
> *SARA, ou la dernière aventure d'un homme de quarante-cinq ans.*

ÉRASME :
> *Éloge de la folie.*

ROBERT-LOUIS STEVENSON :
> *L'étrange cas du Dr Jekyll et de Mr Hyde.*

ACHEVÉ D'IMPRIMER
SUR LES PRESSES DE
L'IMPRIMERIE DE SCEAUX
5, RUE MICHEL-CHARAIRE
A SCEAUX (SEINE)
POUR LE COMPTE DU
N.O.E.D. 4, RUE GUISARDE
PARIS VIe. LE 15-11-1963
— No IMP. 63.09.28 —

Ce grand mur blanc
qui fait fond à tes rêves
N'est rien d'autre que le ciel